LiSAコレクション
中心静脈・動脈穿刺

編集

中馬 理一郎
慈恵会新須磨病院麻酔科 部長

鈴木 利保
東海大学医学部外科学系・診療部麻酔科 教授

メディカル・サイエンス・インターナショナル

Clinical Practice for Central Venous and Peripheral Arterial Cannulation
First Edition
by Riichiro Chuma, M.D., Toshiyasu Suzuki, M.D.

© 2011 by Medical Sciences International, Ltd., Tokyo
All rights reserved.
ISBN 978-4-89592-678-2

Printed and Bound in Japan

編　集

中馬 理一郎
慈恵会新須磨病院麻酔科 部長

鈴木 利保
東海大学医学部外科学系・診療部麻酔科 教授

執　筆（掲載順）

三木　保
東京医科大学脳神経外科 教授
東京医科大学茨城医療センター脳神経外科 科長

香取 信之
慶應義塾大学医学部麻酔学教室 助教

津崎 晃一
慶應義塾大学医学部麻酔学教室 准教授

神田橋 忠
九州大学病院メディカルインフォメーションセンター 助教

入田 和男
九州大学病院医療安全管理部 准教授

西脇 公俊
名古屋大学大学院医学系研究科麻酔・蘇生医学 教授

江間 義朗
名古屋大学医学部附属病院麻酔科 助教

河野 安宣
奈良県立医科大学附属病院集中治療部 講師

川口 昌彦
奈良県立医科大学麻酔科学教室 准教授

市川 高夫
新潟県立六日町病院麻酔科 部長

讃井 將満
東京慈恵会医科大学麻酔科・集中治療部 准教授

石岡 春彦
自治医科大学附属さいたま医療センター集中治療部 臨床助教

鈴木 利保
東海大学医学部外科学系・診療部麻酔科 教授

菊地 千歌
ウィスコンシン大学麻酔科 リサーチフェロー

片山 勝之
手稲渓仁会病院 副院長/麻酔科・集中治療室 部長

高橋 健二
藤枝市立総合病院麻酔科 部長

田家　諭
香川大学医学部麻酔学講座 講師

貝沼 関志
名古屋大学大学院医学系研究科麻酔・蘇生医学 准教授

橋口 清明
熊本市民病院中央手術部 部長

柳下 芳寛
国立病院機構熊本南病院 院長

池島 典之
兵庫県立こども病院麻酔科 医長

香川 哲郎
兵庫県立こども病院麻酔科 部長

井上　洋
仙台厚生病院麻酔科 医長

徳嶺 譲芳
JFE健康保険組合川鉄千葉病院麻酔科 部長

太田 助十郎
秋田県成人病医療センター 副センター長/麻酔科

飛田 俊幸
新潟大学大学院医歯学総合研究科麻酔科学分野 講師

小川 幸志
和歌山県立医科大学麻酔科学教室 准教授

川上 裕理
横浜市立大学医学部麻酔科学教室 助教

澤　智博
帝京大学医療情報システム研究センター 教授
帝京大学医学部 麻酔科学講座

金　徹
日本医科大学千葉北総病院麻酔科 講師

坂本 篤裕
日本医科大学麻酔科学講座 教授

川村 隆枝
国立病院機構仙台医療センター麻酔科 部長

齋藤 啓一郎
東海大学医学部外科学系・診療部麻酔科 助教

内田　整
大阪大学大学院医学系研究科
麻酔・集中治療医学講座 特任講師

清水 一好
岡山大学病院麻酔科蘇生科 助教

森田　潔
岡山大学大学院医歯薬学総合研究科麻酔・蘇生学講座 教授

庄司 詩保子
東京女子医科大学麻酔科学教室 助教

野村　実
東京女子医科大学麻酔科学教室 教授

垣花　学
琉球大学大学院医学研究科麻酔科学講座 准教授

羽場 政法
和歌山県立医科大学麻酔科学教室 助教

水本 一弘
和歌山県立医科大学麻酔科学教室 准教授

小竹 良文
東邦大学医療センター大橋病院周術期管理センター 教授

黒田 昌孝
群馬大学大学院医学系研究科麻酔神経科学 助教

西川 光一
群馬大学大学院医学系研究科麻酔神経科学 准教授

松本 晶平
富士重工業健康保険組合総合太田病院麻酔科 部長

小澤 拓郎
東京医科大学麻酔科学講座 臨床講師

槇田 徹次
長崎大学大学院医歯薬学総合研究科麻酔・蘇生科学 准教授

石田 和慶
山口大学医学部附属病院麻酔科蘇生科 講師

楠目　康
愛媛県立新居浜病院 医監部長

武智 健一
愛媛大学医学部附属病院麻酔科蘇生科 助教

まえがき

　中心静脈カテーテル（CVC）は，日本において1970年代から急速に普及し，高カロリー輸液・中心静脈圧測定・特殊薬物投与など，全身管理のためにさまざまな診療科に渡って使用され続けてきました。この普及に伴いカテーテル挿入時の機械的合併症（気胸，血胸，動脈誤穿刺など）や感染性合併症（カテーテル関連，カテーテル由来血流感染）などが重篤化し，死亡に至る例も報告されています。重篤な事例として公表されている内容の多くは，その手技の未熟さや挿入前後の観察の怠りが主な要因となっています。このような事実から，CVC挿入・留置において，院内全体での統一した認識，知識，技術の向上と安全対策が緊急かつ重要な課題となっています。

　一方，末梢動脈にカテーテルを留置し，圧トランスデューサに接続して連続的に圧を測定する観血的血圧測定は，急激な血圧変化が予測される場合や，頻回の動脈血ガス分析が必要な症例にきわめて有用です。近年，手術室，ICU，救急医療の現場において，動脈カテーテル留置はほぼルーチン化されており，その適応頻度も高く，研修医が習得しなければならない手技の一つです。しかし，この手技にも知っておくべき知識や技術が数多くあり，便利な器材であるガイドワイヤー付き動脈留置カテーテルは使用方法を間違えると思いがけない合併症を起こす可能性もあります。

　これらの状況を踏まえて，『LiSA』では，2006年と2007年に「中心静脈穿刺」，「動脈穿刺/動脈圧測定」をテーマに徹底分析シリーズとして特集を組みました。また，2008年には症例検討「モニタリングをめぐるトラブルと対処法」として，CVC挿入，動脈カテーテル挿入に関するトラブルシューティングを取り上げました。本書はこれらの内容を中心に「中心静脈・動脈穿刺」として1冊にまとめさせていただきました。

　序論として，私の小学校時代の同級生である，東京医科大学茨城医療センター脳神経外科教授の三木保先生に「中心静脈穿刺事故と再発予防のための取り組み」を執筆していただきました。三木先生は，東京医科大学病院におけるCVC挿入の死亡事故，特定機能病院指定取り消しの経験を契機に，①CVC留置適応の厳格化，②安全な手技の標準化，③安全な手技の教育体制の院内ガイドライン，④CVCセンターの有用性，を提言した中心メンバーであり，「たかがCVライン，されどCVライン，侮るなCVライン」の言葉には共感できる読者が多いと思います。

　本書は2部構成とし，第1部は「中心静脈穿刺」編，第2部は「動脈穿刺」編として，それぞれ①基礎知識，②挿入の実際，③トラブルシューティングとして，読者に理解しやすいよう工夫いたしました。特集時の内容がやや古くなったテーマに関しては新たに執筆者に加筆，修正をお願いしました。

　本書は既成の形式的な解説に終始することなく，カテーテル挿入困難時や，しばしば経験される合併症に対するきめ細かい対処法が幅広く記載されており，研修医のみならず，指導医にとっても有益な情報源となることを確信しています。

　なお，本書の制作にあたり共同で企画・編集をお引き受けいただいた，慈恵会新須磨病院麻酔科の中馬理一郎先生，快く執筆いただいた各項担当の先生方，メディカル・サイエンス・インターナショナル出版部の後藤亮弘氏を中心としたスタッフの皆様に深く感謝いたします。

2011年 春

鈴木 利保

目次

まえがき v

第1部 ■ 中心静脈穿刺 編 1

序論 ■ 中心静脈穿刺事故と再発予防のための取り組み
〜わが国初の CV ラインセンター事始物語〜　　　　　　　　　（三木　保）…… 2

第1章 ● 中心静脈穿刺の基礎知識 9

1．中心静脈穿刺の適応
〜依頼を受けてから患者評価まで〜　　　　　　　（香取 信之・津崎 晃一）…… 10

2．挿入時の準備，モニタリング，感染予防，穿刺部位の選択
〜何事も準備が重要で，中心静脈穿刺もしかり。確実な準備と適切な穿刺部位の選択を！〜
（神田橋 忠・入田 和男）…… 15

3．穿刺・挿入操作，挿入後の処置
〜安全なカテーテル留置のために身につけておくべき知識と技術〜
（西脇 公俊・江間 義朗）…… 19

4．中心静脈穿刺・挿入に伴う合併症とその予防
〜よく遭遇する合併症から致死的合併症まで〜　（河野 安宣・川口 昌彦）…… 29

5．中心静脈カテーテル挿入後の感染管理
〜血流感染防止のための挿入部管理と，血流感染が疑われた時の判断と処置〜
（市川 高夫）…… 34

6．中心静脈カテーテル関連血流感染の予防と治療
〜麻酔科医としてできること〜　　　　　　　　（讃井 將満・石岡 春彦）…… 42

7．穿刺器材からみた血管穿刺の安全性
〜穿刺器材を理解しよう！！〜　　　　　　　　　　　　　　　（鈴木 利保）…… 50

第2章 ● 中心静脈穿刺の実際 59

8．内頸静脈からの挿入法
〜そのよさを活かすためにも，急がば回れの心を忘れずに〜（菊地 千歌・片山 勝之）…… 60

9. 外頸静脈からの挿入法
〜J型ガイドワイヤー操作の修得がポイント〜　　　　　　　　　　　　（高橋 健二）……67

10. 鎖骨下静脈からの挿入法
〜正確な解剖学的知識と経験が重要〜　　　　　　　　　　　　　　　（田家　諭）……72

11. 大腿静脈からの挿入法
〜鼠径靱帯1〜2横指下で，30〜40度の角度で頭側に穿刺〜　　　　　（貝沼 関志）……76

12. 上腕静脈からの挿入法
〜上肢を外転，外旋させ，内頸静脈への迷入を防げ〜　　　　　　　（橋口 清明・柳下 芳寛）……82

13. 小児における挿入法
〜超音波ガイド下内頸静脈穿刺の実際〜　　　　　　　　　　　　（池島 典之・香川 哲郎）……86

第3章●中心静脈カテーテルのトラブルシューティング …………………………………95

14. 内頸静脈穿刺を試みたが，本穿刺で引けてきた血液が静脈血か，動脈血か肉眼的には判別できない
■圧トランスデューサが使えなければ，延長チューブで即席マノメータを作成！

　　　　　　　　　　　　　　　　　　　　　　　　　　　　　　　（井上　洋）……96

■血液ガス分析か，圧トランスデューサで測定。
　しかし，超音波ガイド下穿刺による動脈誤穿刺の回避が基本　　　（徳嶺 譲芳）……98

15. トリプルルーメンのカテーテルを挿入したが，そのうちの一つのルーメンから血液が吸引できない
■まず原因を考えよ！穿刺後はX線で位置を確認すべし　　　　　　　（徳嶺 譲芳）……101

■血液を吸引できないパターンを分類，それぞれの対処法を試みる　　（太田 助十郎）……103

16. カテーテルを挿入するために，本穿刺針からワイヤーを挿入したが，途中から進みにくい
■X線透視が問題解決への近道　　　　　　　　　　　　　　　　　（飛田 俊幸）……107

■深追いせずにやり直す　　　　　　　　　　　　　　　　　　　　（井上　洋）……110

17. カテーテルを挿入するために，本穿刺針からワイヤーを挿入したが，途中から進みにくくなったため，ワイヤーを抜こうとしたが抜けなくなった
■ワイヤーのループ形成では引いてはだめ，むしろ進める　　　　　（小川 幸志）……112

■まず，ワイヤーのみでなく，金属針もいっしょに抜く　　　　　（川上 裕理・澤 智博）……114

第 2 部 ■ 動脈穿刺 編 ……………………………………………………………… 117

第 4 章 ● 動脈穿刺の基礎知識 …………………………………………………… 119

18. 動脈カテーテル，術式別部位の選択と合併症

〜循環動態と危険・合併症のモニタリング〜　　　　　（金　徹・坂本 篤裕）…… 120

19. 動脈カテーテルの挿入と感染管理

〜感染防止対策の重要ポイント〜　　　　　　　　　　　　　　（川村 隆枝）…… 127

20. 動脈カテーテル挿入に必要な解剖

〜エコーによる画像を中心として〜　　　　　　　　（齋藤 啓一郎・鈴木 利保）…… 132

21. 穿刺器材からみた動脈留置カテーテル

〜理想的な動脈留置カテーテルとは？〜　　　　　　　　　　　（鈴木 利保）…… 137

第 5 章 ● 動脈穿刺の実際 ………………………………………………………… 143

22. 静脈留置カテーテルを用いた橈骨動脈穿刺におけるコツと注意点

〜成人の場合〜　　　　　　　　　　　　　　　　　　　　　　（内田　整）…… 144

23. 動脈留置カテーテルを用いた橈骨動脈穿刺におけるコツと注意点

〜小児の場合〜　　　　　　　　　　　　　　　　　（清水 一好・森田　潔）…… 149

24. Insyte-A の穿刺成功率と問題点

〜動脈留置の新しい手技〜　　　　　　　　　　　　（庄司 詩保子・野村　実）…… 154

25. Insyte-A のカテーテル長の改良について

〜カテーテル留置成功の秘訣がわかった〜　　　　　　　　　　（垣花　学）…… 157

26. Insyte-A のガイドワイヤー改良

〜理想的なガイドワイヤーとは〜　　　　　　　　　（鈴木 利保・齋藤 啓一郎）…… 162

27. アロー社製ガイドワイヤー付き動脈留置カテーテルの成功率と問題点

〜汎用性に富むガイドワイヤー部がもたらす高い留置成功率〜

（羽場 政法・水本 一弘）…… 169

第6章●動脈カテーテルのトラブルシューティング ……………………………………………………… 173

28. 橈骨動脈へのカテーテル挿入に失敗した。
上腕動脈にカテーテルを挿入してもよいか

- 上腕動脈穿刺を回避しなければならないエビデンスはない 〈小竹 良文〉…… 174
- 合併症への対策を万全にしたうえで行うなら可 〈黒田 昌孝・西川 光一〉…… 177
- 動脈硬化の危険因子に配慮し，末梢循環モニターを万全に，同側の上腕動脈に穿刺

〈津崎 晃一〉…… 180

29. 橈骨動脈にカテーテルを入れて観血的血圧測定をしていたが，
圧波形は出るのだが採血できない

- 器材の特徴を理解し，トラブルに対処 〈松本 晶平・小澤 拓郎〉…… 183
- 動脈穿刺/動脈圧測定の必要性を考慮して再挿入を 〈槇田 徹次〉…… 186

30. 血液の逆流があったのでカテーテルを進めようとすると，
1cmも行かないうちに進まなくなり，血液が逆流してこなくなってしまう

- カテーテルの硬度に応じた工夫で，あきらめずに進める 〈石田 和慶〉…… 188
- 可能ならエコーで確認，カテーテルを回転させるなどして挿入を試み，
だめならカテーテルを抜去し，再穿刺する 〈楠目 康・武智 健一〉…… 192

付　録　安全な中心静脈カテーテル挿入・管理のための手引き 2009 ……………………………………… 195
あとがき ……………………………………………………………………………………………………… 201
索　引 …… 203

注　意

　本書に記載した情報に関しては，正確を期し，一般臨床で広く受け入れられている方法を記載するよう注意を払った。しかしながら，著者ならびに出版社は，本書の情報を用いた結果生じたいかなる不都合に対しても責任を負うものではない。本書の内容の特定な状況への適用に関しての責任は，医師各自のうちにある。

　著者ならびに出版社は，本書に記載した薬物の選択・用量については，出版時の最新の推奨，および臨床状況にもとづいていることを確認するよう努力を払っている。しかし，医学は日進月歩で進んでおり，政府の規制は変わり，薬物療法や薬物反応に関する情報は常に変化している。読者は，薬物の使用にあたっては個々の薬物の添付文書を参照し，適応，用量，付加された注意・警告に関する変化を常に確認することを怠ってはならない。これは，推奨された薬物が新しいものであったり，汎用されるものではない場合に，特に重要である。

第 1 部

中心静脈穿刺 編

序論

中心静脈穿刺事故と再発予防のための取り組み

わが国初のCVラインセンター事始物語

「東京医大病院　細管誤挿入で脳死状態
50代主婦　胸腔に点滴液たまる」

平成15年11月11日の産経新聞の社会面のトップ記事は，東京医科大学病院の全職員を震撼させた。また，これが一連のマスコミを騒がす東京医科大学の医療安全の不備露呈の始まりで，平成16年の心臓外科の医療事故（心臓手術で同一医師による4例の死亡例）から主任教授辞任，平成17年の特定機能病院指定取り消しへのプロローグになろうとは，誰も想像はできなかった。

■ たかがCVライン！？突然？
　重篤な致死的合併症が起きた

CVライン（中心静脈静脈路）確保は周知のごとく，今日の日常臨床において必須の医療手技である。また，その簡便さ，有用性により，多くの医師によって頻用される手技となっている。東京医科大学病院のような1000床程度の大規模病院では，今回の事故以前は年間約3000件程度のCVライン留置が行われているとされている。

従来より一般にCVライン留置の手技の習得，施行にあたっては特別なマニュアルやシステムがあったわけではない。おそらく医師になって10年以上の先生方においては，研修医時代に上司からいきなり「CVやってみろ！」と言われ，大部屋の病室の片隅で個々のやり方で恐る恐る太い外套針を刺して何とかなっていたのが現状であろう。そしてたまに動脈穿刺か軽度の気胸を起こすが大事に至ることは滅多になく，誰もがこの手技で死に至る場合があるいう認識はほとんど脳裏にないのが実態であり，「たかがCVライン」であった。

しかし，その合併症は多岐に渡り（**表1**）[1]，かつ，きわめてまれであるが重要臓器損傷による死亡例が報告されているのも事実である。東京医科大学病院では，平成15〜16年にかけての約半年の短期間に，前述の例を含め2例のCVライン留置に伴うきわめて重篤な致死的合併症例を経験した。1例は完全復帰まで救命し得たが，もう1例は大変残念であるが本来の治療とは別の原因で亡った。安全な医療を期待し来院された患者の信頼を大きく裏切る結果となってしまった。

■ 表1　中心静脈穿刺の合併症
(Rosen M, et al. Handbook of percutaneous central venous catheterization. 2nd ed. London: W.B. Saunders, 1992: 112. より，一部抜粋)

鎖骨下静脈ライン50の合併症

血管
- 上行大動脈穿刺
- 肺動脈穿刺
- 肋間動脈損傷
- 鎖骨下動静脈瘻
- 脊椎動脈仮性動脈瘤
- 頭蓋内圧亢進（良性）
- 中心静脈圧異常
- 内胸動脈・無名静脈瘻
- 無名静脈狭窄

心臓，縦隔
- 心タンポナーデ
- 縦隔血腫
- 縦隔気腫
- 無名静脈穿孔による縦隔水腫

リンパ系
- 胸管損傷
- リンパ瘻
- 右側穿刺後のリンパ漏

神経系
- 局麻による横隔神経麻痺
- 横隔膜麻痺
- 再発性喉頭神経麻痺
- Brown-Sequard症候群
- 上腕の一過性麻痺
- 腕神経叢損傷
- 脳灌流異常
- 皮質盲

空気塞栓
- 坐位での空気塞栓
- 空気塞栓による肺水腫

感染
- 第一肋骨骨髄炎
- 胸壁膿瘍
- 鎖骨骨膜炎
- 両側鎖骨骨髄炎

内頸静脈ライン50の合併症

動脈
- 内頸動脈穿刺
- 内頸動脈損傷
- 内頸動脈へのカニュレーション
- 内頸動脈瘤
- 総頸動脈・内頸静脈瘻
- 頸部静脈瘻
- 脊椎動脈・脊椎静脈叢瘻
- 甲状・頸部動脈切断
- 脊椎動脈損傷
- 右鎖骨下動脈切離
- 頸動脈損傷
- 腕頭動脈仮性動脈瘤
- 心停止
- 心室細動

静脈
- 頸部血腫
- 上大静脈塞栓
- 上大静脈症候群
- 心タンポナーデ
- 腋窩静脈血栓
- 内頸静脈血栓
- 両側内頸静脈血栓
- 感染性動脈塞栓

肺，胸膜
- 緊張性気胸
- 両側胸水
- 縦隔水腫
- 頸動脈損傷後の致死性血胸
- 反対側胸水貯留

神経
- 両側声帯麻痺
- 広範な神経障害（9〜12脳神経）
- Horner徴候
- 頸動脈穿刺後の散瞳
- 右横隔神経永久麻痺
- 一過性横隔神経麻痺
- 8日間の吃逆
- 腕神経叢麻痺
- C_5の完全麻痺
- 単独舌下神経麻痺
- 迷走神経障害
- 脳梗塞

その他
- 両側内頸静脈塞栓
- 空気塞栓
- 耳痛
- 偽脳腫瘍
- 交通性水頭症
- くも膜下腔へのカテーテル迷入
- 挿管チューブのカフ損傷
- 気管穿刺
- 食道穿孔

まさにこの平易な手技のなかに，重大な合併症がピットフォール的に内在するCVライン留置の手技は，「たかがCVライン，されどCVライン。侮るなCVライン」だったのである。

■ CVラインの重大事故：再発は許されない！

◎検討会立ち上げの指令をうける

このような経緯のなか，東京医科大学病院にとってCVライン事故の再発防止は急務であった。平成16年2月10日，いつもの午前の病棟回診が終わるころ，筆者の院内PHSが鳴った。院長秘書より院長室にすぐ来るようにとの指示であった。いつも柔和な院長が口を真一文字にして，「CVラインの同じ事故を二度と起こさないように『安全なCVラインを検討する会』をやってくれ！」ということだった。初め特別CVライン挿入が上手なわけでもないのに「なぜ，私が？」と思ったが，拒否できる様子でもなく，「わかりました」と即答してしまった。後から知らされたことだが，今回の指名は，筆者が院内に横断的に顔が利くと院長が判断したからとのことであった。

◎暗中模索のなか，検討会は始まった

ただちに医師8名，看護師5名，放射線技師1名の計14名が招集された。躊躇は許されず，早期の結果が求められていた。しかし「何をどうすれば事故は防げるのか？」暗中模索のなか，まず「東京医科大学病院における中心静脈ラインにかかわる事故の軽減を目的として，より安全な中心静脈ラインの確保ならびに管理のための方

策を検討する」を目的に平成16年2月から半年の間にE-mailの頻回なやり取りと，計7回の長時間にわたる全体会議が行われた。作業はまず第1段階として，
1) 東京医科大学病院での中心静脈ライン確保・管理の現状の把握
2) 他施設との比較
3) 最近の中心静脈ライン確保・管理についての医学的見解，エビデンスの渉猟とまとめ
4) 当院の中心静脈ラインにかかわる事故の検討と問題点の抽出

を行った。

第2段階として，第1段階の結果にもとづき当院におけるCVラインの事故の発生の背景について総括し，CVライン確保・管理のシステムと対応策を含むガイドラインを作製することとした。その結果，合併症を防ぐために実現可能な案として，二つの柱が浮かび上がった。

● 院内すべてのCVライン留置は決められた1か所（CVラインセンター）で施行すること
● CVライン認定医制度の策定と実施には必ず認定医と臨床経験3年以上の2人で施行すること

であった。「たかがCVライン留置にここまでする必要があるのか」，「全科がいうことを聞いてくれるはずがない」，「研修医教育はどうするのだ」と，メンバーの意見は分かれた。しかし，病院の置かれている状況は「再発は絶対許されない」，「再発防止に何をしたか」が問われていた。

熱い議論の果て，最終的にこの二つの柱を骨子とする最終答申案が全員一致でまとめられ，平成16年8月31日に院長室で院長に手渡された。院長は答申案を微動だにせずに熟読された，そして「ありがとう」と一言，頭を下げられた。答申案はただちに幹部会，理事会に報告され，原案どおりに採択された。平成16年10月25日にCVライン安全部会が発足し，CVラインセンターの開設とCVライン挿入ガイドラインの運用が開始された。この間，わずか9か月で病院は変わった。

■ 院内ガイドラインの骨子

平成16年から開始された中心静脈ライン挿入に関する新しい院内ガイドライン（CVラインセンター運用およびCVライン挿入マニュアルの導入）[2)]の骨子は次の8点である。

1) CVラインの適応は，主治医間で十分検討し決定する。
2) 十分なインフォームドコンセントのうえ，承諾書を得る。
3) 全科の定時，準緊急のCVライン留置は日勤帯（午前9時〜午後5時）にCVラインセンター（図1）で行う。ただし緊急症例，手術室，救急外来（ER），ICUは除く。
4) CVカテーテル挿入に際しては，CVライン施行医あるいは認定医の2名（表2）以上の医師で行うこと。うち1名以上はCVライン認定医であること。看護師等の1名以上の介助者とともに，計3名以上で施行すること。

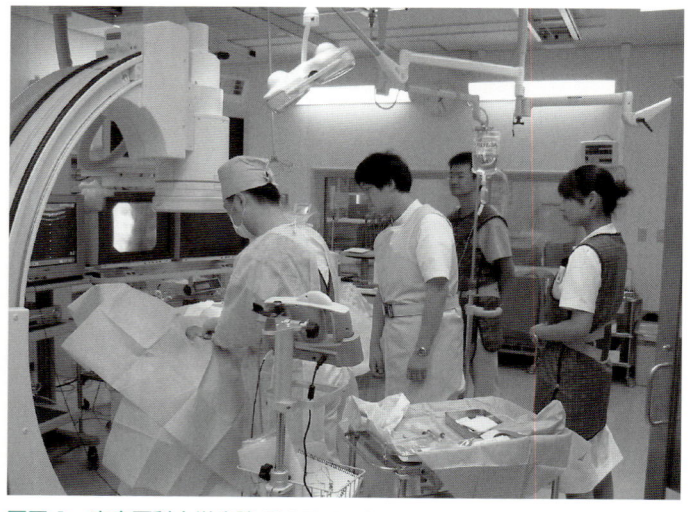

■図1 東京医科大学病院CVラインセンター
医師2名，看護師1名，放射線技師1名

5）手技は『安全な CV ライン挿入のガイドライン』（院内ガイドライン）に準拠する。

特に本ガイドラインでは二つの重大事故を鑑み、以下の細則を遵守する。
  (1) CV ライン挿入にあたっては透視下、あるいは超音波エコー下で行う。
  (2) 挿入直後と 4〜8 時間後に胸部 X 線撮影を 2 回行い、安全を確認する。
  (3) 穿刺の回数（3 回）を制限する。
  (4) 適正カテーテル留置のため、血液のバックフローを複数の医師で確認し、血液ガス分析で再確認する。

6）すべての事例の実施記録表の作成を義務づけ、安全維持のためにフィードバックを行う。また、CV ライン挿入後観察チェックリストにて経時的に挿入後 1 週間、CV ラインに関する異常、合併症の有無を確認する。

7）定期的 CV ラインに関する研修会・講習会の開催し、CV ライン留置の安全管理の意識の向上、維持に努める。

8）CV ライン研修制度（施行医資格試験を含む）を取り入れ、初期研修医は原則義務研修（表 3）とする。

■ CV ラインセンター開設後の結果

CV ラインセンターと本システム運用後の CV ライン留置に伴う合併症の発生率は 3 年間（平成 18 年 4 月〜平成 21 年 3 月）の 5574 例中 294 例で 5.3％であった。特に平成 19 年度の 1 年間では 4.8％（90/1858 例）であった（**表 4**）。

これらの内容は動脈穿刺がほぼ 2/3 であり、国公立医療安全協議会の「影響度分類」におけるレベル 3b 以下のすべて一過性の有害事象例であった。濃厚な処置や治療を要したレベル 3b は 4 例（0.05％）のみであった。永続的な障害を残すレベル 4〜5 の症例はなかった。

■ 表 2　認定医、施行医条件（平成 21 年 4 月 1 日）

認定医：

施行医認定を受けており、臨床経験 5 年以上の医師で、原則として CV ライン挿入経験が 100 例以上で、所属科長が推薦し、CV ライン管理部会が審査・認定し、病院長が任命した者。

施行医：
1) 医師免許取得後 6 年未満で、東京医科大学病院が指定する「施行医認定条件」を満たした医師、研修医（初期・後期）。
2) 他院より後期研修後に入職した医師については下記の条件を満たす者。
  A. 中心静脈ライン挿入に関する本ガイドラインを精読していること
  B. CV ラインセンター見学を少なくとも 1 回終了していること
  C. 所属科の長の推薦状があること

なお、認定医・施行医の申請時には、申請書とともに、本ガイドラインを遵守する旨の所定の書式の誓約書を安全管理室に提出する。

■ 表 3　初期・後期研修医の施行医認定システム（施行医認定条件）（平成 21 年 4 月 1 日）

1. 当院で初期研修を受ける医師に必要とされる条件
  ① CV 挿入の見学　5 回（うち 2 回の CV ラインセンター見学が必須）
  ② 卒後臨床研修センターでの実技研修　1 回受講
  ③ CV ライン管理部会が開催する研修会　1 回受講（年 2 回開催予定）
  ④ CV ライン管理部会が開催する講習会　1 回受講（年 3 回開催予定）
  ⑤ CV ライン管理部会が開催する筆記試験合格（年 3 回開催予定）

2. 他院で初期研修を受けた後期研修医に必要とされる条件
  ① CV 挿入の見学　2 回（2 回の CV ラインセンター見学が必須）
  ② 卒後臨床研修センターでの実技研修　1 回受講
  ③ CV ライン管理部会が開催する研修会　1 回受講（年 2 回開催予定）
  ④ CV ライン管理部会が開催する講習会　1 回受講（年 3 回開催予定）

■ 表 4　穿刺部位別 CV ライン穿刺合併症の頻度

	鎖骨下静脈穿刺（％）	内頸静脈穿刺（％）	大腿静脈穿刺（％）
自験例（2007 年 4 月〜2008 年 3 月）90/1858（＝4.8％）	5.5	3.0	6.3
NEJM（2003）[3]	6.2〜10.7	6.3〜11.8	12.8〜19.4
JAMA（2001）[4]	18.8	−	17.3

また、このシステムが運用される以前の「安全な CV ラインを検討する会」が調査した当院での合併症の発生率は平成 16 年 4 月の 1 か月では 9.1％（14 例/154 例）であった。この時期は大きな CV ラインの事故の直後であったので、症例の適応も厳選され経験豊富な術者による CV ライン留置という背景での数値である。

[*1] 医療安全全国共同行動ホームページ(http://kyodokodo.jp/)

5.3％は，明らかに当院でのCVライン留置の安全性が高まったことを示す数字である。さらに代表的な報告例[3, 4]では，CVラインの合併症は約10〜20％程度と考えられている（**表4**）。この点からしても，本システムの多数例での合併症率が5.3％はきわめて良好な成績といえる。これは本システムの挿入から挿入後1週間にわたる期間の事故防止策と厳重な管理により合併症の頻度の低下と重篤化が防止できたと考えられる。

■ "To Err is Human" を前提としたシステム：一般病院に要求されるレベルは？

"To Err is Human" 人は誰でも間違える[5]ことを前提に，より安全な医療システムを考える必要がある。起こった事象を糾弾するのではなく，システムエラーと捉え，このエラーを再発させないシステムを構築することが求められている[6]。CVライン留置の合併症はどんな安全管理体制を整えても決して「0」にはならない。しかし，東京医科大学病院に課せられた使命はまずは再発防止，合併症を可能なかぎり「0」に近づけることであった。そのためには全病院的に考え得るすべての実現可能な対応策を構築することであった。CVラインは全科で行われる手技であることから，病院としてのCVライン留置・管理のトータルなシステム化が必要不可欠であった。

2008年5月より始まった医療安全全国共同行動[*1]は，医療の質・安全学会，日本病院団体協議会，日本医師会，日本看護協会，日本臨床工学技士会が呼びかけ団体となり，3000以上の病院の登録，30か所以上の推進拠点，30万件以上の有害事象件数の低減，1万人以上の入院死亡者数の減少を目指す大キャンペーン事業である。

このキャンペーン中で「危険手技の安全な実施」の行動目標の一つしてCVカテーテルの要項（中心静脈カテーテル穿刺挿入手技に関する安全指針の策定と順守）をまとめている。CVカテーテルの有害事象に対する推奨する対策として，

1) CVカテーテル留置適応の厳格化
2) 安全な穿刺手技等の標準化
3) 安全手技の教育体制（認定医制度も含む）の構築

を提唱している。これらの指針は現時点でのわが国の一般病院における必須レベルを示している。

われわれのシステムと基本的項目は同じである。しかし，手技面では多数回穿刺の回避を必須としているが，超音波診断装置[7]やX線透視や，3)の教育体制の構築[8]もチャレンジレベルとしている。したがって，東京医科大学病院のCVラインの管理システムは，術中各種モニターを設置したCVラインセンター，認定医・施行医制度，周術期管理制度，教育研修制度を有しており，現行医療体制のなかでは最も厳格な安全を目標としたCVライン留置の対応策と考えられる。

■ CVラインセンター開設後にみえてきた課題

本システムの運用5年間での良好な成績は前述した。しかし多くの課題も新たにいくつか挙げられる。

1) 主治医がCVライン留置を施行せずに，他の経験の豊富な医師に依頼する場合の増加
2) CVライン研修制度の講師数不足
3) 認定医認定の不適正例，疑義例の存在
4) 末梢挿入型中心静脈カテーテル（Peripherally Inserted Central Venous Catheter：PICC）の導入

などが問題となっている。これらは本システムの根幹や維持にかかわる課題であるが，全職員の「CVライン事故を二度と起こさない」という強い意志（**図2**）の継続のもと，議論され建設的に解決されるべき問題と考えている。

平成16年10月に世界にも類がないわが国初のCVライン専用センターを開設し，安全を最優先にした認定医制度などのガイドラインを運用することになった。その結果，新しいシステムの運用前後での合併症の発生率は9.1％から5.3％（すべて一過性）に減少させることが可能になった。また，過去の報告例と比べてもきわめて優れた値となっている。今日，医師の間では完全装備されたCVラインセンターでの施行の安心感は絶大なものになっている。そして「患者に安全なCVライン留置」への確かな礎に繋がったと考える。CVラインで患者を失うという重大事故がなければ，ここまでの意識改革ができなかった。しかし，これによりわれわれは自ら立ち上がり安全な医療に向けての確実な一歩を踏み出すことができたのは確かである。今後，東京医科大学病院でこのCVラインセンターの運用のコンセプトが，すべての医療安全の源泉となり，失った信頼回復と真に患者の安心安全に繋がることを願ってやまない。

最後にもう一度，「たかがCVライン，されどCVライン。侮るなCVライン」

謝辞：本システムの構築・維持に尽力していただいた東京医科大学病院安全管理室・CVライン管理部会のスタッフに深甚なる感謝をいたします。

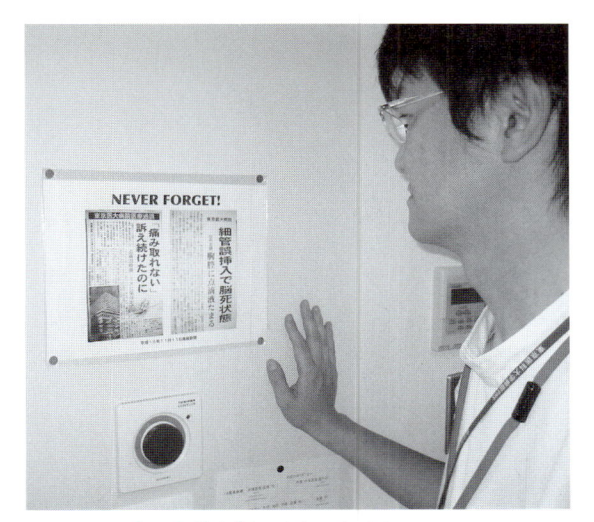

■図2　二度と事故を起こさないために「Never Forget!」
CVラインセンターで事故の新聞記事を確認

文献

1. Rosen M, Latto P, Shang W, et al. Handbook of percutaneous central venous catheterization. 2nd ed. London: W.B. Saunders, 1992: 112.
2. 東京医科大学病院安全管理室・CVライン管理部会．中心静脈ライン挿入に関する院内ガイドライン（CVラインセンター運用及びCVライン挿入マニュアル）．Ver. 4, 2009.
3. McGee DC, Gould MK. Preventing Complications of Central Venous Catheterization. N Engl J Med 2003; 348: 1123-33.
4. Merrer J, De Jonghe B, Golliot F, et al. Complications of femoral and subclavian venous catheterization in critically ill patients: a randomized controlled trial. JAMA 2001; 286: 700-7.
5. Kohn L, Corrigan J, Donaldson M（医学ジャーナリスト協会訳）．TO ERR IS HUMAN　人は誰でも間違える―より安全な医療システムを目指して．東京：医学評論社，2000.
6. 本間 宙．救急医療における質の管理と医療安全．救急医学 2009; 33: 623-9.
7. 鈴木利保，松田光正，長谷川啓一郎ほか．中心静脈カテーテル挿入に関するリスクマネジメント―携帯型超音波画像診断iLOOK25―の使用経験．臨床麻酔 2005; 29: 1519-21.
8. 松本晶平，三木 保．中心静脈穿刺の教育体制．LiSA 2006; 13: 1024-7.

（三木　保）

第1章

中心静脈穿刺の基礎知識

1. 中心静脈穿刺の適応
    ～依頼を受けてから患者評価まで～ （香取 信之・津崎 晃一）……10
2. 挿入時の準備，モニタリング，感染予防，穿刺部位の選択
    ～何事も準備が重要で，中心静脈穿刺もしかり。確実な準備と適切な穿刺部位の選択を！～
    （神田橋 忠・入田 和男）……15
3. 穿刺・挿入操作，挿入後の処置
    ～安全なカテーテル留置のために身につけておくべき知識と技術～
    （西脇 公俊・江間 義朗）……19
4. 中心静脈穿刺・挿入に伴う合併症とその予防
    ～よく遭遇する合併症から致死的合併症まで～ （河野 安宣・川口 昌彦）……29
5. 中心静脈カテーテル挿入後の感染管理
    ～血流感染防止のための挿入部管理と，血流感染が疑われた時の判断と処置～
    （市川 高夫）……34
6. 中心静脈カテーテル関連血流感染の予防と治療
    ～麻酔科医としてできること～ （讃井 將満・石岡 春彦）……42
7. 穿刺器材からみた血管穿刺の安全性
    ～穿刺器材を理解しよう！！～ （鈴木 利保）……50

1 中心静脈穿刺の適応

依頼を受けてから患者評価まで

「麻酔科の先生，CVカテを入れていただけますか？」——他科の医師からこんな依頼を受けることは麻酔科医には珍しくない。急性期医療に携わる麻酔科医にとって中心静脈ラインの確保は，これといって目新しい手技でなく，手術室内では心臓手術や侵襲の大きな手術に際して一般的に行われる医療行為の一つである。実際，中心静脈穿刺を必要とする中心静脈カテーテル，肺動脈カテーテル，血液浄化用カテーテルなどの挿入を得意とし，頼まれれば喜んでやる方もいるのではないだろうか。しかし，手術室での麻酔業務に忙殺される麻酔科医が中心静脈穿刺に際して患者をゆっくりと診察し，さらにその説明まで行う機会はおそらく少ないだろう。

一方，報道などでご存知のように，中心静脈穿刺が死にいたる合併症を引き起こしたケースも多数発生しており，「よし，私に任せておけ」と安易に穿刺を行うと，思わぬ合併症を引き起こす可能性もある。そこで，本稿では中心静脈穿刺が必要となった場合に何を考えればよいか，患者には何を説明しておくべきかを考える。

■まず，何を目的に中心静脈穿刺を行うのかを考えよ

依頼を受けてまず考えるのは，「何を目的に中心静脈穿刺を行うのか？」ということ。麻酔科医が行う中心静脈穿刺の適応は，中心静脈カテーテルの挿入だけでなく，肺動脈カテーテル，血液浄化用ブラッドアクセスカテーテル，一時的ペーシングカテーテルの挿入・留置なども含まれる（**表1**）[1]。それぞれの使用目的は異なり，疾患や患者の状態によっては緊急処置が必要な場合もあるため，その状況ごとに患者評価や説明に費やせる時間は異なる。

肺動脈カテーテルは虚血性心疾患や弁膜症による心不全患者の循環動態評価に有用だが，緊急に挿入が必要となる症例はそれほど多くないと思われる。一方，血液浄化用カテーテルやペーシングカテーテルを必要とする症例では，すみやかに治療を開始する必要があるため，緊急もしくは準緊急的な対応が必要となる。中心静脈カテーテルの場合，ショック患者の治療や心肺蘇生時は輸液・輸血や循環作動薬の投与ルート確保のため緊急にカテーテル挿入が必要と

なるが，栄養目的や化学療法目的などの場合は待機的に施行できるはずである。

当院では，手術室でのカテーテル挿入に加え，ICUおよび他科からの依頼があった場合には，一般病棟でのカテーテル挿入も麻酔科が行っている。例えば，この3か月間に麻酔科が行った挿入件数は計250件で，挿入場所は，件数の多い順に手術室，ICU，一般病棟となっている（図1）。カテーテルの種類は，手術室では中心静脈カテーテルが80％，肺動脈カテーテルが19％であったのに対し，ICUではそれぞれ約60％，20％に加え，ブラッドアクセスカテーテルが20％を占める。一般病棟では，ほぼ全例が中心静脈カテーテルであった。

また，中心静脈カテーテル挿入の目的は，手術室・ICUでは循環作動薬などの投与，中心静脈圧モニタリング，確実な輸液ルートの確保が大多数を占めたのに対し，一般病棟では化学療法，経静脈栄養，末梢確保困難症例などが多くを占めた。手術室やICUでは配合禁忌薬物の投与が多くなるため，マルチルーメンカテーテルが使用されるが，一般病棟ではシングルルーメンとダブルルーメンがほぼ同数であった。他科からの主な依頼理由は，穿刺困難＞血小板数減少＞血液凝固機能異常の順であった。

■患者評価：事前のリスクファクターの把握が大事

前述したように，カテーテルの挿入目的と緊急性によって患者評価に費やせる時間が変わる。したがって，まずは現病，患者の状態，どのカテーテルを何の目的で挿入したいのか，そして緊急性の有無をきちんと把握することが大切である。患者に会う前に表2に示すようなリスクファクターの有無を主治医と話し合い，胸部X線写真[*1]，血液検査データ[*2]，気胸・血胸などの合併症もあるので呼吸不全の有無や程度，人工呼吸管理についても確認しておく必要

■表1　中心静脈穿刺の適応

1. 肺動脈カテーテルの挿入
2. 血液浄化用ブラッドアクセスカテーテルの挿入
3. 一時的体外（経静脈）ペーシングカテーテルの挿入
4. 中心静脈カテーテルの挿入
    i. 中心静脈圧のモニタリング
    ii. 末梢静脈の確保が困難な場合（皮下血腫，静脈虚脱，熱傷など）
    iii. 確実な輸液・輸血ルートの確保（大量出血が予想される手術，外傷など）
    iv. 薬物投与ルートの確保
        a. 循環作動薬などの微量持続投与
        b. 静脈炎を起こす可能性の高い薬物
        c. 組織壊死性の強い薬物（悪性疾患に対する化学療法など）
    v. 非経口（経静脈）栄養（TPN，古くはIVH）
    vi. 空気塞栓の可能性の高い坐位手術

TPN：total parenteral nutrition
IVH：intravenous hyperalimentation

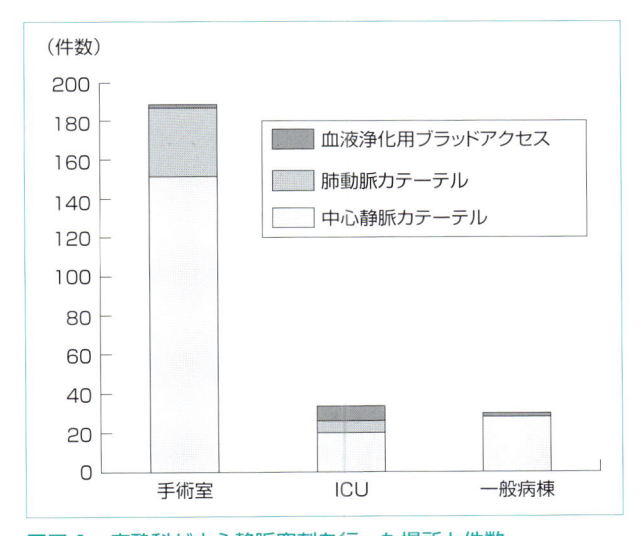

■図1　麻酔科が中心静脈穿刺を行った場所と件数
慶應義塾大学病院2006年5月から7月の3か月間（n=250）

がある。

さらに，主治医が何度も穿刺をトライしたがうまくいかなかったケースでは，すでに患者がイライラしていることもある。患者とのコミュニケーションが取りにくくなっていたり，患者が処置を拒否することもあるので，このあたりは主治医とよく相談したほうがよいだろう。その際に，どの部位をどのくらいの時間穿刺していたかを

[*1] 気管の位置，肺尖部の高さ，肺野病変，縦隔病変，気胸，胸水，胸膜の癒着，ペースメーカの有無など

[*2] 感染症，ヘモグロビン値，血小板数，PT-INR，APTTなど

■表2　穿刺困難・合併症が予想されるリスクファクター

1. 既往歴
   i. 中心静脈穿刺の既往（穿刺部位の動脈閉塞，血腫，静脈血栓の可能性）
   ii. 頸部・胸部手術の既往（頸部リンパ節郭清，甲状腺手術，気管切開など）
   iii. 穿刺部位への放射線照射の既往
   iv. 血管病変・血管手術の既往（閉塞性動脈硬化症，腹部大動脈瘤手術など）
   v. 血管異常（重複下大静脈，左上大静脈遺残など）
   vi. 薬物アレルギー（局所麻酔薬，消毒薬）

2. 現病
   i. 穿刺部位の腫瘍・腫瘤（甲状腺腫瘍・腫大，鼠径ヘルニアなど）
   ii. 頸部の硬直・不動（後縦靱帯骨化症，脊椎損傷など）
   iii. 関節可動域制限（関節拘縮など）
   iv. 血液凝固障害（肝障害，血小板減少，DICなど）
   v. 穿刺部位の皮膚病変（熱傷，感染など）
   vi. 大静脈閉塞（血栓，腫瘍）

3. 患者要因
   i. 肥満患者（BMI>30）
   ii. 安静が保てない患者
   iii. 処置を拒否している患者

4. 医療者側の要因
   i. 術者の経験不足（<50例）
   ii. 夜間

■表3　中心静脈穿刺に伴う物理的合併症発生率
(McGee DC, et al. Preventing complications of central venous catheterization. N Engl J Med 2003 ; 348 : 1123-33. より. Copyright©2003 Massachusetts Medical Society. All rights reserved. Translated with permission)

合併症	頻度（%）		
	内頸静脈	鎖骨下静脈	大腿静脈
動脈穿刺	6.3～9.4	3.1～4.9	9.0～15.0
血腫	<0.1～2.2	1.2～2.2	3.8～4.4
血胸	該当せず	0.4～0.6	該当せず
気胸	<0.1～0.2	1.5～3.1	該当せず
全体	6.3～11.8	6.2～10.7	12.8～19.4

■コラム：携帯型エコー装置

当院ではiLook™（図A）を使用している．充電式でエコー本体のみを片手で持ち運びできるうえ，穿刺前に血管の位置や径，圧迫したときの虚脱の程度などを評価できるため非常に便利である．エコーガイド下穿刺を行えば，静脈を貫くことなく穿刺できるので合併症の軽減に有効である．

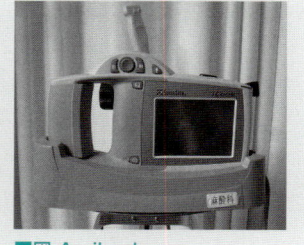

■図A　iLook

聞いておくのも参考になる．

　穿刺部位には，内頸静脈，外頸静脈，鎖骨下静脈，上腕静脈，大腿静脈などがあるが，部位によって物理的合併症や感染症の発生率が異なるため（表3），穿刺部位の選択にはそうした情報も考慮に入れるべきである．検査データで，出血凝固系異常を示す患者に血小板製剤や新鮮凍結血漿の予防的投与を実施するか否かについては意見が分かれるところだが，血小板数減少や凝固能異常が存在しても，実際には大きな合併症は報告されていない[3,4]．ただし，他の侵襲的検査・処置と同様に，血小板数が20000/μLを下回る場合には血小板輸血を行ってから施行すべきである．

■インフォームドコンセントは明確に

　ベッドサイドでは表2に示すリスクファクターを念頭に置きつつ，薬物アレルギーや既往歴，手術の既往，希望穿刺部位などについて患者本人から聴取し，くまなく診察を行う．この際，携帯型エコー装置（コラム）で血管の確認を行っておくと，体表からはわからない情報を得ることができるので非常に便利である．そして，これらを総合して穿刺部位やリスクに関する説明を行う．合併症は頻度の高いものだけでなく，その患者に起こりやすいものも説明し，場合によってはあらかじめ「ちょっと処置に時間がかかるかもしれません」と断っておくとよい．合併症には遅発性のものもあり，患者の自覚症状が早期発見につながることもあるので，異常を感じたらすぐに看護師か医師を呼ぶように伝えておく．

　他の侵襲的処置と同様，中心静脈穿刺を施行する際には必ずインフォームドコンセントをとる必要がある．当院では図2のような説明用紙を使用して，挿入するカテーテルの種類，カテーテルを挿入する理由，代替手段の有無，主な合併症を記載し，代替手段との比較を説明したうえで署名を

■図2　中心静脈カテーテル挿入に関する説明書

　もらうようにしている。
　頻度は低いが，患者を診察したうえで特に説明が必要と判断した合併症については，特に強調して説明し，場合によっては追加記載を行っている。用紙のタイトルは「中心静脈カテーテル挿入に関する説明書」となっているが，肺動脈カテーテルやブラッドアクセスを挿入する際は必要事項を追記し，同じ用紙でインフォームドコンセントをとるようにしている。
　ただし，処置が優先されるべき緊急時や患者に判断能力がなく家族も院内にいないといった場合には，その旨を診療録に記載し，患者・家族にはそのときの状況を事後に説明し承諾を得るようにしている。また，可能であれば電話で家族に連絡を取り，説明を行うようにしている。

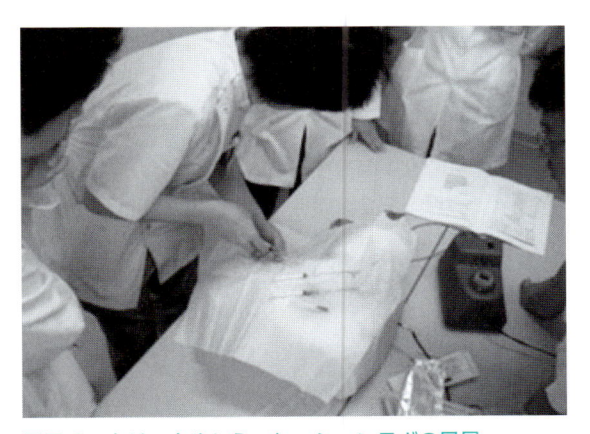

■図3　クリニカルシミュレーションラボの風景
内頸静脈，鎖骨下静脈穿刺用の人形で学生のトレーニングを行っているところ。

● ● ●

　中心静脈穿刺に関連した重篤な合併症がこれだけ報道されているにもかかわらず，依

然として合併症に対する認識の低い医師に出会うことは決して珍しくない。こういった医師はこれまでに慣れだけで処置を重ね，正しい知識を身につける機会がなかったのだろう。しかし，どのような処置であれ，慣れだけでは技術の向上には限界がある。

当院はさまざまな処置のマニュアルを作成するとともに，平成15年よりクリニカルシミュレーションラボ（**図3**）を開設し，中心静脈穿刺だけではなく末梢静脈確保，気管挿管，腰椎穿刺などのトレーニングを誰もが行えるようにした。学生や研修医の教育にOSCE（objective structured clinical examination：客観的臨床能力試験）が導入され，今後はシミュレーションで標準的な手技を学んだ若い人たちが増えてくる。彼らが見つめるなか，あわてず落ち着いて患者評価を行い，合併症を最小限にしてスマートにカテーテルを留置する，そんなかっこいい麻酔科医になりたいものである。

文 献

1. Aronson SA. Central venous pressure monitoring. In : Miller RD. Miller's Anesthesia. 6th ed. New York : Churchill Livingstone, 2004 : 1286-301.
2. McGee DC, Gould MK. Preventing complications of central venous catheterization. N Engl J Med 2003 ; 348 : 1123-33.
3. Doerfler ME, Kaufman B, Goldenberg A. Central venous catheter placements inpatients with disorders of haemostasis. Chest 1996 ; 110 : 185-8.
4. Mumtaz H, Williams V, Hauer-Jensen M, et al. Central venous catheter placement in patients with disorders of hemostasis. Am J Surg 2000 ; 180 : 503-5.

（香取　信之・津崎　晃一）

2 挿入時の準備, モニタリング, 感染予防, 穿刺部位の選択

何事も準備が重要で, 中心静脈穿刺もしかり。確実な準備と適切な穿刺部位の選択を！

麻酔科医に限ったことではないが, 多くの手技においてテクニカルな部分が注目されがちである。しかしながら, 安全に施行するためには手技の前後にも十分な注意を払わなければならない。すなわち, 手技に入る前の「準備」の段階から, 何一つおろそかにしてよいものはない, といえる。

中心静脈穿刺は, 心臓に機械的刺激が加わる危険性のある侵襲的な手技である。緊急時に蘇生を行える用意はもちろんのこと, 患者の状態を把握するためのモニターの準備も重要である。

留置カテーテルの感染が挿入直後に明らかとなることはまずないが, 中心静脈穿刺に付随する合併症であり, 患者の生命予後を左右するほどに重篤化する危険性がある。したがって, 中心静脈穿刺に携わる者は, カテーテル感染を減らすあらゆる努力を惜しんではならない。

また, 穿刺部位は, カテーテル挿入の目的と患者の状態と必要性, さらには穿刺施行者の熟達度に応じて最も適切な部位を選択すべきである。

■中心静脈カテーテル挿入の準備

中心静脈カテーテル挿入は, ガイドワイヤーなどによる機械的刺激が直接心臓に加わる危険性のある手技であるため, その挿入に際しては, 緊急時に備えて, 酸素マスクや救急蘇生に必要な薬品・器具（除細動器など）を準備しておく必要がある。

穿刺に際しては, 血管同定を容易にする超音波エコー装置やX線透視装置の使用が推奨される。特に超音波エコー装置を用いて血管同定を行って穿刺した場合, 解剖学的ランドマークにもとづいた盲目的穿刺法よりも合併症の発生率が低下すると考えられる。

感染予防のため, 穿刺は処置室や手術室, 専用施設で行い, 空気塞栓予防や中心静脈の拡張を目的とした頭低位が可能な処置台であることが望ましい。

■モニタリング

経皮的動脈血酸素飽和度, カプノメータを用いた呼気終末二酸化炭素濃度, 心電図, 血圧, 体温など『安全な麻酔のためのモニ

*¹ http://www.anesth.or.jp/guide/pdf/guideline_monitor.pdf

ター指針』*¹ に準じて行う。サンプリングタイプのものであれば，意識下の挿入の際も二酸化炭素を用いた換気の確認が可能である。全身麻酔下での挿入に際しては，滅菌ドレープの下になっている呼吸回路接続部の外れや気管チューブの屈曲に注意する。意識下の挿入に際しては患者の訴えにも細心の注意を払い，コミュニケーションを密に保つ。

患者の安全を確保するために，穿刺施行者以外の医療従事者を患者の監視の目的で立ち合わせることが望ましい。

■感染予防

CDC（Centers for Disease Control）によるマキシマルバリアプレコーション¹⁾に準拠して，マスク，キャップ，滅菌グローブ，滅菌ガウン，十分な広さのある滅菌穴あき四角布などを用いる。滅菌グローブ・滅菌ガウンの着用は，流水と消毒薬による手指消毒の後に行い，穿刺部は十分な範囲をグルコン酸クロルヘキシジンまたはポビドンヨードで消毒する。2%グルコン酸クロルヘキシジンを使用することで感染の発生率をより低下させることが CDC のガイドラインでは示されているが，日本では 2%グルコン酸クロルヘキシジンは認可されていないため，ポビドンヨードが最も頻繁に用いられている。どの消毒薬を用いるにせよ，カテーテル挿入前には消毒薬を挿入部に残留させてから乾燥させる必要がある。

カテーテル挿入部位のドレッシングには，透明で半透過性のポリウレタン製のドレッシング材を用いることにより，器具を確実に固定し，カテーテル挿入部位を継続的に目視で確認することが可能になる。また，患者が入浴したりシャワーを使ったりしても水が染み込まず，標準的なドレッシングほどガーゼとテープを頻繁に交換する必要もないため，医療従事者の時間の節約にな

しかしながら，透明なドレッシング材を使用したグループと，ガーゼによるドレッシングを使用したグループによるカテーテル関連の感染のリスクを比較したメタアナリシスによると，両グループ間でカテーテルに関連した感染のリスクに差は認めなかった。そのため，いずれのドレッシング法を用いるかは，好みの問題ではあるが，カテーテル挿入部位から血液などが滲み出る場合には，ガーゼによるドレッシング法のほうが望ましいとも考えられる。

インラインフィルターにより輸液による静脈炎の発生率が低下することが明らかになっているものの，カテーテルと輸液に関連する感染予防におけるインラインフィルターの効果を証明するデータは存在しない。理論的にはインラインフィルターには効果があると考えられるが，輸液に関連する感染はまれであることは考慮が必要である。また，使用する輸液製剤（デキストラン，脂肪乳剤，マンニトールなど）によっては，インラインフィルターが閉塞する可能性があり，そうすると輸液ラインの操作数が多くなるので，カテーテル関連の感染を予防するためにインラインフィルターを使用することは勧められない。

患者管理のために必要な最小限のルーメン数のカテーテルを使用することが勧められている。複数のルーメンを有するカテーテルのほうがシングルルーメンのカテーテルよりも感染のリスクが高いことが知られている。

■穿刺部位の選択

中心静脈カテーテルの挿入部位は，挿入の目的と患者の病態，状況，挿入手技施行者の熟練度に照らしあわせて決定すべきである。

◉内頸静脈穿刺（図1）
頭側からのアプローチが容易であることか

輸血路としての中心静脈カテーテル

中心静脈カテーテルは太い静脈に確実な長さで留置されていることから，大量出血の際にローラーポンプや注射器によるポンピングなどにより，急速輸血路として使用している場合もしばしばあるかもしれない。しかし，心臓の近くに大量の赤血球製剤が投与されることになるため，高カリウム血症の誘引となる可能性があり，このような目的で使用する場合には注意が必要と考えられる。

ら，内頸静脈が選択されることが多い。右内頸静脈を穿刺するのが一般的であるが，これは内頸静脈には径に左右差があり，左のほうが細いことが多く，また，胸管穿刺の危険性もあるからと考えられる。動脈穿刺のリスクを避けるために，可能なら穿刺前に超音波エコー装置を用いて内頸静脈と総頸動脈の位置関係を確認しておくことが推奨される[2]。

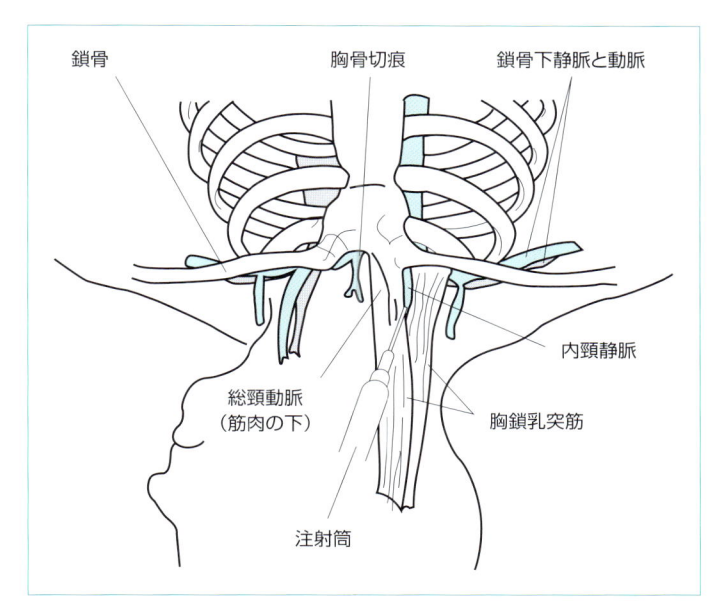

◎鎖骨下静脈穿刺（図2）
胸管穿刺の危険性があるため，通常は右鎖骨下静脈が選択されることが多いが，左開胸の手術などの際は左鎖骨下静脈からの穿刺となる。挿入部の固定がよく，長期間の挿入でも患者の不快感が少なく，カテーテル関連の感染症を引き起こす可能性が最も低いと考えられているため，挿入時から長期間留置が見込まれている患者では，第一選択とすることが多い。頭部を側方に向かせる必要がないため，頭部の安静を必要とされている患者でも挿入が可能である。しかし，気胸の危険性が比較的高いため，重症肺気腫患者などでの挿入は好ましくない。また，一側の穿刺が不成功であった場合，直後に対側鎖骨下静脈の穿刺を試みるのは，両側気胸のリスクがあるため避けるのが望ましい。

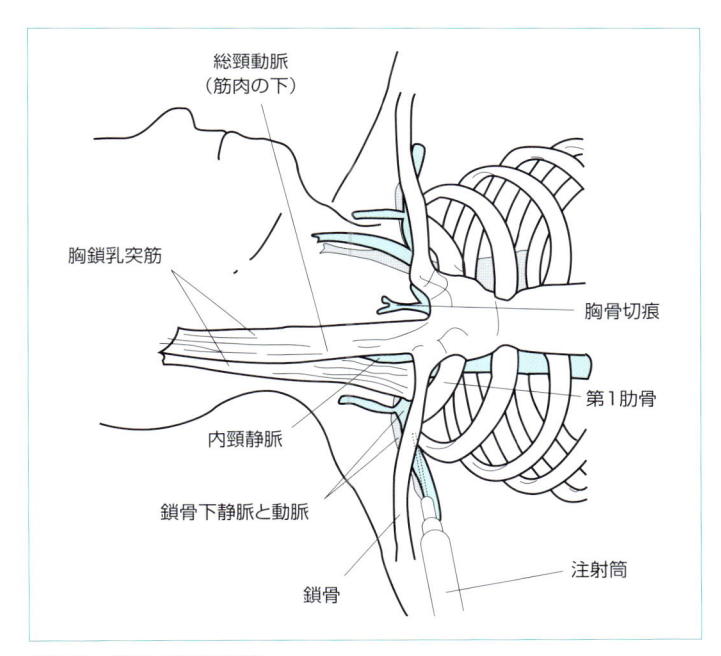

◎大腿静脈穿刺
頭頸部の手術の際には，手術野との兼ね合いから，大腿静脈からの挿入が選択されることもある。また，頸部損傷の可能性がある患者や，心肺蘇生中の患者では，鼠径部からのアプローチが容易である。しかし，血栓形成やカテーテル関連の感染のリスクが他の挿入部位と比較して高いため，長期留置を目的とする場合には一般的には推奨されない。

◎外頸静脈穿刺
動脈穿刺や気胸の危険性がきわめて少なく，

■図1　内頸静脈穿刺
（斎藤 繁．中心静脈圧測定．In：稲田英一ほか編．麻酔科診療プラクティス13．モニタリングのすべて．東京：文光堂，2004：86-90．より）

■図2　鎖骨下静脈穿刺
（斎藤 繁．中心静脈圧測定．In：稲田英一ほか編．麻酔科診療プラクティス13．モニタリングのすべて．東京：文光堂，2004：86-90．より）

安全性が高い。頭頸部の手術時以外は，手術中であっても穿刺が可能である。圧迫止血が容易かつ直視下で止血が確認できるため，出血傾向がある患者でも比較的安全に

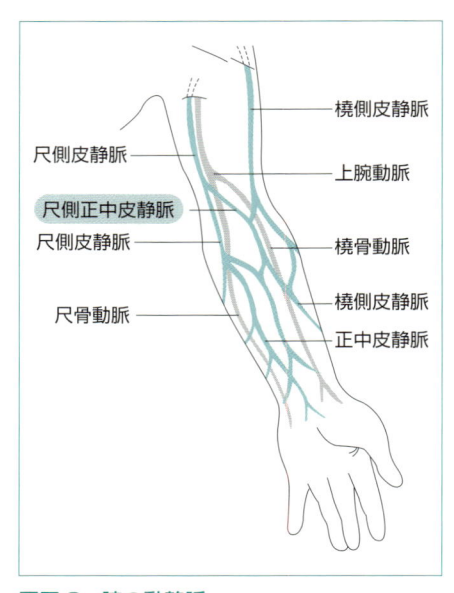

■図3　腕の動静脈
（BD社資料より，一部改変）

ズが限られており，輸液負荷ラインとしての使用は難しい．血栓形成の危険性もある．

　　　　　…

いずれの穿刺部位を選択するにしても，最終的にカテーテルが静脈内に確実に留置されていることを確認することが重要である．その方法としては，

1. 血液色（貧血や一酸化炭素中毒では判断しにくいことがある）
2. 吸引された血液の血液ガス分析
3. 血管内圧測定

など，が挙げられる．

　　　　　●●●

以上，中心静脈穿刺における，挿入時の準備，モニタリング，カテーテル関連の感染予防，穿刺部位の選択について解説した．

穿刺することができる．しかし，外頸静脈は蛇行が多く，一般的には鎖骨下静脈に流入するため合流部の角度が鋭角となっており，上大静脈へと誘導するためにはJワイヤーを使用する必要がある．

　外頸静脈の確認が難しい症例があること，合流部の角度の関係で，複数回施行しても上大静脈にガイドワイヤーを誘導できない症例があることなどの理由により，安全性の高いアプローチ法であるにもかかわらず，あまり普及していない．

◎肘部皮静脈穿刺（図3）

体幹部での挿入と比較して，合併症の危険性はきわめて低いが，経路の蛇行などがあるため，理想的な位置に誘導できる可能性は他のアプローチ法よりも低い．穿刺部位の静脈径が他のアプローチ法よりも細いことが多いため，選択できるカテーテルサイ

文献

1. CDC. Guideline for the prevention of intravascular catheter-related infections.《http://www.cdc.gov/mmwr/preview/mmwrhtml/rr5110a1.htm》
2. 斎藤 繁．中心静脈圧測定．In：稲田英一ほか編．麻酔科診療プラクティス13．モニタリングのすべて．東京：文光堂，2004：86-90．
3. Kitagawa N, Oda M, Totoki T, et al. Proper shoulder position for subclavian venipuncture : a prospective randomized clinical trial and anatomical perspectives using multislice computed tomography. Anesthesiology 2004 ; 101 : 1306-12.
4. 清水幸雄．外頸静脈からのカテーテル挿入に必要な解剖．In：高崎眞弓ほか編．麻酔科診療プラクティス5．麻酔科医に必要な局所解剖．東京：文光堂，2002：116-7．
5. 柳下芳寛．肘正中皮静脈からのカテーテル挿入に必要な解剖．In：高崎眞弓ほか編．麻酔科診療プラクティス5．麻酔科医に必要な局所解剖．東京：文光堂，2002：118-9．

（神田橋 忠・入田 和男）

3 穿刺・挿入操作，挿入後の処置

安全なカテーテル留置のために身につけておくべき知識と技術

本稿では，中心静脈穿刺における穿刺・挿入操作，挿入後の処置に関して，穿刺部位にかかわらず共通の注意事項について述べる。特に，安全に挿入するために大切な方法に力点を置いた。

■ ランドマーク法とエコーガイド下の穿刺を身につけよ

中心静脈穿刺法は，解剖学的構造物をメルクマールに穿刺するランドマーク法と，超音波（2-Dエコー）ガイド下に行う方法に大別される。

エコーを用いて，静脈の位置，皮膚からの距離を測ったうえで，実際に針が血管に向かって進み，穿刺できていることをリアルタイムに見ながら行う方法は，1度目の穿刺で成功する可能性が高まり，穿刺回数も減り，カテーテル留置失敗率を低下させ，穿刺にかかわる機械的合併症も減る[1]，とその有用性が報告されている。

英国のNICE（National Institutefor Clinical Excellence）は2002年9月に，中心静脈カテーテル（CVC）留置時には成人・小児いずれにおいても，ルーチンに2-Dエコーガイド下に行うことと，そのトレーニングを積むことを推奨するガイダンス[2]を発表している。したがって，エコーの機器をそろえて，エコー下に穿刺すべきといえる。

しかし，エコー装置が利用できない状況もあるので，ランドマーク法による穿刺もしっかり会得しておく必要がある。

詳細はほかに譲るが，内頸静脈穿刺においては，ほとんどの場合，触診と視診により内頸静脈の位置を認識できるので，それを確認してから穿刺することが大切である。

具体的には，皮膚を上から指で押さえてその指をさっと持ち上げた時，静脈の上だと血液が静脈に充満してきてゆっくり皮膚が持ち上がってくるが，静脈以外の場所では組織の弾性によって瞬時に戻り時間的遅れがない。そのことから，静脈の位置は認識可能である。

ただし，内頸静脈の裏側に動脈が一部重なっていたり，細い動脈が走っている場合もあり，それらの認識は触診では困難であり，静脈を貫いて動脈を穿刺してしまう可能性を考えると，エコーに勝るものはない

*[1] 外す反動でテフロン針が動かないように。

といえる。

■ テフロン針を用いた ガイドワイヤーの留置方法

カテーテルキットには大きく分けて，ピールオフタイプの外套針の中を通してカテーテルを挿入するタイプと，ガイドワイヤーを留置してそれに沿わせて挿入する（Seldinger 法）タイプがある。さらに，Seldinger 法でガイドワイヤーを留置するのに，テフロン針の中を通して留置する方法と，金属針の中を通して留置する方法とがある。

筆者は後述するテルモ社製 CVC セット（CV レガフォース EX）を使用する場合を除いて，Seldinger 法でもテフロン針を用いてガイドワイヤーを留置する方法を推奨しているので，まずその方法での安全なカテーテル挿入方法について述べる。

◎試験穿刺

刺入部を局所麻酔薬で浸潤麻酔する。このとき薬液を注入しすぎると，組織が膨隆して血管の位置が識別しにくくなるので，最小限に留める。25 ゲージ針で試験穿刺し，静脈の位置・深さを確認する。ただし，小児の場合は，試験穿刺による少量の血腫形成もカテーテル留置を困難にする可能性が

あるので，エコーで描出可能であれば，試験穿刺はせずに本穿刺をする。

◎テフロン針での本穿刺

本穿刺針は試験穿刺針より太いので，若干深く刺さないと血管に到達しない場合が多い。刺入距離が少し足りないと（**図 1A**），内套から血液の逆流は認めても外套先端の一部が血管外にあるので，内套を抜去してガイドワイヤーを送り込もうとしても，抵抗があって血管内へ送り込めない場合がある。したがって，逆流が得られたらさらに 2 mm ほど針を進めたほうがよい。

試験穿刺時より 1 cm 程度深く刺しても血液の逆流がない場合は，静脈の前壁と後壁を同時に貫いて，針はすでに静脈を貫通している可能性もある。この場合，針を引き抜いてくることになるが，内套に注射器を付けたまま抜いてくると，血液の逆流が得られたときに**図 1A** のように外套が抜けすぎていて，ガイドワイヤーが送れない可能性がある。したがって，針を引き抜くときは，内套を抜いて外套に注射器を付けて陰圧をかけながら引き抜いてくる。

外套から血液の逆流が認められたなら，外套が動かないようにハブをしっかり把持して，注射器をねじるようにそっと外して[1]，すばやくガイドワイヤーを 10 cm ほど挿入する。

小児では，細いテフロン針の外套内を通してガイドワイヤーを挿入する時，ガイドワイヤーの先端が J タイプであると，そのしなりによる外套の変形で，先端がほんの少し引き抜けてくるためか，ガイドワイヤーが血管内に送り込めないことがある。筆者は小児の場合，この操作は，ガイドワイヤーのストレートな先進部を用いて行っている。

◎テフロン針の再穿刺における注意

穿刺針の外套に注射器を付けて陰圧をかけながら引いてきたが逆流が見られなかった

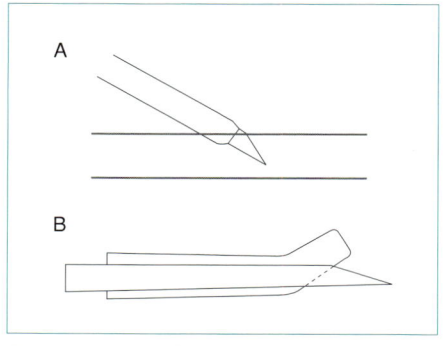

■ 図 1 テフロン針での本穿刺と再穿刺の注意点
A：穿刺針が浅くて，血液の逆流はあるが，外套先端の一部が血管外にある。
B：内套の再挿入により，曲がった外套先端が串刺し状態となっている。

場合，再び内套を入れてから穿刺することになる。そのまま外套のみで進めてしまうと先端が屈曲してしまう。また，すでに先端が屈曲してしまっている可能性もあるので，内套を外套に挿入するときは外套をいったん皮膚から完全に抜去して，先端の状態を目で見ながら挿入することが望ましい。

外套の先端を見ずに，屈曲したまま内套を挿入すると，**図1B** のような状態になる。そのまま再穿刺すると，血液の逆流があってもガイドワイヤーは挿入できず，血腫を作るだけになる。

◎外套を通してガイドワイヤーを挿入した次のステップ：安全確保上最も重要！

外套からガイドワイヤーが抵抗なく10cm程度挿入できたら（**図2A**），外套をガイドワイヤーに沿ってさらに血管内に送り込み（**図2B**），ガイドワイヤーをいったん抜去し，注射器を付けて血液の逆流を確認して外套が血管内に留置されていることを確認する（**図2C**）。外套の先端が静脈弁や壁にあたって逆流がないこともあるので，その場合軽く陰圧を加えながら外套針を少し引き戻し，血液の逆流を確認する。

前のステップで外套から血液の逆流があっても，ガイドワイヤー挿入時に外套が動いてしまい，**図2D** のようにガイドワイヤーが血管外に迷入してしてしまう可能性もある。このままカテーテル挿入を続けるとダイレータやカテーテルが血管外に迷入し，他の血管を損傷したり胸腔内へ迷入してしまう可能性がある。通常はガイドワイヤー挿入時の抵抗で気づくが，万が一気づけなくてもガイドワイヤーの血管外迷入による合併症を確実に防止できるので，本操作を必ず行う。

◎外套が挿入された血管が静脈と確信が持てないときの見分け方

通常は，逆流血の色や勢いで動脈と静脈の見分けは容易である。しかし，酸素化が悪かったり血圧が極端に低い状況では，その見分けが難しい場合がある。そのような場合は，外套から採血した血液ガス分析値を動脈血ガス分析値と比べるとともに，圧ラインにつないで，外套先端の圧波形を表示することによって確実に判断できる[1]。

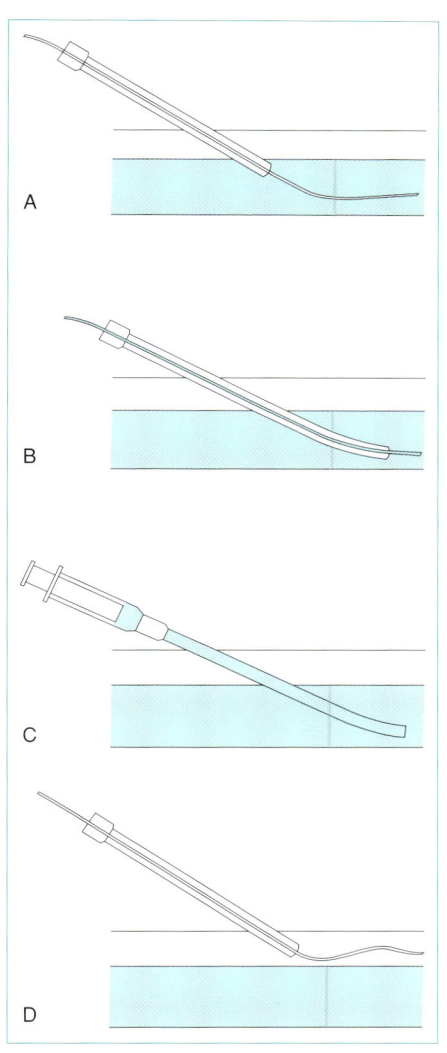

■図2　ガイドワイヤー留意の注意点
A：外套を通してガイドワイヤーを血管内に送り込む。
B：外套をガイドワイヤーに沿わせて血管内に留置する。
C：ガイドワイヤーをいったん抜去して，注射器で血液の逆流を確かめ，外套が血管内に留置されていることを確認する。
D：ガイドワイヤーが血管外の皮下組織に迷入している。

*2 ダイレータ先端の形状・潤滑剤の塗布により，皮膚切開が不要な製品もある。

*3 体表からの予測：右第3肋軟骨の近く。

◎外套が静脈内に確実に留置できたらダイレータを挿入

外套を通してもう一度ガイドワイヤーを15cm程度挿入して，外套を抜去する。ガイドワイヤー先端で静脈を傷つけないようにJタイプ側を先進部とする。今度はガイドワイヤーが目的の静脈内に確実に留置されているので，ガイドワイヤーに沿わせてダイレータを挿入する。必要に応じて，ガイドワイヤーの皮膚刺入部をメスで切開する*2。メスの刃でガイドワイヤーを傷つけないように気をつける。

　ダイレータを進めるとき，（右利きの場合）左手で刺入部の皮膚を挿入方向と反対側に引っ張るように固定するとともにガイドワイヤーを把持して，右手はダイレータ先端付近を持ってガイドワイヤーの上を滑らせるように，少しずつねじ込むように進める。それでも抵抗が強い場合は，皮膚刺入部をもう一度メスで十分切開する。無理に進めるとダイレータがガイドワイヤーを折り曲げて血管外に進み，トラブルの原因となる。また，ダイレータは硬く真っすぐなため，ガイドワイヤーを通していったん血管内に入ってもその先で静脈を突き破る可能性もある。特に，鎖骨下や左内頸静脈アプローチ時は注意が必要である。ダイレータは皮膚刺入部から静脈までの皮下組織を拡張するためのものなので，必要以上に深く挿入しない。肺動脈カテーテル用シースのダイレータは太く長く，挿入時の抵抗も大きいので，特に注意が必要である。

◎カテーテルの挿入

ダイレータで通り道を作ることができたら，ガイドワイヤーをCVC先端の内腔に通してカテーテルを挿入する。この時，カテーテルの接続部側から出たガイドワイヤーの端を体外に保持しながらカテーテルを挿入する。ガイドワイヤーを全部血管内に入れてしまい，血管内異物としないよう注意する。カテーテルを少しずつ送り込み，その都度ガイドワイヤーを同じ距離だけ引き抜く。そうしないと，ガイドワイヤーが深く入りすぎて右室まで到達して不整脈が誘発される。血管内留置のモニターとして，わざと深くガイドワイヤーを挿入して不整脈を誘発させる方法を行う者もあるが，致死的不整脈や右室穿孔が起こりうるので行ってはならない。心電図モニター，動悸の訴えに注意して，不整脈があればすぐにガイドワイヤーを数cm引き抜く。

◎カテーテル先端の位置

理想的なカテーテル先端の位置は，大静脈心房接合部に近い大静脈の中である。それにより高濃度・高刺激性の輸液製剤の希釈効果を最大とし，血管壁への薬物刺激・機械的刺激を最小として，カテーテル先端の血栓形成リスクも減らす。さらに，正確な中心静脈圧の測定も可能となる。

　心房内留置により心タンポナーデ・心室細動などの致死的結果を招くことがあるので，カテーテル先端は心房内にあってはならない。挿入前に刺入点から右房*3までの距離を測ると，カテーテルを血管内留置するときの適正距離を予測できる[3]。カテーテルを挿入する長さは，鎖骨下穿刺で13～15cm，内頸静脈穿刺で13～15cm（右）・18～20cm（左），大腿静脈穿刺で40～50cmを指標とする[3]。

　挿入時に先端が理想的な位置にあるかどうかを確認しながら留置するためには，X線透視下に挿入するか，ガイドワイヤーから導出される心内心電図をモニターしながら留置する（**コラム1**）。それ以外の盲目的留置では，挿入後に必ずX線撮影により先端位置を確認しておく必要がある。

◎カテーテル先端の壁あたりを避ける

カテーテル先端が血管壁に接触した状態が続くと，血管壁を穿孔することがあるので注意する。左鎖骨下静脈や左内頸静脈から挿入した場合，左右の腕頭静脈合流部あた

りの血管壁右側に先端が接触した状態になったり，カテーテルが何らかの理由でUターンしたままで，カテーテルのしなる力によって先端接触部に力が加わった状態が続いて，一晩で血胸になった事例もあるのですぐに直す。

◎ガイドワイヤー挿入に金属針のみの穿刺針は用いない

上述のテフロン針による穿刺の代わりにY型アダプターの付いた金属針のみの穿刺針を用いて血管を穿刺し，血液の逆流が得られたら，側孔からガイドワイヤーを金属針の中を通して留置するなどの方法もある。この方法は，テフロン針を使用する方法と比べて，挿入されたガイドワイヤーが血管内にあることを確認するための安全管理上最も大切なステップが行えないので，筆者は本法を推奨しない。

また，金属針の中でガイドワイヤーを引き戻すと，ガイドワイヤーが切れたり変形したりする可能性があり，実際にあるキットでは，ガイドワイヤー破断事故が6件（約35万個販売中）報告されているようである。したがって，ガイドワイヤーを引き戻すときは決して金属針の中を引き戻してはならない。

■ ピールオフタイプの穿刺針を用いた方法

ピールオフタイプの穿刺針を刺入し，血液の逆流が得られたら，内套を抜いて外套の中を通してカテーテルを挿入する方法である。上述のSeldinger法でガイドワイヤーの代わりにカテーテルを挿入すると考えればよい。その後，外套を抜きピールオフして除去する。

本法には三つの欠点がある。
① 外套の外径が留置するカテーテルよりも大きいため，同じ外径のカテーテルを挿入するのにも太い穿刺針を用いなければならず，動脈を誤って穿刺してしまった場合，止血がより困難になる。
② 太い外套の内腔が血管内にほぼ完全に入っていないとカテーテルの挿入ができない。細いガイドワイヤーが血管内に入りさえすればカテーテルの挿入がほぼ可能なSeldinger法に比べ，手技的に難しい場合がある。
③ 外套針が大気に開放されているときに，内腔が大きいため空気が血管内に流入する危険性がより高い。

以上の点から本法は推奨されない。

■ 新しい理想的中心静脈穿刺システムを用いたエコーガイド下CVC留置法

先に推奨しないとした，細い金属針を用いてY型アダプターを通して細いガイドワイヤーを血管内に送るシステムは，血液の逆流が得られた位置から針を進める必要が

■ コラム1：心内心電図を応用したCVC先端位置決め方法

心内心電図は，カテーテル先端からガイドワイヤー先端を少し出した状態で，ガイドワイヤーに清潔なワニ口クリップ導線をつなぎ，もう一方を心電図モニター右肩（赤）電極の代わりに接続してⅡ誘導を観察する。これにより，右内頸静脈アプローチの場合は，Ⅱ誘導によく似た心内心電図が得られる。

心内心電図をモニターしながらカテーテルを進めていき，洞結節に到達するとP波の上昇が認められ，さらに心房内に進めるとP波が先鋭化する。そこで，今度はカテーテルを引き戻して上大静脈内に戻った時点でP波が正常化する。そこからさらに2cm引き戻すと，上大静脈内の推奨位置に留置可能となる。本方法による挿入に便利な導線などを含んだセットも市販されている。

■ コラム2：名古屋大学医学部附属病院のCVC挿入マニュアル

2002年に名古屋大学病院安全管理室から，CVCを安全に挿入するためのマニュアル作成の依頼を受けた。そこで，筆者らを中心に，麻酔・蘇生医学講座全員の知識・経験をもとに執筆し，さらに安全管理室からの報告事例をふまえた関連事項の追加・修正を受けて完成させた。2007年には改定第2版も出し，現在当麻酔科ホームページ[4]）からマニュアルおよび，それにもとづいた内頸静脈からのCVC挿入手技を解説したビデオを公開している。近日中に改定第3版を出す予定であり，参考にしていただければ幸いである。

今回，そのマニュアルの穿刺・挿入操作に関する部分から多数引用して執筆した。

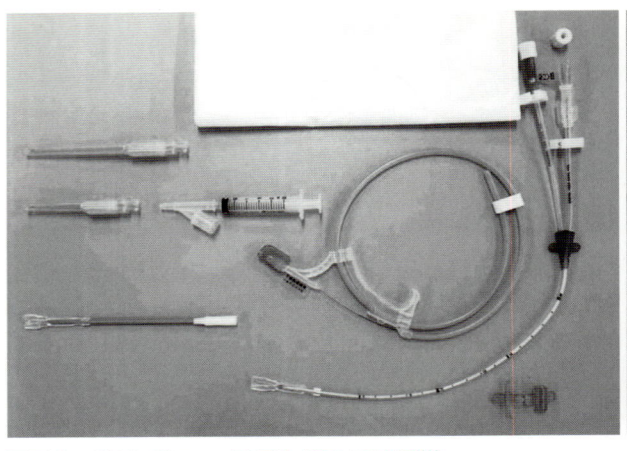

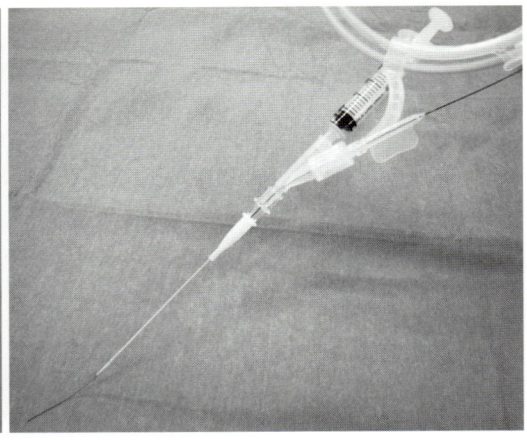

■図3　CVレガフォースEX（テルモ社提供）
76mmと43mmの2種類の長さの穿刺針，注射器＋Y型アダプター，ガイドワイヤー，ダイレータ，12ゲージダブルルーメンカテーテル

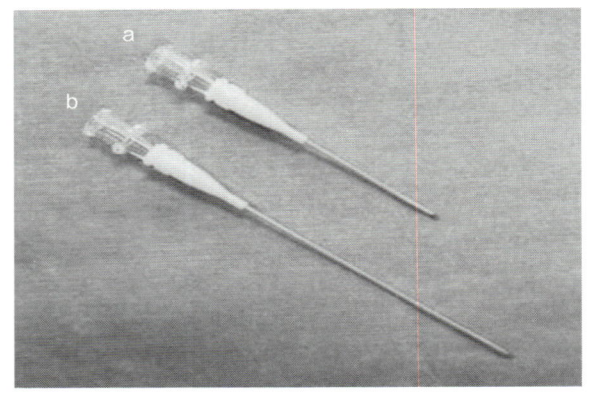

■図4　穿刺針（テルモ社提供）
a：内套43mm，21ゲージ，外套20ゲージ
b：内套76mm，21ゲージ，外套20ゲージ
12ゲージのカテーテル挿入用の静脈留置針として最細サイズ

■コラム3：穿刺する注射器の中身は？穿刺部の照明は？

穿刺に用いる注射器の中にヘパリン加生理食塩液を数mL吸っておく方法と空にしておく方法がある。前者のほうが一般的である。その利点としては，手技の途中何らかの理由で注射器内に入ってきた少量の血液が凝固し，その凝血塊が血管内へ誤注入される，ということが防止できる点である。一方，空にしておいた場合は，静脈血と動脈血の判別がしやすい利点がある。

また，穿刺部の照明であるが，明るすぎると静脈血と動脈血の判別が困難になる。さらに照度が強すぎると皮膚表面の凹凸がわかりにくくなる。したがって，室内灯のみでの穿刺が推奨されている[5]。

ない点で，安全上有利な面もある。そこで筆者は10年以上前から，Y型アダプターに金属針ではなく内外套を有した細い穿刺針を付けた穿刺セットの開発を，国内外のあらゆるカテーテルメーカーに依頼してきた。そしてやっとテルモ社がほぼ筆者の要求を満たした理想的ともいえるシステム（CVレガフォースEX）を開発し，2010年に利用可能となった。

全体の構成を図3に示す。穿刺針は内外套を有した20ゲージ静脈留置針であり，注射器との間にY型アダプターを有し，そこから金属針内套を通してガイドワイヤーを挿入できる。そしてわれわれが最も重要としているガイドワイヤー留置後の外套送り込みによる静脈内留置の確認作業が可能である。さらに，静脈留置針の先端部分の内外套に超音波の反射率を高める溝加工が施されており，エコー視認性が高くなっている。

以上から，本システムは安全で確実なCVC挿入に大きく寄与するものと期待している。そこで本システムを用いた筆者らの推奨する安全で確実なエコーガイド下中心静脈穿刺法について述べる。

◯穿刺針の特徴

穿刺針の太さは外套20ゲージ（内套21ゲージ）と細く，セットには長さの異なる穿刺針が2本用意されている（図4）。内套の長さが43mmの短い穿刺針は内頸静脈穿刺に，76mmの長い穿刺針は鎖骨下

静脈や大腿静脈穿刺に用いることを想定して作られているが、実際には、エコーで距離を計測しそれに適した針を用いる。また、針が細いので試験穿刺は不要である。

針先端はバックカットが施されており、切れがよく細いため18ゲージテフロン針で穿刺したときのように前壁後壁を同時に貫いてしまう可能性が少なく、筆者の経験では静脈の前壁のみを貫いて血液の逆流が得られる可能性が高い。

また、先端から2cm部分の内外套に超音波の反射率を高める溝加工（ダブルリブ加工）が施されており（図5）、エコー視認性が高められている。エコーガイド下平行法で穿刺する場合、通常の針では、30度の穿刺角度までなら針が明瞭に描出されるが、45度以上に立ててくるとだんだん見えにくくなる（図6）。しかし、ダブルリブ加工がしてある本穿刺針では、45度で穿刺しても針先の部分が高輝度に描出され、針先のエコー視認性はきわめてよい（図7）。エコーガイド下交差法で穿刺する場合、通常の針では点状に描出されるのみで、その画像だけからは針のどの部分が描出されているかわからない（図8）。しかし本穿刺針では、ダブルリブ加工がしてある部分はエコー画像で溝構造が明瞭に描出され、その画面だけでも針先であることがわかる（図9）。

このように、適切な長さで、エコー視認性のよい穿刺針を用いることにより安全性、確実性が格段に高まると考えられる。

◎エコーでのプレスキャン

実際に穿刺操作に入る前に、目的の静脈をリニアプローブでプレスキャンして、全体の走行や周囲の動脈などの解剖を観察する。

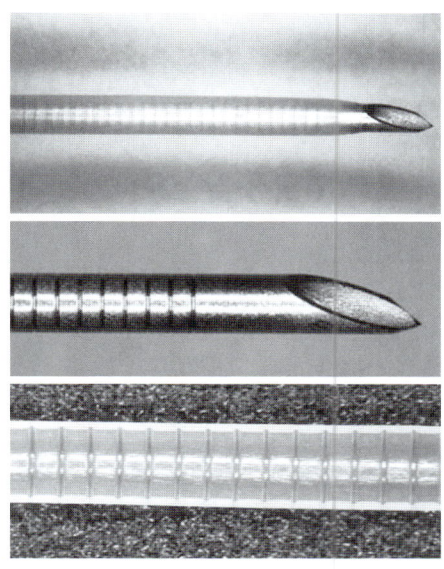

■図5　穿刺針先端の溝加工（テルモ社提供）
内套、外套ともに先端部分に溝加工（ダブルリブ加工）を施して超音波の反射率を上昇させ、エコー画像上での視認性を向上させている。

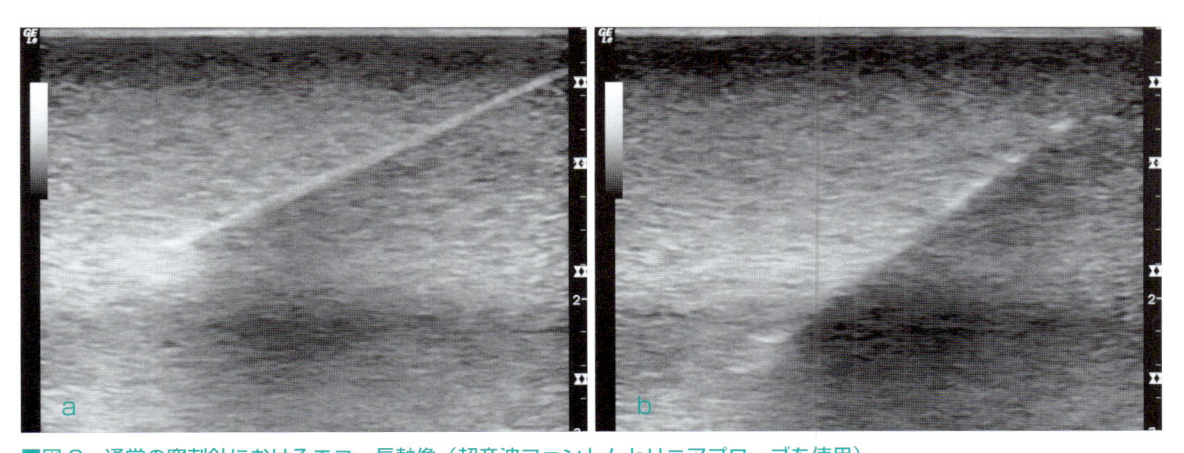

■図6　通常の穿刺針におけるエコー長軸像（超音波ファントムとリニアプローブを使用）
a（約30度の穿刺角度）では、針全体が明瞭に描出されている。それに比較して、b（約45度の穿刺角度）では、針の視認性が全体に低下している。

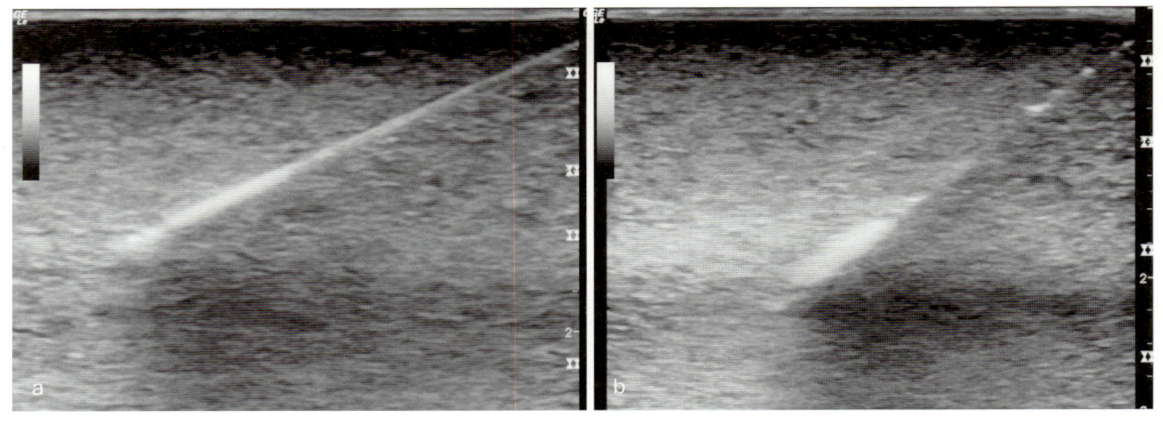

■図7　CVレガフォースEX穿刺針によるエコー長軸像（超音波ファントムとリニアプローブを使用）
a（約30度の穿刺角度）では，針全体が明瞭に描出されているのに加えて先端部分が高輝度に描出されている。b（約45度の穿刺角度）では，先端部分以外の針の視認性は低下しているものの，先端部分は高輝度に描出されている。

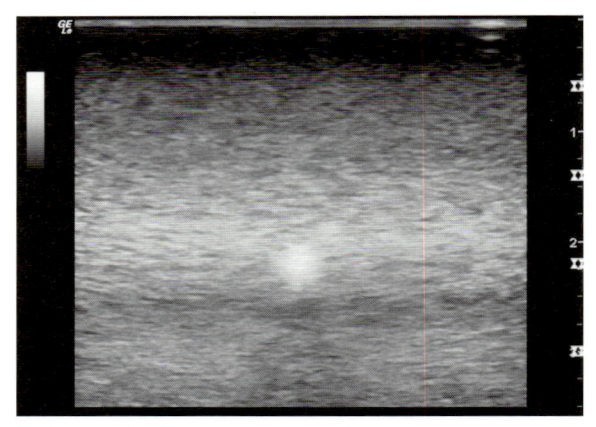

■図8　通常の穿刺針におけるエコー短軸像
　　　　（超音波ファントムとリニアプローブを使用）
約60度の穿刺角度で通常の静脈留置針を穿刺した。穿刺針は点状に描出されているが，この画像だけでは針のどの部分が描出されているか判断できない。

■コラム4：空気塞栓の予防

静脈圧が低い場合や，呼吸不全にて努力様の呼吸をしている場合，穿刺針やカテーテルが大気へ開放されたときに空気が流入し空気塞栓を合併することがあるので注意する。予防法として，
●頭部低位をとる（内頸静脈・鎖骨下静脈アプローチの場合）
●自発呼吸下では吸気時に胸腔内圧が陰圧になり空気が流入しやすくなるので，呼吸を止めさせるか，呼気時に操作を行う。
●手技中はできるだけ開口部を指で塞ぐなどして，大気に開放しない。

カテーテルを抜去した後も，その穿刺孔から空気を吸い込んで空気塞栓を起こした事例が報告されている。抜いた後は，ガーゼなどでなく，密封性のドレッシングでカバーしておかなくてはならない。

その上で静脈貫通部位（針先が静脈前壁を貫く部位）を決め，プローブを軽く押しつけた状態での皮膚から垂直方向の深さを計測する。穿刺角度を30度，45度あるいは60度とした場合，皮膚刺入点から静脈貫通部位までの到達距離は，深さを1としてそれぞれ2，$\sqrt{2}=1.4$と$2/\sqrt{3}=1.2$になること，さらに皮膚刺入点は，静脈貫通部位直上の皮膚から皮膚面上でそれぞれ$\sqrt{3}=1.7$，1と$1/\sqrt{3}=0.6$離れた位置となることを考慮し（**図10**），用いる穿刺針の長さ（到達距離＋1cm以上），穿刺角度（30度，45度か60度），皮膚刺入部位を決定する。安全・確実な穿刺のためには，十分なプレスキャンによる詳細な検討が成功の秘訣である。

◎本穿刺の実際

テフロン針で本穿刺した場合，内套針から血液の逆流があった位置では外套はまだ血管の手前にあるため，そこから数mm針を進める必要があると前述した。本穿刺針では，逆流が認められた金属針からガイドワイヤーを進めることができるため，内套針から血液の逆流があった位置でそれ以上針を深く進める必要はない。数mm針を進めることにより後壁を貫いてしまったり，動脈穿刺のリスクが高まるため，そ

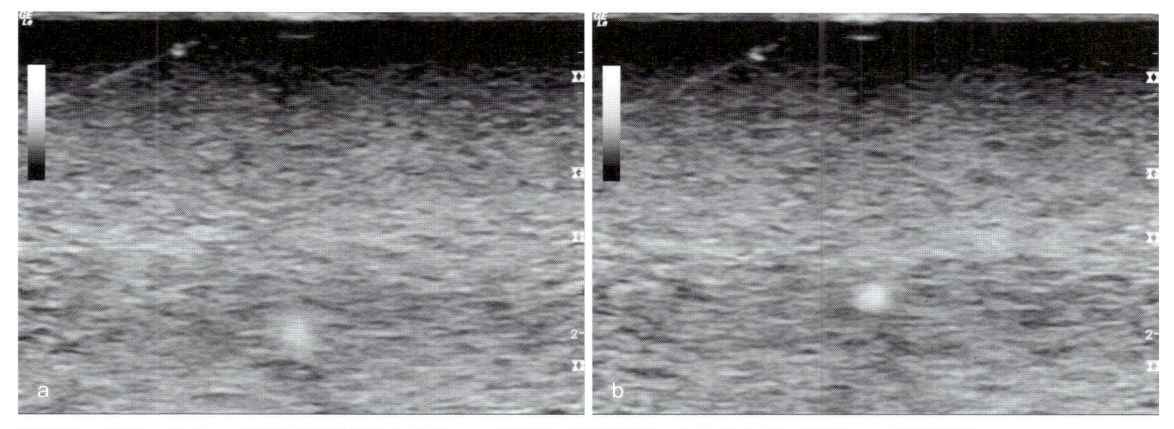

■図9 CVレガフォースEX穿刺針によるエコー短軸像（超音波ファントムとリニアプローブを使用）
約60度の穿刺角度で穿刺針を穿刺した。aでは，溝構造が明瞭に描出されており，描出された部位が先端の溝加工部分であることが，この一画面だけで判断可能である。bは，通常の静脈留置針と同様に点状に描出されており先端以外の部分であると推測される（実際は中腹部分である）。

れだけ本法は安全といえよう。ただし，金属針からガイドワイヤーを送り込むため，ガイドワイヤー破断の危険性は残る。したがって，もし針先からガイドワイヤーが出た後にスムーズに進まないときは，まずエコーで確認後，針ごとガイドワイヤーを引き抜く必要がある。決して金属針の中でガイドワイヤーを引き抜いてはならない。また，ガイドワイヤーをY型アダプターに接続するときに針が動いてしまう可能性があるので注意が必要である。その点を考慮して，筆者は穿刺前からY型アダプターにガイドワイヤーを接続した状態で，本穿刺を行うことを勧める。

…

実際の手順（右利きの場合）について述べる。

①静脈貫通部位と皮膚刺入点および，それを描出するときのエコープローブの位置などをもう一度確認し，穿刺過程を頭の中で想定する。
②左手でエコープローブを持ち交差法で皮膚刺入点に接する位置に保持し，右手で注射器を持って想定した穿刺角度で穿刺する。針先がエコー上認められたら，針の左右位置と方向がそれでよいか確認し，必要ならためらわず穿刺し直す。

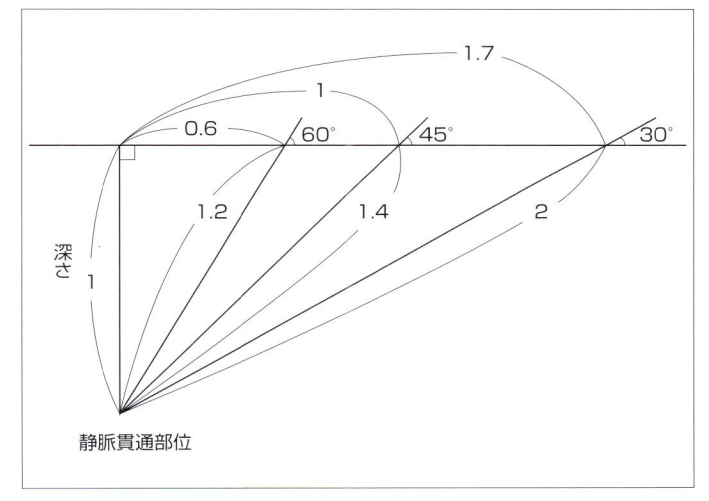

■図10 血管の深さと穿刺角度による到達距離と穿刺位置の関係
皮膚から静脈貫通部位までの深さを1とすると，
穿刺角度30度の時，到達距離は2，皮膚上の刺入点までの距離は1.7になる。
穿刺角度45度の時，到達距離は1.4，皮膚上の刺入点までの距離は1になる。
穿刺角度30度の時，到達距離は1.2，皮膚上の刺入点までの距離は0.6になる。

③いったん針先をエコーで捉えたら，交差法でのエコープローブは針先を追うようにスキャンさせながら針を進める。スキャン方法としては，プローブの位置を皮膚上針の進む方向にスライドさせる方法と，プローブの皮膚に対する角度を針先を追うように変える方法と，両方を組み合わせて追っていく方法がある。穿刺角度が浅い場合は，平行法で針と血管を描出して針を進める方法も有用である。

両手を協調させて動かさなければならないので，エコーガイド下穿刺において，最もトレーニングの必要な操作であり，ファントムなどを用いた練習を積むことが望まれる。

④血液の逆流が得られたところで右手は針をその位置に保持したままとし，左手はエコープローブをそっと皮膚から離して清潔野に置いて，Y型アダプターに連結されているガイドワイヤーを針先から10 cmほど送り込む。助手かプローブホルダーによって，プローブをそのままの位置で保持しながら，左手をフリーにしてガイドワイヤーが送れれば，それが望ましい。いずれの方法を用いるにしても，この時に針が動かないようにすることが肝要である。

⑤ガイドワイヤーが抵抗なく進めば，その後，ガイドワイヤーに沿わせてテフロン針を根元まで進める。(もし抵抗があるようなら，エコーで確認後，針ごとガイドワイヤーを体外に引き抜き，プレスキャンからやり直す)。

⑥テフロン針を根元まで留置できたら，内套針をガイドワイヤーごといったん全部抜いて，テフロン針に注射器を接続する。

⑦テフロン針に接続した注射器から血液の逆流を確かめるとともに，左手にエコープローブを持ってテフロン針が静脈内に留置できていることを確認する。可能であればエコープローブをスキャンさせてテフロン針の先端が静脈内にあることまで確認できればより確実である。

⑧いったん両手をフリーにして，ガイドワイヤーをY型アダプターから外す。次にテフロン針に接続した注射器を外してガイドワイヤーをテフロン針の中を通して血管内に送り込み，再度エコーにてガイドワイヤーが静脈内に問題なく留置されていることを確認し，テフロン針を抜去する。

⑨ダイレータでガイドワイヤーの皮下組織貫通部分を拡張する。ダイレータ先端の形状から皮膚切開は不要で，ダイレータを水に濡らして潤滑性を高めるとガイドワイヤーに沿わせて進めやすくなる。ガイドワイヤーが細いのでガイドワイヤーの上を滑らせるように進めることが肝要である。ダイレータ先端のガイドは細いガイドワイヤーをダイレータに通すのに役立つ。

⑩カテーテルをガイドワイヤーに沿わせて血管内に留置する。位置などの注意点は前述のとおりである。

本稿は，LiSA 2006年11月号（西脇公俊・佐藤栄一）の内容[6]をもとに新たに書き直した。

文献

1. McGee DC, Gould MK. Preventing complications of central venous catheterization. N Engl J Med 2003; 348: 1123-33.
2. National Institute for Clinical EXcellence. TechnologY Appraisal Guidance No. 49 Guidance on the use of ultrasound locating devices for placing central venous catheters. ≪ http://www.nice.org.uk/nicemedia/pdf/Ultrasound_49_guidanse.pdf ≫
3. Duke J（太城力良，上農喜朗，辻本三郎監訳）．麻酔科シークレット．東京：メディカル・サイエンス・インターナショナル，2002: 166.
4. 名古屋大学大学院医学系研究科麻酔・蘇生医学講座ホームページ ≪ http://www.med.nagoya-u.ac.jp/anesth/cv/ ≫
5. 内田整ほか．内頸静脈穿刺法．In: 貝沼関志編著．麻酔・救急・集中治療専門医のわざ．東京：真興交易医書出版部．2000: 41-6.
6. 西脇公俊，佐藤栄一．穿刺・挿入操作，挿入後の処置．LiSA 2006; 11: 1006-10.

（西脇 公俊・江間 義朗）

4 中心静脈穿刺・挿入に伴う合併症とその予防
よく遭遇する合併症から致死的合併症まで

中心静脈穿刺・挿入は，麻酔科医として日常的に行っている手技であるが，患者の生命を脅かすにいたる重篤な合併症を発生させる場合がある。実際に，中心静脈穿刺に関連した合併症で不幸にも命を落とす事態を招いた報道が散見される。ここでは，中心静脈カテーテルの挿入・留置に関する合併症，およびその予防について概説する。

■中心静脈挿入に伴う合併症を知る

中心静脈挿入に関連した合併症としては，気胸，血腫，動脈穿刺，感染などの聞きなれたものから，胸腔内輸液や心タンポナーデなど，臨床的にはあまり遭遇しないが，起きてしまうと致死的になるものまでさまざまある。主な合併症を表1に示す。中心静脈挿入に関する技術を身につけるとともに，合併症に関する知識やその予防策，発生時の対応策などの習得が重要である。

◎合併症の頻度：
　熟練者だから起こらない！は誤り

それでは，合併症はどの程度生じているのだろうか？もちろん，穿刺部位がどこか，ということによっても発生頻度は異なるが，主な合併症の発生率を表2に示す[1]。動脈穿刺，血腫などは臨床的にも比較的よく遭遇する合併症である。ただし，穿刺部位やその程度によっては，縦隔血腫[2]，血胸，気道閉塞といった合併症に進展しかねないので注意が必要である。また，心タンポナーデや空気塞栓などは非常にまれではあ

■表1　中心静脈挿入に関連した合併症

- 動脈穿刺：血胸，血腫，気道閉塞，失血など
- 気胸
- 感染：静脈炎，血管内留置カテーテル関連血流感染
- 血栓：肺塞栓
- 心タンポナーデ
- 空気塞栓
- 胸腔内注入，血管外漏出
- 乳び胸
- 気管損傷
- 神経損傷
- 挿入時のガイドワイヤー迷入
- 不整脈
- その他

■表2 挿入部位別合併症の頻度
(McGee DC, et al. Preventing complications of central venous catheterization. N Engl J Med 2003；348：1123-33, Copyright©2003 Massachusetts Medical Society. All rights reserved. Translated with permission)

合併症	頻度（％）		
	内頸静脈	鎖骨下静脈	大腿静脈
動脈穿刺	6.3〜9.4	3.1〜4.9	9.0〜15.0
血腫	<0.1〜2.2	1.2〜2.1	3.8〜4.4
血胸	該当せず	0.4〜0.6	該当せず
気胸	<0.1〜0.2	1.5〜3.1	該当せず
全体	6.3〜11.8	6.2〜10.7	12.8〜19.4

るが，重篤な事態を招く恐れがあるので特に注意が必要である。

　経験が未熟な初心者だけに合併症が発生するのではなく，熟練した経験者であっても，解剖学的異常などがあれば穿刺試行回数も多くなるため，合併症の発生率は増加する。穿刺施行回数が3回以上になると，機械的合併症は6倍になる[3]とも報告されている。超音波ガイド下穿刺法は経験年数に関係なく成功率が高く，合併症の発生率も低くなる[4]と報告されている。解剖学的異常が一目瞭然なため，盲目的に危険な穿刺をしなくてすむからである。合併症の予防という観点からは，今後，超音波ガイド下穿刺法が主流になることは間違いない。

◎動脈穿刺（出血，血腫など）

　動脈を誤穿刺してしまうことによる。誤穿刺してしまったなら，針を抜去し，しっかり圧迫止血することが賢明である。ただし，本穿刺針で穿刺してしまった場合や，太いカテーテルを挿入してしまった場合は，止血に難渋することもある。また，鎖骨下動脈を穿刺してしまった場合は圧迫止血自体が難しい。総頸動脈・鎖骨下動脈の場合，血腫を形成し，気道を圧迫し気道閉塞をきたす可能性もあるため，なおさら注意が必要である。ここでもやはり超音波ガイド下での穿刺が安全かつ確実である。鎖骨下静脈をエコーで描出することは，やや末梢部であればそんなに難しくなく，静脈の走行も比較的わかりやすく，穿刺する時には非常に役に立つ。

　穿刺前に，抗凝固薬，抗血小板薬などの内服歴があるかどうかのチェックは，確実に行っているだろうか。これらの薬を内服していたら，果敢に鎖骨下静脈を穿刺しようと思う人は少ないであろう。非常に重要な情報であるため，忘れてはならない。

◎気胸

　気胸は，穿刺針で肺を穿刺することにより生じる。発生率は，鎖骨下静脈アプローチでは1.5〜3.1％，内頸静脈アプローチでは0.1〜0.2％未満という報告[1]がある。内頸静脈アプローチでは鎖骨下静脈アプローチよりも頻度は低いが，穿刺位置が低かったり，穿刺角度が浅かったりすると，肺を穿刺してしまうことがある。全身麻酔下では最も避けたい合併症の一つである。陽圧呼吸の状態で生じてしまうと，術中にも緊張性気胸へと進展してしまう危険性を伴う。

　もし気胸が生じてしまった，あるいは，その可能性が高ければ，ただちに手技を中止し，胸部X線写真で確認する。ただし，直後のX線ではわかりにくくCT検査でしか気胸と確認できないケースもあり，胸郭運動や聴診，打診などの身体所見も重要になってくる。必要ならば胸腔ドレーンを留置しないといけないが，緊張性気胸の場合，時間的余裕はない。麻酔科医も胸腔穿刺による脱気，さらに胸腔ドレナージといった処置に精通していることが望ましい。また，できることなら気胸を生じないよう予防策を講じることが必要である。

　われわれの施設では，呼吸器外科や食道手術など分離肺換気が必要な症例では鎖骨下静脈アプローチで行うときもあるが，基本的に中心静脈確保は内頸静脈を第一選択としている（コラム1）。また遅発性に気胸が生じることもあるため，直後の胸部X線写真で気胸を認めないからといって安心

はできない[5]。

■この状態を見逃すな！

麻酔科医が中心静脈カテーテルを挿入するとき，右利きであれば右内頸静脈を第一選択にしている人がほとんどであろう。時に，いろいろな理由から左内頸静脈，左鎖骨下静脈を穿刺部位として選択することもあろう。その時の，中心静脈カテーテルの深さはどのように決めているのだろうか？

基本的には，カテーテルの先端位置が気管分岐部の高さより，約1〜2cm程度高い位置であれば安全である，という報告もみられるが，右側より少し深めで，15cm前後，後はX線で確認しよう！という人が大多数ではないだろうか？その後出来上がったX線写真で，図1Aに示すような写真が出来上がったら…先端の位置は問題ない，として輸液を開始するであろうか？先端が上大静脈の壁にあたっているような位置で，長期管理をせざるを得ない状態であれば，非常に危険である。

カテーテルの先端は，体動や心拍動で微妙に動き，時間経過とともに血管壁を損傷し，ついには，胸腔内・心嚢内へ穿破して水胸や心タンポナーデなどを引き起こし危機的状態へとつながる。そのため，図1Aのようなカテーテルの位置は，危険信号を発していると理解し，位置異常であると認識するべきである。

左側から挿入した時には，具体的には無名静脈と左鎖骨下静脈とが合流する位置のさらに近位部が適切な位置であるという報告[6]があり（図2）[7]，X線で確認後，できるだけすみやかに抜浅し，再固定するべきである。そうすることが予防，合併症防止につながると考えられる。図1Bに先端位置を補正後のX線写真を示す。

◎心タンポナーデ

中心静脈挿入時のガイドワイヤーなどで血管や心臓の壁を損傷することや，留置したカテーテルの先端が心嚢よりも中枢側に達していると，カテーテルの先端が，心拍や体動などで微妙に動き，時間経過とともに血管壁を損傷，心嚢へ穿破することによって心タンポナーデが生じる[8]。また，高浸透圧の輸液の投与などで血管壁が損傷することもある。予防法としては挿入後できるだけ早くX線で先端位置を確認することであるが，麻酔導入後手術開始までに確保するケースではどうしても確認が遅れる可能性がある。透視下で挿入すると先端の位置を確認した後にしっかりと固定できる利点はあるだろう。

バイタルサインの変化（頻脈，低血圧など），心電図の低電位などで心タンポナー

■コラム１：内頸静脈穿刺法

誰もが気胸の合併症を恐れている。内頸静脈穿刺時の穿刺部位のアプローチとして，教科書的には，胸鎖乳突筋の胸骨頭と鎖骨頭，さらに鎖骨で囲まれた三角形の頂点を穿刺部位とする三角上アプローチがある。この方法では，深く穿刺すると肺尖部を穿刺してしまうことがある。そのため，われわれは胸鎖乳突筋前方アプローチと呼ばれている方法で穿刺している。左手で甲状軟骨を触知し，外側にずらして総頸動脈を触れる。さらにその外側に内頸静脈が走行しているので，その位置を穿刺部位として，同側の乳頭の方向に針先を進めて穿刺する。より高い位置での穿刺となるため，気胸は起こりにくくなる（図A）。

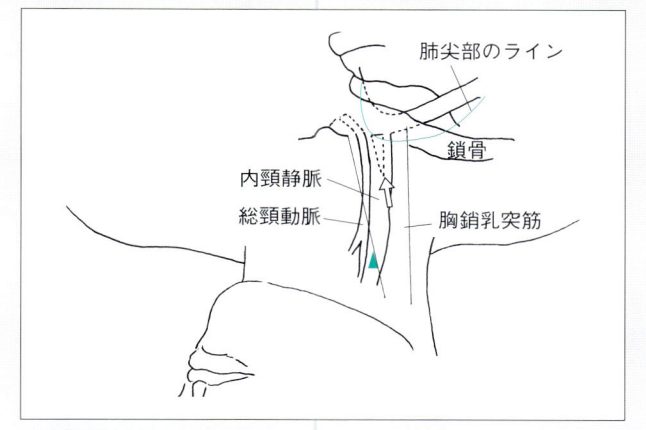

■図A　内頸静脈穿刺部位
胸鎖乳突筋前方アプローチは甲状軟骨を触れ，外側に滑らせて総頸動脈を触知し，そのすぐ外側（▲）を穿刺部位とする。三角上アプローチ（⇧）では，図に示すように肺尖部がより近くなるため気胸のリスクが高くなる。

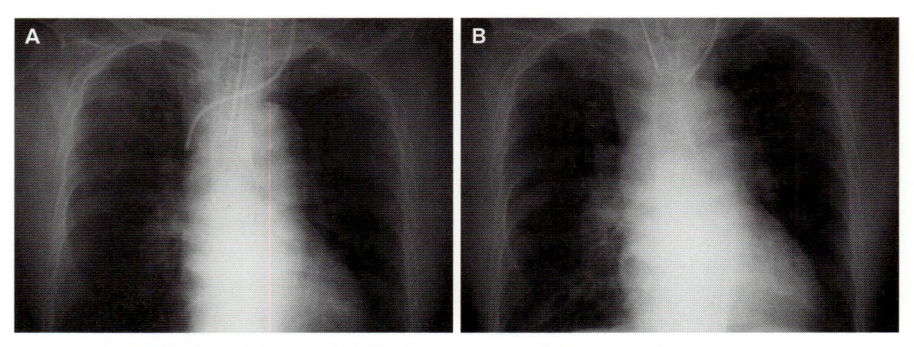

■図1　左内頸静脈から挿入した中心静脈カテーテルの胸部X線写真
Aは位置異常であり，胸部X線写真で確認後，数cm抜去し再度X線写真を撮影し，正常位置（B）であることを確認した。

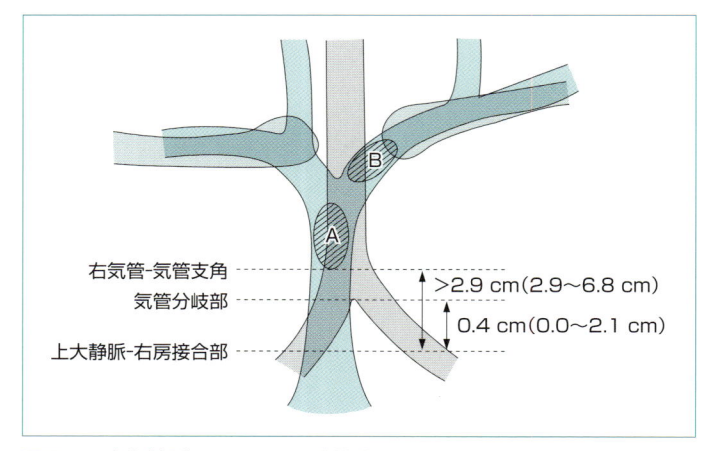

■図2　中心静脈カテーテルの先端位置
（飯田広樹．中心静脈カテーテル．In：岩崎寛ほか編．麻酔科診療プラクティス14．麻酔偶発症・合併症．東京：文光堂，2004：18-22．より）
左側から挿入した場合の適切な先端の位置は，図に示すAではなくBである。Aの位置に先端があると，血管壁を損傷し，重篤な合併症（心タンポナーデ，水胸，縦隔血腫など）を引き起こしかねない。

右気管-気管支角
気管分岐部
上大静脈-右房接合部
>2.9 cm（2.9～6.8 cm）
0.4 cm（0.0～2.1 cm）

■コラム2：空気塞栓は怖い！

空気塞栓という合併症は比較的まれである，といわれている。しかし，患者の様態が急変する怖い合併症の一つである。原因は，挿入時，穿刺針やカテーテルを大気に開放してしまうことによる。

意識があり自発呼吸の患者に対して中心静脈を確保するとき，頻呼吸や吸気努力が強い場合，一瞬で，数十mLの空気が引き込まれることもあるため，よりいっそうの注意が必要である[9]。

初心者の挿入手技をみていると，平気でカテーテル先端を開放したり，開放していることに気づかないことを見かけることが多い。指導者側の意識つけを高める必要があると感じている。

また，空気塞栓はカテーテル抜去時にもみられる。るいそうの激しい患者や，長期完全静脈栄養をした患者のカテーテル抜去時にも注意が必要である。

デを疑ったら，超音波検査で診断することは容易である。しかし，発見が遅れると，致死的となる病態であるため，常に念頭に置くべきである。診断できれば，別の輸液路から輸液をしっかり行い，あわててカテーテルを抜かずに，カテーテルから心嚢液の吸引を試みてもよいかもしれない。もちろん必要があれば，心嚢ドレナージを行うことはいうまでもない。

■こんなこともある…！！

70歳の男性。胃癌に対して胃全摘術が予定されていた。術後の完全静脈栄養のための中心静脈確保を主治医より依頼されていた。麻酔導入後に中心静脈を右内頸静脈より1回の穿刺で確保し，術中は輸液ルートとして使用した。手術は問題なく終了し，術後の胸・腹部X線を撮影（図3A），問題がないことを確認後に抜管し，覚醒状態・バイタルサインなどに問題なく，退室とした。術後，病棟でやや血圧が低く貧血が進行するため輸液量を増やし輸血を行い，翌朝まで経過をみることにした。翌朝になっても循環動態は安定せず，呼吸苦を訴えたため，胸部X線写真を撮影したところ，右胸腔に大量の血胸を認めた（図3B）。ただちに胸腔ドレーンを挿入。約2Lの血性廃液を認めた。原因ははっきりとはしないが，手術操作の影響は考えにくく，右内

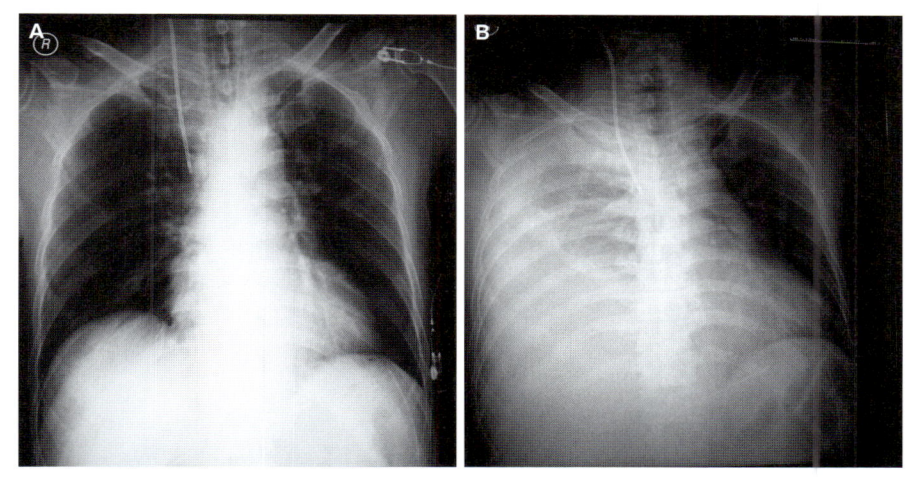

■図3 手術直後（A）と手術翌日（B）の胸部X線写真
ただちに胸腔ドレーンが挿入され，約2Lの血性廃液を認めた。中心静脈挿入後約24時間経過していた。

頸静脈からのカテーテル挿入に関連した血管損傷が疑われた。

　術直後のX線で問題なくても，この症例のように"遅発性"に血気胸をきたすことがある。自分が挿入した中心静脈カテーテルは抜去されるまで油断してはならない。患者急変のコールがあれば頭をかすめなければならない。われわれの施設では，リスクマネジメントという観点から中心静脈穿刺・挿入に関する合併症についての院内勉強会を行うとともに，中心静脈挿入に関するガイドラインを作成し，研修医を対象とした中心静脈カテーテル挿入セミナーを開催している。

文　献

1. McGee DC, Gould MK. Preventing complications of central venous catheterization. N Engl J Med 2003 ; 348 : 1123-33.
2. Kim J, Ahn W, Bahk JH. Hemomediastinum resulting from subclavian artery laceration during internal jugular catheterization. Anesth Analg 2003 ; 97: 1257-9.
3. Mansfield PF, Hohn DC, Fornage BD, et al. Complications and failures of subclavian-vein catheterization. N Engl J Med 1994 ; 331 : 1735-8.
4. Teichgraber UK, Benter T, Gebel M, et al. A sonographically guided technique for central venous access. AJR Am J Roentgenol 997 ; 169 : 731-3.
5. Plewa MC, Ledrick D, Sferra JJ. Delayed tension pneumothorax complicating central venous catheterization and positive pressure ventilation. Am J Emerg Med 1995 ; 13 : 532-5.
6. Fletcher SJ, Bodenham AR. Safe placement of central venous catheters : where should the tip of the catheter lie? Br J Anaesth 2000 ; 85 : 188-91.
7. 飯田宏樹．中心静脈カテーテル．In：岩崎寛ほか編．麻酔科診療プラクティス14．麻酔偶発症・合併症．東京：文光堂，2004：18-22.
8. Booth SA, Norton B, Mulvey DA. Central venous catheterization and fatal cardiac tamponade. Br J Anaesth 2001 ; 87 : 298-302.
9. Ely EW, Hite RD, Baker AM. Venous air embolism from central venous catheterization : a need for increased physician awareness. Crit Care Med 1999 ; 27 : 2213-7.

（河野　安宣・川口　昌彦）

5 中心静脈カテーテル挿入後の感染管理

血流感染防止のための挿入部管理と，血流感染が疑われた時の判断と処置

[欄外注]
*1 日本では2％製剤が手に入らないため，これは理由がある不実行に相当する。

*2 トンネルを作らないカテーテルでは鎖骨下静脈が好ましい。

中心静脈カテーテル（CVC）挿入後の管理は，挿入がどのように行われたかにも影響する。米国医療改善研究所（Institute for Healthcare Improvement：IHI）は，多くの命が，本来行われるべき手順が取られていないため失われているとし，10万の命を救うキャンペーンを発表[1]している。その中で行われるべき主な4～5の手順を「バンドル」と表現し，中心静脈ラインにかかわる感染予防として五つの「中心ラインバンドル」を挙げた。①手指衛生，②マキシマルバリアプレコーション，③クロルヘキシジンによる皮膚消毒*1，④最適なカテーテル挿入部位選定*2，⑤不必要なラインはただちに除去し，必要に応じて毎日観察する。この①と②を含む必要な感染対策の下で挿入が実行できているとして，以下挿入後の管理を述べる（コラム1）。緊急時などで，これらの要件を満たせなかった場合は，できるかぎり適切な手順を用いて入れ直すべき[2]とされている。

■挿入後の観察

中心静脈カテーテル関連の感染症は，患者死亡に直接関与することがあり，その頻度は調査方法によってさまざまである。日本における発生頻度や死亡率は米国に比して低いとされるが，その比較が適正かどうか不明である[2,3]。

カテーテル感染の予防には，挿入時の手順とともに，毎日の観察が必要である。毎日の観察の中で，不必要になったカテーテルを選別し，感染がなくとも抜去することも重要である。数日ライン輸液を停止し確保しておき，後で本当に不必要なら抜去するという手順は，カテーテル感染のリスクである[1,2]。抜去の権限をICD（Infection Control Doctor：感染管理医師），ICN（Infection Control Nurse：感染管理看護師）に付与することも必要かもしれない。

挿入部位の観察は，ガーゼ被覆の場合，手指衛生と未滅菌手袋着用により，ガーゼを除去し観察する。透明ドレッシングの場合はそのまま観察する。ポビドンヨードゲルが塗布されている場合は観察が困難であるが，ドレッシングの上から挿入部を押し，

■コラム1：挿入を実行する場所

以前のCDCのガイドラインでは，マキシマルバリアプレコーションを行えば，手術室のようなきれいな空気のところでも，病棟で入れても感染率は変わらないとされ，日本では入れる場所は特に論議されない傾向にある[3]。

欧米の病院は，しかるべき病院設計のもとに建築が行われ，いわゆる空気の清浄度をもとにしたゾーニングが適切に行われている。つまり，一定の清浄度の環境が病院には既定されている。しかし，日本の多くの病院は一般病室のみならず，ICUの環境は，空気清浄度に影響しない靴の履き替えなどに重点をおき，術野の上に舞い降りるほこり対策が不十分な施設も見受けられる。

ヨーロッパでは，中心静脈カテーテルの挿入は手術室などの清浄空気が保障されるところでの挿入を勧める病院もある。日本でも，患者の状態が許せば，手術室等のほこりの立たない，術野にほこりが舞い降りない場所で挿入することが好ましい。

挿入後の管理も，空気の清浄度，ほこりに注意を払う。清掃後，カーテンを強く動かした後には，多くの病原菌をつけたほこりが舞っている。これによると思われるグラム陰性桿菌アウトブレイクも報告されている。ほこりは30分は空気中に漂い，落下する。ほこりが静まるまで，30分は創部処置，中心ラインの処置は行ってはならない。また，そのような状況を作らないためにも，清掃の時間，カーテンの操作には注意を払う。

■コラム2：中心静脈カテーテル挿入部位のドレッシング交換の手技のガイドライン[5]

【用具】
1. 滅菌ドレッシング・パック
2. アルコール基剤による手指衛生
3. アルコール基剤による皮膚の消毒準備（例えば，80％エタノール加クロルヘキシジン）
4. 半透過性透明ドレッシング材か他の適切なドレッシング材
5. 低アレルギー性絆創膏
6. 消毒剤のついたスワブ

【手技】
1. 患者に説明（患者が理解できたことを確認し，承諾を得る）。
2. 無菌操作で覆い布をかける（感染を防ぐため）。
3. ベッドにカーテンをし，もし可能なら，患者に仰臥位になってもらう（挿入部位や滅菌野をあらわにする前にほこりがおさまるようにすること）。
4. 消毒剤スクラブと流水で手を洗うか，アルコール基剤の手指衛生を行う。清潔なドレッシング台車の下の棚にすべての必要物品を用意する（交差感染を防ぐこと）。
5. 台車を患者のベッドの脇に置くが，カーテンはできるかぎり揺らさないこと（空気汚染を最小にする）。
6. 滅菌ドレッシング・パックを開封する。
7. 台車の上の棚の下に黄色の廃棄袋を取り付ける（汚染物は滅菌野よりも低くなるように）。
8. 他の滅菌物を開封し，中身を丁寧に滅菌野の中央に置く。消毒剤を小瓶か皿に注ぐ（内容物が汚染しないように）。
9. 手をアルコール基剤で手指衛生を行う（手が包装袋で汚染した可能性があるため）。
10. 古いドレッシングを丁寧に剥がす（ドレッシングが簡単に浮くように。注：端からゆっくり引っ張りながら剥がしていく。慣れた看護師に模範を一度は見せてもらっておくこと）。
11. 清潔な手袋を着用する（患者の血液に触れないため）。
12. 手袋をはめた手で古いドレッシングを取り除き廃棄する。
13. 部位が発赤するか滲出液が出ていれば，綿棒で採取し細菌学的検査に出す（病原体を同定し，部位の保菌状態を予測するため）。
14. 手袋を外し，滅菌手袋を着用する（感染の導入リスクを最小限にするため）。
15. 最も清潔な創部から始めて中から外に向かって，創部を80％エタノール加クロルヘキシジンで消毒する。新たなドレッシングの前に乾燥させる（感染リスクが「汚染」部位から「清潔」部位へ広がることを最小限にする。消毒作業をしっかり行う。湿潤した皮膚が透明ドレッシングに反応することを防ぐため）。
16. 適切なドレッシングを，しわができないように当てる（皮膚刺激を最小にし，ドレッシングが剥がれる危険を減らし，破損しないようにする）。
17. 手袋を外す。
18. 滅菌野をきちんと畳み込み，黄色の臨床廃棄袋に入れ，台車を動かす前に封印する。カーテンを開ける。廃棄物を適切な容器に廃棄する（環境を汚染しないように）。

*3 専門の手順書を参照のこと。

ゲルを圧迫することで皮膚の性状を観察できる。挿入部の発赤，腫張，熱感，圧痛，膿性滲出液の有無を目と指で確認する。

■ 挿入部位の管理

ドレッシングは，出血その他の理由でガーゼ被覆している場合は，毎日観察し交換する。透明ドレッシングの場合は，汚れたり剥がれたりした場合はその都度交換し，問題なければ1週間に1回の交換を行うが，3日に1回の交換で感染率が低下するとの報告[4]もある。

英国におけるドレッシングの交換手順を**コラム2**に示した[5]。透明ドレッシングは正しい方法で除去しないと，皮膚損傷を起こす可能性がある。十分にトレーニングされた看護師，もしくは医師によって行われるべきである。特に透明ドレッシングを2枚使い，カテーテルをサンドイッチ状に被覆固定する方法は，交換に高度の技術を要する*3。

手指衛生を行い，手袋を着用し，適切な消毒剤で消毒後乾燥させ，ドレッシングを行う。特に血液透析カテーテルでは，刺入部に消毒剤軟膏を塗布したほうが感染率は低下する。一般的なカテーテルでも消毒剤軟膏の塗布が感染リスクを上げるという報告はない[2,4]。（**コラム3，4**）

■ コラム3：抗菌薬と消毒剤

従来「抗生物質」といわれていたものは，細菌が産生するもの以外に，純然たる化学合成によって作られたものがあり，こちらのほうが多くなってきたことから，最近は「抗菌薬」と表記される。

細菌は「抗菌薬」に対し感受性を持ち，感受性がない「抗菌薬」は細菌にとってなんら効果を示さないばかりか，時には細菌，真菌の栄養源となりうる。

一方「消毒剤」は細菌および生体にとって毒性を有し，一律に効果を有する。ただし，一部のグラム陰性菌は塩化ベンザルコニウムやクロルヘキシジンのような「消毒剤」に対して自然耐性を持っている。ポビドンヨードには今まで自然耐性を持った菌は報告されておらず，真菌にも効果がある。

血管留置カテーテル挿入部位に適応されるのは「消毒剤」軟膏であり，「抗菌薬」軟膏は使用されない。

「抗菌薬」軟膏にはムピロシン軟膏の適応が検討されたが，ポリウレタン製カテーテルの劣化，ムピロシン耐性菌発生の懸念からその使用は勧められない。抗真菌作用のない「抗菌薬」軟膏の使用はカンジダの定着が増加する可能性がある。「消毒剤」軟膏にはその懸念はない。使用される可能性のある「消毒剤」軟膏には，ポビドンヨードゲルがある。

長期留置時に，「抗菌薬」のバンコマイシンを黄色ブドウ球菌によるカテーテル関連菌血症の予防のために充填しておく方法も，VRE（バンコマイシン耐性腸球菌）発生の独立した危険因子となるため，日常的に使用することは勧められていない。

■ コラム4：ポビドンヨードゲルをめぐる話題

CDCの「血管留置カテーテル関連感染予防ガイドライン」では，ポビドンヨードゲルは，一般的なCVCでの感染予防に有意な効果は認められないが，血液透析カテーテルでの使用は有意に感染を防止する。日本のガイドラインでは，強く推奨するカテゴリーAのIに「ポビドンヨードゲルは用いない」とされているが，今までポビドンヨードゲルがリスクを高めたという報告はない。むしろ血液透析カテーテルでの使用や，ガイドラインに書かれていないにもかかわらずポビドンヨードゲルを使用して感染率を下げたという報告[4]はある。

軟膏類は一般的に無菌製剤化が困難である。熱処理できない製剤の無菌化は0.2μmのフィルターを通す超濾過滅菌法が使われるが，軟膏類はこの処置が困難なためである。しかし，製剤はきわめて滅菌製剤に近い形で作られている。

■カテーテルの抜去

不必要になったカテーテルはただちに抜去する。抜去の手順もヨーロッパでは厳格である（**コラム5**）。

■カテーテルの入れ替え

マキシマルバリアプレコーションを使用せず無菌操作が完全に行えなかった場合（緊急時など）は，48時間以内の可能なかぎり早い時間にすべてのカテーテルを交換することが望ましい[2]。

定期的（例えば7日ごと）に，カテーテルを交換することで血流感染を低下させることはない。現在では正常に機能していて，局所および全身に合併症を起こしていることが明らかでないかぎり，カテーテルを定期的に交換する必要はない[2]。

ガイドワイヤーを用いた交換は，機能不全になったカテーテルや，肺動脈カテーテルを中心静脈カテーテルと交換する手法として一般的に広く用いられている。発熱がある場合のカテーテル交換について，米国感染症学会のガイドラインでは，ガイドワイヤーによる交換を含めて興味ある記述がある（**図1**）[6]。発熱と軽い臨床症状だけでは，抜去は勧めておらず，かつ発熱の原因が特定できないときは，ガイドワイヤーによる再挿入も容認している（**コラム6**）。

◯カテーテルの入れ替えの手順
（**コラム5**も参照）

① 患者に説明し，承諾を得る。
② 新しく挿入する場合に準じ，マキシマルバリアプレコーションで行う。
③ ドレッシングの交換の手順に準じ，手指

■コラム5：短期留置の中心静脈カテーテルの抜去の手順ガイドライン

【用具】
1～6まではドレッシング手順（**コラム2**）と同じ。
7. 滅菌剪刀
8. 小さな滅菌標本容器
9. 糸きり
10. 滅菌の糸くずの少ない（low-linting）ガーゼ・スワブと滅菌透明ドレッシング

【手順】
手順の1～13はドレッシングの手順と同じ。患者を足より頭を低くしたTrendelenburg位にして空気の入り込みを予防する。

14. 挿入部を消毒する（抜かれるカテーテルが汚染し，偽陽性の培養結果になることを防ぐ）。
15. 輸液を止め，カテーテルをクランプする（カテーテルが外された時，空気や血液が漏れないように）。
16. 手袋をはめた手をアルコール基剤の消毒剤で消毒する（未滅菌の回路部分を触れた後の感染リスクを少なくするため）。
17. カテーテルを固定しているすべての固定糸を切って取り除き，輸液回路をカテーテルから外す（抜去を容易にするため）。
18. 患者にValsalva法を行うよう頼む（空気塞栓を減らすため）。
19. 挿入部位を糸くずの少ないガーゼで覆う（挿入部から病原体が入り込むことを防ぎ，血液の漏れを吸い込むため）。
20. 挿入部に近いほうの手でカテーテルを保持し，しっかりかつやさしく引く。カテーテルが動き始めたら，スワブをしっかり挿入部位に押し当てる。カテーテルが抜けても約5分スワブを圧迫し続ける（圧迫は出血を抑え，静脈壁の閉鎖を促し，空気の入り込みを防ぐ。持続圧迫は静脈が閉塞するために必要である）。
21. 感染のためにカテーテルが抜去されるなら，滅菌剪刀でカテーテル先端を約5cm切除し，微生物検査のために滅菌容器に入れる（カテーテルに関連するすべての感染を検出し治療のために必要である）。
22. 出血が止まったら（約5分），部位を透明ドレッシングで被覆する（部位のすべての感染を検出するため。空気の入り込みを防止するため）。
23. 滅菌野を畳み込み，黄色の臨床廃棄バッグに入れ，台車を動かす前に封印する。用具を適切な容器に廃棄する（環境汚染を防ぐため）。
24. 患者を慰労する。

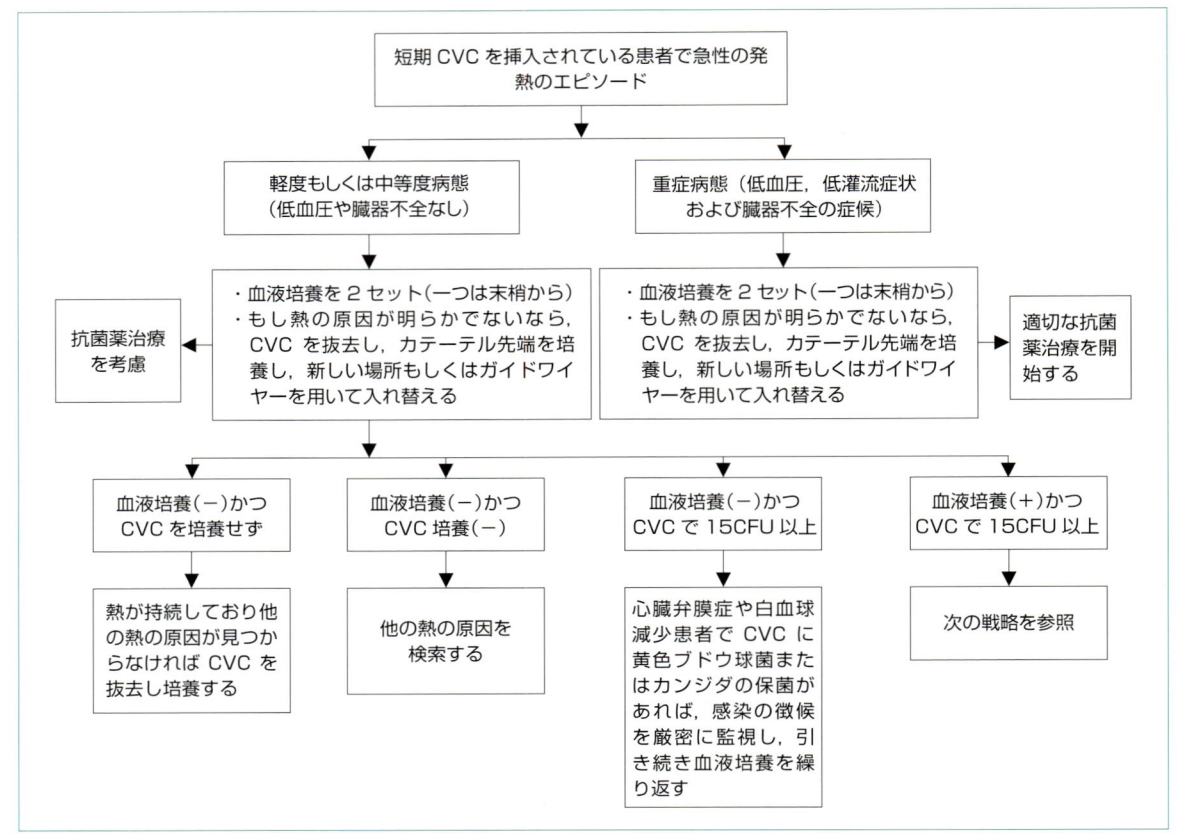

```
                    ┌─────────────────────┐
                    │ 短期CVCを挿入されて │
                    │ いる患者で急性の発   │
                    │ 熱のエピソード       │
                    └──────────┬──────────┘
                  ┌────────────┴────────────┐
      ┌───────────▼──────────┐    ┌─────────▼──────────────┐
      │ 軽度もしくは中等度病態│    │ 重症病態（低血圧，低灌流症状│
      │ （低血圧や臓器不全なし）│   │ および臓器不全の症候）     │
      └───────────┬──────────┘    └─────────┬──────────────┘
                  │                          │
```

■図1　発熱がある場合の中心静脈カテーテル（CVC）交換についての米国感染症学会（IDSA）のガイドライン

[*4 古いカテーテルが皮膚の中に落ち込まないよう注意。]

[*5 滅菌シャーレなどに入れる。]

衛生を行って古いドレッシングを除去する。手指衛生を再度行い未滅菌手袋を着用し，消毒用エタノール綿球で挿入部近辺とカテーテルの汚れを除去する。固定糸は除去し，偶発的抜去を防ぐため，カテーテルまたは点滴回路の離れた一部を絆創膏にて固定する。

④必要な物品を，清潔トレイに展開する。

⑤手指衛生を行い，帽子，マスク，滅菌ガウン，滅菌手袋を着用し，10％ポビドンヨード液でカテーテルとともに術野を消毒する。小さな穴の開いた大きめの覆い布をかける。（3分待つ）

⑥患者の頭位を下にTrendelenburg位とし，輸液を閉じ，カテーテルを鉗子でクランプし約5〜10 cm残して鉗子の上約1 cmで切除する。

⑦ガイドワイヤーを内腔に挿入し，鉗子を外して適切な長さまでガイドワイヤーを挿入する*4。ガイドワイヤーを残し，古いカテーテルを抜去する。必要があれば，抜去したカテーテルの先端部および皮下部分を約5 cm切除し培養に出す*5。

⑧ガイドワイヤーに新しいカテーテルを通し，適切な長さまで挿入しガイドワイヤーを丁寧に引き抜き，生理食塩液を一定量満たした注射器をハブに接続し，カテーテルからの血液の逆流を確認する。

⑨以下，新規挿入に準じて固定・被覆する。

■点滴セット

点滴セットの交換時期に関しては72時間の使用と，96時間の使用で，静脈炎の発生に大きな差はみられていない[2]。しかし，その管理方法については施設ごとに大きな

■コラム6：カテーテル関連感染の診断と管理（米国感染症学会）の抜粋[6]

【一般的勧告】
・カテーテルの培養
カテーテルの培養は，カテーテル関連血流感染が疑われるときのみ行う。
定量的もしくは半定量的カテーテル培養が好ましい。
定性培養は勧められない。
カテーテルの部分を培養するとき，先端および皮下部分が提出されるべきである。
肺動脈カテーテル感染が疑われるとき，肺動脈カテーテル先端より，検出が高いのでイントロデューサの先端の培養を行うべきである。
可能なら，アクリジン・オレンジ・ロイコサイト・サイトスピンをCVC感染の迅速診断のために考慮すべきである。[注：acridine-orange leucocyte cytospin test（AOLC）は一種のELISA検査であり，カテーテルを抜去しないでカテーテル感染を診断する検査である。]
・血液標本の培養
新たにCVC関連血流感染の疑われたすべての患者から，培養のために2セットの血液標本（最低1セットは経皮的に）を採取すべきである。
長期カテーテルが抜去できないときには特に，カテーテル関連感染の診断のために積極的に連続的な監視による異なる時間での一対の定量血液培養もしくは一対の定性血液培養が勧められる。

【特別な勧告】
・皮下トンネルを作らないCVCの場合
発熱および軽度から中等度病態の患者のCVCは，ルーチンに抜去しない。

CVCは，患者がカテーテル刺入部が発赤あるいは膿性であったり，敗血症の臨床症状があれば抜去し培養する。血液培養が陽性であるかCVCがガイドワイヤーを用いて交換されているか，定量もしくは半定量培養の結果で重大な保菌であれば，カテーテルは抜去し新しい部位に入れ直すべきである。
血流感染の持続がなく，感染微生物がコアグラーゼ陰性ブドウ球菌であるか，局所あるいは転移性の合併症の疑いがなければ，CVCはそのままにしておく。
禁忌でなければ，心内膜炎の合併率が高いことから，カテーテル関連黄色ブドウ球菌血流感染患者には疣贅vegetationの除外のため経食道心エコー検査を行うべきである。経食道心エコー検査が利用できず，経胸壁心エコーの結果が陰性であるなら，治療期間はそれぞれの患者で臨床的に決定されるべきである。
血流感染を伴った保菌したカテーテルを抜去した後，依然として菌血症や真菌血症があり臨床的改善がみられなければ（特にカテーテル抜去と適切な抗菌薬治療開始後13日たっていれば），敗血症性血栓，感染性心内膜炎や転移性感染が起こっていないか，積極的に評価しなさい。
血流感染はないが，カテーテル先端の培養で，重大な黄色ブドウ球菌かカンジダが定量もしくは半定量培養で検出された心臓弁膜症や白血球減少症の熱発患者は，感染の発現を注意深く観察し，適宜血液培養を行う。カテーテル関連感染症でカテーテルが抜去された後，適切な抗菌薬全身投与が開始された後，皮下トンネルを作らないカテーテルを挿入することができる。

差があり[*6]，一律にガイドラインに記載された交換時期をすべての施設が受け入れることには問題がある。

回路の汚染は，たとえ閉鎖回路を使用してもカテーテル関連感染率は低下しないという報告[2]もあり，その管理方法が重要である。また使用する液剤の種類によるリスクファクターも指摘されており，脂肪乳剤，血液製剤では使用後の回路交換が勧められる[2,3]。

ヨーロッパでは閉鎖回路よりむしろ，三方活栓の使用が一般的である。しかし，その使用における注意は厳格である[5]（コラム7）。

カテーテル感染が疑われる場合

血液培養とカテーテル培養を行う。採血は，カテーテルおよび静脈の両方から行う。カテーテルからの採血と静脈からの採血について感度は変わらないとされているが，カテーテルからの採血は常在菌の汚染を受けやすいことに注意する。カテーテルから血液培養を行う際，検出された菌が表皮ブドウ球菌のようなコアグラーゼ陰性ブドウ球菌の場合，常在菌の汚染なのか，真の血流

[*6] 手指衛生の遵守率を含む感染予防。

■コラム7：三方活栓

三方活栓の扱い方は，ヨーロッパでは厳格に手技が記載されている。
消毒剤スクラブと流水もしくはアルコール基剤の速乾性擦り込み式手指消毒剤で手指衛生をしてから器材に触れる。薬物注入時は，清潔なトレイに，手指衛生後調製した薬物を入れたシリンジと，後押し用の生理食塩液の20 mLの注射器を準備する（薬物注入時は，輸液剤は生理食塩液に交換すると記述されている）。末梢なら患者の腕の下に滅菌タオルを敷く。三方活栓に触れる前にもう一度速乾性擦り込み式手指消毒剤で手指衛生を行う。蓋を外す。ポートを80%エタノール加クロルヘキシジンを含ませた綿棒でふき乾燥させる（日本ではアレルギーを考慮して消毒用エタノールで問題ないと思われる）。三方活栓を操作して薬液を注入する。その後生理食塩液で後押しする（量は適宜）。注入の間中，頻回に血液が引けるか，つまり「フラッシュバック」を観察する。ポートを消毒し，滅菌のキャップを付ける。

■コラム8：黄色ブドウ球菌の場合の抗菌薬治療

カテーテル感染による黄色ブドウ球菌菌血症の場合
1. 心臓弁に問題がない場合：カテーテルを抜去し，治療開始後72時間以内に解熱し，治療開始後2〜4日以内に施行した血液培養で陰性が確認され，体内に人工物がない場合，7日間の治療を行う。
2. 心臓弁膜症がある場合：経食道心エコー検査により疣贅vegetationが除外された場合，さらに治療後の血液培養で陰性が確認され，骨髄炎等の黄色ブドウ球菌による深部感染症もない場合でも14日間の治療が必要。
3. 黄色ブドウ球菌による感染性心内膜炎：4〜6週間の抗黄色ブドウ球菌薬の静注による治療が必要。
4. 十分な量の抗黄色ブドウ球菌薬を使用しても発熱が継続する，または血液培養で黄色ブドウ球菌が持続して陽性の場合：骨髄炎や膿瘍，敗血症性血栓などの形成が疑われる。注意深く経過を追う必要があり，4〜8週間の抗黄色ブドウ球菌薬の投与が必要となる。

ルス汚染を考慮する。ポビドンヨードを使用する場合，過度の消毒剤の残留やボトル内への消毒剤の混入による病原体自体の殺菌に注意する。

　黄色ブドウ球菌は損傷した軟部組織と血管内の感染を起こしやすい菌である。菌血症を起こした場合，感染性心内膜炎，骨髄炎，敗血症性関節炎，膿瘍形成などさまざまな合併症の危険が増加する。感染性心内膜炎や膿瘍を形成した場合，長期の抗菌薬使用が必要となる。血液培養で黄色ブドウ球菌が検出された場合は，臨床状況で抗菌薬の使用期間が変わる[6]（コラム8）。

　カンジダが血液から検出された場合も問題である。カンジダ血症は眼に脈絡網膜炎や眼内炎を起こすことがある。抗真菌薬の選択は検出されたカンジダの種類により異なる。ICT（Infection Control Team：感染管理チーム）・ICDの助言を求めること。カンジダ血症と診断された後24週まで，検眼鏡での検査を継続する。カンジダ血症と診断された直後より治療を開始する。検眼鏡での検査で初期には異常が認められなくとも，2週間後の検眼鏡での検査で脈絡網膜炎が新たに見つかることもある。カンジダ血症を認めた患者をICTが把握し，検眼鏡での検査が行われていなければ最低2週間の検査を勧めるなど，検眼鏡での検査を確実に行うことが望まれる。

■サーベイランス

施設ごとに定期的に挿入部位を観察・監視することで，施設での問題点が明らかになることがある。観察は，標準的な手法（JANISやNNISなど）をできるだけ用い，標準化された書式で記載し続けることが大切である[2]。毎日，同じ評価のできる監視員が，中心静脈ラインの数と感染の数を数えて記入する。

　分子には，血流感染発生の前48時間以内に中心静脈ラインが挿入され，検査で血

感染なのか判断に苦慮することがある。手洗いの後，採取するハブを消毒用エタノール綿棒で十分消毒してからカテーテル経由の血液培養を行うことと，直接静脈からの血液培養も行い，総合的に結果を判断する。静脈採血時の皮膚消毒は10%ポビドンヨード液で行う。0.5%クロルヘキシジン・エタノール液ではバチルスによる汚染を防ぎえない[*7]。

　培養ボトルは，2ボトル法を用いる。ボトルの注入口の消毒は，消毒用エタノールか10%ポビドンヨード液を用いる。消毒用エタノールを使用する場合，前述のバチ

[*7] 消毒用エタノールもクロルヘキシジンも，ともにバチルスの消毒効果をもたないため。

流感染とされた患者における一次的血流感染の数とするが，入室時既に血流感染が存在，もしくは潜在している臨床的敗血症の二次的血流感染は数に含めない。

　分母には，中心静脈ラインを挿入されている患者の中心静脈ライン・日数とする。ただし，評価すべき部屋（ICUなど）に入っていない患者，入室していても中心静脈ラインの挿入されていない患者，入室時年齢が18歳未満の患者は分母に含めない。測定は，毎月行い，計算結果は，1000ライン・日当たりの感染数で表す*8。

文献

1. IHI Getting Started Kit : Prevent Central Line Infections How-to Guide.《http://www.ihi.org/IHI/Programs/Campaign/》
2. CDC Guidelines for the Prevention of Intravascular Catheter-Related Infections MMWR, August9, 2002 Vol.51 No. RR-10.
3. 武澤 純，井上善文，太田美智男ほか．静脈点滴注射剤などの衛生管理に関するガイドライン．平成14年度厚生労働科学研究費補助金医薬安全総合研究事業．
4. Deshpande KS, Hatem C, Ulrich HL, et al. The incidence of infectious complications of central venous catheters at the subclavian, internal jugular, and femoral sites in an intensive care unit population. Crit Care Med 2005 ; 33 : 13-20.
5. Dougherty L, Lister A. Clinical ; The Royal Marsden Hospital Manual of Clinical Nursing Procedures, The Royal Marsden NHS 2004.
6. Mermel LA, Farr BM, Sherertz RJ, et al. Guidelines for the management of intravascular catheter-related infections. Clin Infect Dis 2001 ; 32 : 1249-72.

文献1が米国医療改善研究所のキャンペーン，2がいわゆるCDCのガイドライン，3が日本のガイドライン，6が米国感染症学会のガイドライン

*8 JANIS（日本院内感染対策サーベイランス）については国立感染症研究所に問い合わせること。NNIS（米国院内感染対策サーベイランス）の診断基準の一部は文献2のCDCのガイドラインに記載がある。

（市川 高夫）

【Coffee Break】エコープローブの消毒・滅菌

2011年発表のCDCガイドラインにも，カテーテル汚染のルートとして，①皮膚の微生物がカテーテル挿入時に入る（最も高頻度），②手や汚染された輸液，器具によるカテーテルやハブの直接汚染，③他の感染部位からの血流による転移（それほど多くない），④注入器材汚染（まれ）の四つとされ，特に挿入時と汚染された手や輸液剤，器具によるリスクを避ける努力が求められる。

　挿入時には，合併症を軽減することが明らかになっている訓練を受けた医師によるエコーガイド下の挿入が推奨されている。しかし，日本ではこの挿入時の清潔／無菌操作が不十分なことが多い。特に手指衛生とエコープローブの滅菌・消毒がおろそかになりやすい。

　エコープローブは本来，皮膚を貫いて刺入される針に接触するため，滅菌レベルが要求される。プローブは耐熱性がなく，低温滅菌が適応とされる。エチレンオキサイドガス滅菌（EOG）が現実的である。プラズマガス滅菌も使用できるが，古いプローブではプラズマガスによる被覆破損の危険がある。メーカーにプラズマ滅菌の可否を確認しておく必要がある。EOGはエアレーション（空気洗浄）に数時間を要する。プラズマガス滅菌は1時間以内に処理が終わる。

　次善の方法として，高水準（広スペクトラム）消毒剤（オルトフタルアルデヒド，過酢酸，グルタールアルデヒド）を用いることができる。これらは，再び「滅菌剤」といわれるようになった。液体のため，高水準消毒後の保管は不可能なので，規定時間（おおよそ10分〜15分）浸漬したのち，滅菌水あるいは注射用水で洗浄したのち直ちに使用する。

　コンドーム式のカバーや滅菌した傘カバーの使用も考慮されるが，カバーの破損の頻度が高いことがわかっている。また，操作性も裸で使用するより劣る。

（市川 高夫）

文献
市川高夫．手術室内で使用する機器の清潔度（経食道心エコー，神経ブロック超音波装置など）．麻酔 2010；59：571-6.

6 中心静脈カテーテル関連血流感染の予防と治療
麻酔科医としてできること

各種の中心静脈カテーテル挿入は、"血管アクセスのプロフェッショナル"として、多くの麻酔科医が"こだわり"をもつ花形手技の一つである。したがって、われわれ麻酔科医は、穿刺テクニックや、動脈穿刺、気胸などの機械的合併症に注目しがちである。しかし、手術患者の予後にかかわる医療チームの一員として、また、院内における中心静脈穿刺の安全管理のリーダーとして、感染性合併症としてのカテーテル関連血流感染(catheter-related bloodstream infection：CRBSI)について最低限の知識をもつ必要がある[*1]。

静脈カテーテルによる感染性合併症は、日常の臨床で決して珍しいものでなく、ときに致死的になる恐るべき合併症である。機械的合併症の発生率は5〜19%、感染性合併症の発生率は5〜26%[1]、ICUにおけるCRBSIの発生率は5.3%といわれ、いったんCRBSIを起こすと死亡率は12〜25%増加するという報告[2]もある。したがって、その予防と早期治療が重要であることは言を俟たない。

本稿では、麻酔中の患者や、ときに依頼を受けてICUや病棟の患者に、中心静脈カテーテル挿入や入れ替えを行う一般的麻酔科医を読者に想定した。また、本稿における中心静脈カテーテルは、われわれが最もよく目にし、CRBSIの大半の原因になる短期留置型の非トンネル式カテーテルを想定した(表1)。

まず、これだけは覚えておいてほしい"CRBSIの予防と管理の15か条"を表2

■表1　代表的な中心静脈カテーテル
(O'Grady NP, et al. Guidelines for the prevention of intravascular catheter-related infections. Clin Infec Dis 2002；35：1281-307. より、一部改変)

中心静脈カテーテルの種類	特徴
非トンネル式中心静脈カテーテル	短期留置型。最も一般的。シングルあるいはマルチルーメン
PICC (peripherally inserted central venous catheters)	肘静脈などの末梢静脈から挿入され先端が中心静脈に
トンネル式中心静脈カテーテル	長期留置型。刺入部のカフおよび長い皮下トンネルが菌の侵入を防ぐ。Hickman®カテーテル，Broviac®カテーテルなど
完全埋め込み型中心静脈ポート	皮下ポケットを作成しポートを埋め込む。使用時にはポートに針を刺してアクセス。Port-A-Cath®カテーテルなど
その他	透析カテーテル，肺動脈カテーテル

▼表2 中心静脈カテーテル関連感染予防・治療の15か条
(O'Grady NP, et al. Guidelines for the prevention of intravascular catheter-related infections. Clin Infec Dis 2002 ; 35 : 1281-307. および Mermel LA, et al. Clinical practice guidelines for the diagnosis and management of intravascular catheter-related infection : 2009 Update by the Infectious Diseases Society of America. Clin Infect Dis 2009 ; 49 : 1-45. より作成)

1. 医療従事者にカテーテル関連感染の予防に関する教育を行い，マニュアルが遵守されているかどうか，定期的にチェックする。
2. 熟練者の監視のもと，正しい手指衛生，局所の消毒，マキシマルバリアプレコーションを遵守し，カテーテルを挿入する。
3. 三つの挿入部位の特徴を理解し，感染性合併症とその他の合併症を天秤にかけ，合併症が最小になる挿入部位を選択する。感染の観点からは鎖骨下静脈が第一選択になる。透析カテーテルには内頸静脈または大腿静脈を使用する。
4. 必要のないカテーテルは挿入しない。必要がなくなればすぐに抜去する。
5. 感染を減らす目的でルーチンの定期的な中心静脈カテーテル交換は行わない。
6. 薬物投与時，投与ポートや三方活栓をアルコール綿でふいてから使用する。使用しない時はキャップをする。
7. 長期の中心静脈アクセスが必用な患者では，PICC，トンネル式や埋め込み式のカテーテルを考慮する。
8. 中心静脈カテーテル挿入患者で，何らかの感染の徴候があり，ほかに明らかな感染源が見当たらないときは，CRBSI*を疑う。
9. CRBSIが疑われ，挿入部位の感染徴候または不安定な血行動態を示す場合，カテーテルを抜去し，カテーテルの先端の培養および末梢血液培養を提出し，経験的抗菌薬治療を開始する。
10. CRBSIが疑われるが比較的安定している患者では，中心静脈カテーテルを介した血液と末梢血管から採血した血液の2セットを培養に提出する。CRBSIと診断されればカテーテルを抜去する。
11. カテーテル関連感染が疑われるときにガイドワイヤーを介してカテーテルの交換を行わない。
12. 患者の全身状態，病勢，原疾患，院内の分離菌の現状や耐性化率などを考慮に入れ，耐性菌を十分にカバーする初期抗菌薬を選択する。
13. ひとたび培養結果が判明すれば，適宜狭域抗菌薬に変更（de-escalation）する。
14. 原因菌がコアグラーゼ陰性ブドウ球菌以外の場合，カテーテルを抜去し，適切な抗菌薬治療を10〜14日継続する。
15. 黄色ブドウ球菌による血流感染や，カテーテル抜去および適切な抗菌薬によっても臨床所見が改善しない場合は，心内膜炎，血栓性静脈炎やその他の感染巣の積極的な検索，および長期の抗菌薬療法が必要になる。感染巣が判明すれば外科的コントロールも考慮する。

＊CRBSI : catheter-related bloodstream infection

* もう一つの合併症
＝血栓性合併症

中心静脈カテーテルの合併症には，機械的合併症や感染性合併症とならび，血栓性合併症があることを忘れてはならない。その頻度も2〜26％と他の二つと大差がない[1]。血栓のできやすさと，菌のコロニゼーションやカテーテル関連感染との間には正の相関がある。現在では，多くのカテーテルがヘパリンコーティングされており，感染の予防に一役買っている[2]。

に，"CRBSIの定義"を表3に示した。

CRBSIの病態生理

カテーテル感染が起こるメカニズムについて，CRBSIの予防と治療を理解するうえで必要な知識を簡単にまとめる。

感染経路は四つに大別できる（図1）[2]。まず，局所の皮膚や医療従事者の手指経由の細菌が，カテーテルの皮下トンネルを介してカテーテルの外側に沿って侵入し，カテーテルの皮下部分や血管内部分に定着（コロニゼーション）するものである（図1①）。これが最も一般的であり，非トンネル式カテーテルによるCRBSIの80％を

■表3 CRBSIの定義
(Mermel LA, et al. Clinical practice guidelines for the diagnosis and management of intravascular catheter-related infection : 2009 Update by the Infectious Diseases Society of America. Clin Infect Dis 2009 ; 49 : 1-45. より，一部改変)

いわゆる菌血症や真菌血症のうち，患者が血管内デバイスをもち，末梢静脈から得られた少なくとも一つの血液培養が陽性で，発熱，悪寒，低血圧など感染症状があり，カテーテル以外に血流感染を引き起こすフォーカスを認めないもの。

以下のうち少なくとも一つを満たす：

1. カテーテル先端の半定量培養または定量培養が陽性（それぞれ15 CFU*または10^2 CFU以上）で，（種およびアンチバイオグラムから）同一の微生物がカテーテル先端と末梢血液サンプルから得られた場合
2. 同時期に採血された中心静脈カテーテルを介する血液と末梢血液の定量培養における比が3：1
3. 培養陽性に至るまでの時間差。すなわち，中心静脈カテーテルを介する血液培養ボトルが末梢血のボトルより2時間以上早く陽性化する

＊CFU : colony forming unit

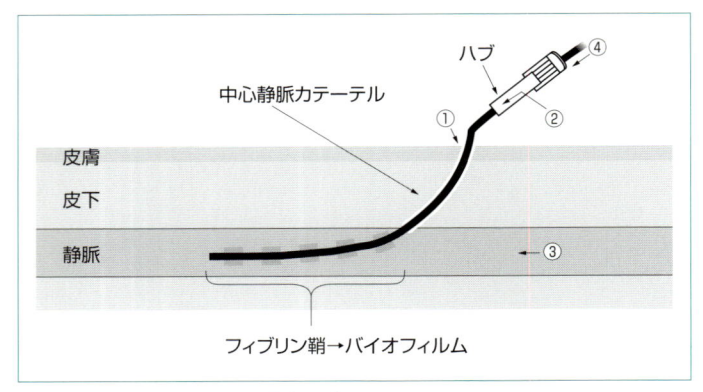

■図1 CRBSIの四つの感染経路
CRBSI成立のための菌の侵入経路には，①患者の皮膚，医療従事者の手指の菌が，刺入部からカテーテル外側に沿って侵入，②患者の皮膚や医療従事者の手指の菌により汚染されたハブからカテーテル内腔を侵入，③他の感染巣から血行性に転移，④汚染された薬物の投与，の四つがある。

■表4 年代別の頻度の高いCRBSIの原因微生物
(O'Grady NP, et al. Guidelines for the prevention of intravascular catheter-related infections. Clin Infec Dis 2002 ; 35 : 1281-307. より，一部改変)

病原微生物	1986～1989年(%)	1992～1999年(%)
コアグラーゼ陰性ブドウ球菌	27	37
黄色ブドウ球菌	16	13
腸球菌	8	13
グラム陰性桿菌	19	14
大腸菌	6	2
エンテロバクター	5	5
緑膿菌	4	4
肺炎桿菌	4	3
カンジダ属	8	8

占める。また，長期留置型カテーテルでは，カテーテルのハブの部分が汚染され，それがカテーテル内側を波及してコロニーを作る（図1②）。ときに，他部位の感染巣から菌が血行性に波及してカテーテルに定着し新たなBSIの巣になることもある（図1③）。さらに，まれだが汚染された静脈内投与製剤が原因になることがある（図1④）。

感染が成立するか否かは，カテーテルの抗菌性と病原体の強さ（virulence）により決定される[2]。カテーテルの抗菌性は，カテーテルの材質や表面の平滑度に関連があるといわれる。ポリウレタン，シリコン，テフロンは，塩化ポリビニルやポリエチレンに比べ細菌が付着しにくく，現在広く使われている[4]。

コロニゼーションはいかにして起こるか[5]。カテーテルが留置されてまもなく，カテーテル表面の血管内部分に，血液内のフィブロネクチン，フィブリンなどのタンパク質が付着し，いわゆるフィブリン鞘が形成される。細菌はこのフィブリン鞘を足場としてカテーテル表面に付着する。すると，菌細胞間の相互反応，宿主と細菌との反応により，各種の基質が産生され"糊"として働き，強固なバイオフィルムが形成されていく（図1参照）。同時にこのバイオフィルムが好中球の細菌への到達を妨げ，抗菌薬が細菌に到達しにくい状況を作る。バイオフィルムの基質としては，コアグラーゼ陰性ブドウ球菌類や，静脈栄養患者におけるカンジダなどが産生するいわゆるスライム（ポリサッカロイド様物質）が有名である。このようにしてカテーテル表面にコロニーが形成され，これが細菌の供給源すなわち感染源となり，血流感染が引き起こされる。

細菌学的には，侵入経路から考えてコアグラーゼ陰性の表皮ブドウ球菌や黄色ブドウ球菌などの皮膚常在菌が多いのは当然であるが，腸球菌，グラム陰性桿菌，カンジダなども無視できない[2]。特筆すべきは，(1)その病原性の強さから黄色ブドウ球菌によるCRBSIの死亡率が飛び抜けて高いこと，(2)近年，耐性菌が増えていること，すなわち，メチシリン耐性のコアグラーゼ陰性ブドウ球菌，メチシリン耐性黄色ブドウ球菌（MRSA），バンコマイシン耐性腸球菌（VRE），フルコナゾールに耐性を示すCandida albicans, C. glabrataやC. kruseiなどが増えていること，である（表4）[2]。

■ CRBSIの予防

これから，実際のカテーテル挿入や留置中にどのような予防策を行うか，ガイドライ

ン[2]）のなかで麻酔科医に関連の深いものを中心に述べていく。

◎三つの基本姿勢

まず，予防の三原則を強調しておきたい。

第一に，医学的にみて必要のない中心静脈カテーテルは挿入しないことである。この手術ではルーチンに挿入するから，外科医に依頼されたからという理由でカテーテルを挿入する前に，なぜそのカテーテルが必要なのか考えてみよう。

第二に，挿入した後も，医学的に必要がなくなったカテーテルはすぐに抜去する姿勢を貫くことである。患者の状態が安定し末梢静脈のみで管理できるのであれば，すぐさま中心静脈を抜去する。末梢静脈確保が困難な状況で長期にカテーテルが必要な場合には，非トンネル式中心静脈カテーテルよりも PICC（**表5**）[6]を選択する，などの努力も有用であろう[7]。

第三は，必要のない静脈栄養はやめることである。わが国では，その妥当性や有効性の吟味なしに静脈栄養が開始されることが依然として多い。しかし，多くの患者にとって静脈栄養は利益がなく，むしろ CRBSI などの感染を増やすことが指摘されている[8]。経口摂取不良であればむしろ経腸栄養を考慮すべきである。

◎カテーテル挿入部位や種類の選択

カテーテル挿入部位の選択は，機械的合併症，感染性合併症，血栓性合併症の三つの合併症を天秤にかけて決めなければならない（**表6**）。

感染予防の観点からすれば，鎖骨下静脈が内頸静脈や大腿静脈よりも優れているが，機械的合併症の観点からすると内頸静脈と鎖骨下静脈に差はない[1]。内頸静脈は動脈穿刺が多いのに対し，鎖骨下静脈は血胸，気胸が多い。一方，大腿静脈は動脈穿刺や血腫が多く，感染性・血栓性合併症も多い[1]。ICU でカテーテルを挿入する場合，

▼表5 各種カテーテルと血流感染の頻度
(Maki DG, et al. The risk of bloodstream infection in adults with different intravascular devices : a systematic review of 200 published prospective studies. Mayo Clin Proc 2006 ; 81 : 1159-71. より作成)

カテーテルの種類	1000カテーテル・挿入日数当たり
末梢静脈カテーテル	0.5
動脈カテーテル	1.7
非トンネル式中心静脈カテーテル	2.7
肺動脈カテーテル	3.7
非トンネル式透析カテーテル	4.8
IABP（大動脈内バルーンポンピング）	7.3
LVAD（左室補助装置）	2.1
PICC	1.1
トンネル式中心静脈カテーテル	1.7
完全埋め込み型中心静脈ポート	0.1

■表6 中心静脈カテーテル挿入部位と各種合併症の相対的頻度
(O' Grady NP, et al. Guidelines for the prevention of intravascular catheter-related infections. Clin Infec Dis 2002 ; 35 : 1281-307. より，一部改変)

	内頸静脈	鎖骨下静脈	大腿静脈
機械的合併症	＋	＋	＋＋
動脈穿刺	＋＋	＋	＋＋＋
血腫	＋	＋	＋＋
血胸	－	＋	－
気胸	＋	＋	－
血栓性合併症	＋＋	＋	＋＋＋
感染性合併症	＋＋	＋	＋＋

※各合併症における相対的リスク評価を－～＋＋＋の4段階で表現した。

開胸の既往や凝固異常をもつ重症患者が対象になることが多い。よく考えて選択しよう。

一方，透析カテーテルの場合には，カテーテルの狭窄を防ぐ目的で内頸静脈や大腿静脈を選択すべき[2]とされる。実際，肥満者を除き，内頸静脈や大腿静脈間で穿刺部位による感染率に差がない[9]とするものや，熟練者が中心静脈穿刺を行い，感染予防策を厳格に行えば，三つの穿刺部位で感染率に差がない[10]とするものもあり，議論の尽きないところである。

カテーテルのルーメン数に関する問題も議論が尽きない。CRBSI 予防の観点からは，

*2 硬膜外麻酔や神経ブロックにおける感染予防策

硬膜外麻酔や神経ブロックにおける感染予防策を確認したければ、ASRA (American Society of Regional Anesthesia and Pain Medicine) が公表している the importance and implications of aseptic techniques during regional anesthesia (http://www.asra.com/consensus-statements/The-Importance-and-Implications.pdf) を一読するのが手っ取り早い。

挿入前に（外科的でない）通常の手洗いおよびアルコールスプレーによる手の消毒を行う、宝石類を外す、滅菌グローブとマスクを装着する、消毒薬（できればクロルヘキシジン）で刺入部位を消毒する、など常識的な予防策が記載されている。また、ルーチンには滅菌ガウンは着用しなくてもよいとされる。

*3 抗菌コーティング中心静脈カテーテル

クロルヘキシジン・スルファジアジン銀含有中心静脈カテーテルや、ミノサイクリン・リファンピン含有中心静脈カテーテルなどの抗菌中心静脈カテーテルを使用することによりCRBSIが減少し、その対費用効果も優れていることが示されている[2]。米国のガイドラインは、通常の予防策を厳守してもなおCRBSIの頻度が高い場合に使用すべきとしている[2]。

ルーチンの使用に対して慎重なのは、カンジダのコロニゼーションや耐性菌を増やす副作用があるからであろう。ちなみに、後者が前者よりも効果が高く、クロルヘキシジン含有カテーテルの使用がほぼ絶望的なわが国では、ミノサイクリン・リファンピンカテーテルの導入が待たれるところである。

患者管理に必要最小限のルーメンとポートをもつ中心静脈カテーテルを用いるべき[2]とされる。しかし、ルーメンの数と感染率の間に相関がなく、臨床的判断で構わない[1]、という立場もある。実際はルートがあまるよりも不足する場面が多いので、必然的にマルチルーメンカテーテルが選択される場合が多いのではないか。

◎挿入時の清潔度

カテーテル挿入時にマキシマルバリアプレコーションを遵守することを強調しておきたい。詳細は本稿では触れないが、つまり中心静脈カテーテル（含む PICC ライン）挿入に際し、標準的な消毒薬塗布を行った後、帽子、マスク、滅菌ガウン、滅菌グローブを正しく着用し、大きなサイズの滅菌ドレープを使用する。

臨床的におろそかにされがちなのが、①挿入前後の通常石けんによる手洗い、またはアルコールジェルによる手指衛生、②滅菌ガウンの着用、③十分に大きなサイズのドレープの使用、であろうか。

読者がCRBSIによる医療訴訟に巻き込まれ、細菌遺伝学的に読者の手指のブドウ球菌が原因であると同定された不幸な事態を想像してみれば、スタンダードを守ることの重要性が理解できよう*2。

◎カテーテル留置中の管理

カテーテルの挿入が終了すれば、透明の滅菌ドレープまたは滅菌ガーゼで刺入部を保護する。カンジダのコロニゼーションと耐性菌の増加の問題から、透析カテーテル以外では、刺入部にポビドンヨードや抗菌薬の軟膏を塗布しない。その他詳細は、文献2や文献11を参照されたい*3。

いずれにしても感染予防策を成功させるには、予防プロトコール遵守を関連する医療従事者全員に徹底させることがきわめて重要である。米国ミシガン州のすべてのICUで、関係者にカテーテル関連血流感染予防策を遵守させるシステムを作った結果、感染率が66%減少した[7]。身近なところでも、周術期感染予防策の徹底をはかった結果、縦隔炎の発生率が0.97%から0.3%に減少した[12]。しかしどちらも、ガイドラインに沿った一般的予防策を周知徹底しただけである。

■ CRBSIの診断と治療

◎CRBSIの臨床診断

CRBSIは、ICUにおける発熱の鑑別診断の上位に常に顔を出す。中心静脈カテーテル挿入患者で何らかの感染の徴候があり、ほかに明らかなソースが見当たらないときは、常にCRBSIを疑わなければならない[3]*4。

臨床的にCRBSIを示唆するのは、局所症状としての発赤、腫脹、排膿、および全身症状として発熱、悪寒、戦慄、意識レベル低下、頻呼吸、頻脈、ショック、尿量低下などの敗血症を示唆する非特異的所見である[3]。

しかし、明確な臨床所見が現れないことも多い。例えば、持続血液浄化療法中の患者は発熱がマスクされ、"なんとなく"全身状態が不良で、軽度の白血球数上昇を認めるのみという場合もある。また、カテーテルの抜去とともに解熱したり、臨床像が急激に改善することもしばしば経験し、これらはCRBSIがあったことを示唆する。

◎カテーテルの抜去と培養

感染巣のコントロールなくして感染症治療は成立しない。CRBSIを疑い以下の徴候がある場合はカテーテルを抜去すべきである。

すなわち、①上記の局所症状がある、②非特異的敗血症症状が重症（例えば、敗血症性ショック）、③非特異的症状が軽症から中等症で、臨床的にそのカテーテルが必要ない、などの場合である[1,3]（図2）。抜去したカテーテルの先端部分の培養、および末梢血管からの血液培養を提出する[3]。

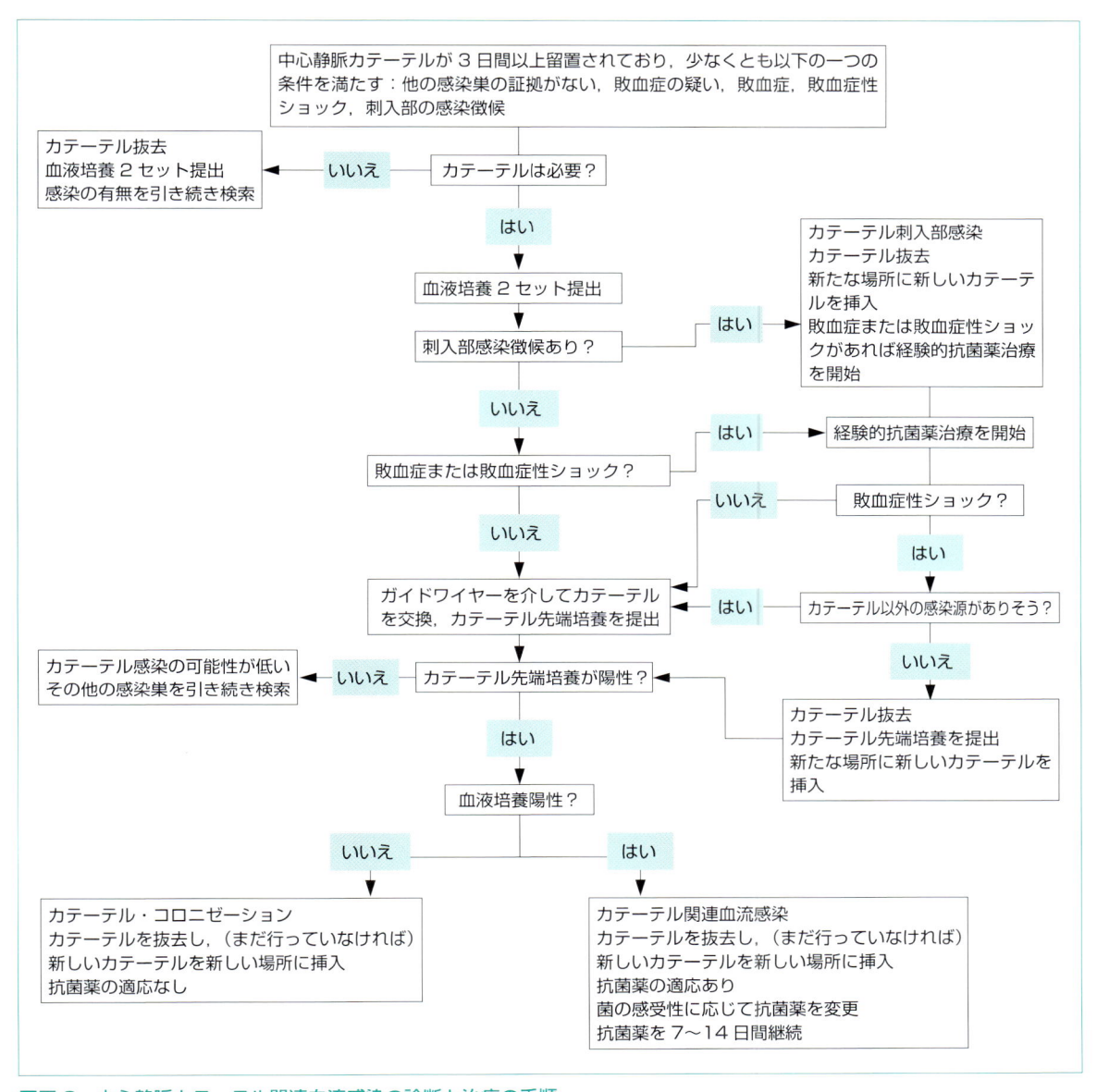

■図2　中心静脈カテーテル関連血流感染の診断と治療の手順
(McGee DC, et al. Preventing complications of central venous catheterization. N Engl J Med 2003 ; 348 : 1123-33. より. Copyright ©2003 Massachusetts Medical Society. All rights reserved. Translated with permission)

　CRBSIにおけるカテーテル先端培養には，①カテーテルを抜去しないと診断ができない，②CRBSIを疑って提出されたカテーテル先端培養のうち大多数（71%）が無菌である，③多くの重症患者で血管アクセスが限られており可能なかぎり抜去したくないという問題がある[3]。そのような観点から，軽症または中等症のときにはカテーテルを温存し，中心静脈カテーテルを介した血液と末梢血管から採血した血液の2セットを培養に提出する。これには二つの判定基準があり，①カテーテルから採血した血液培養が，末梢血管から採血した血液培養より3倍以上のコロニー数を示す場合，②カテーテルから採血した培養ボトルが末梢血管から採血した培養ボトルより

意外に多い動脈ライン感染
近年の研究により，以前信じられていたよりも動脈ラインによるCRBSIの頻度が高いことが判明した。最新のガイドラインでは，短期留置型の中心静脈カテーテルと同格に扱われている[3]。挿入時の清潔操作も不可欠である（＊2参照）。

```
                    ┌──────────────────────────────┐
                    │ 抜去可能な中心静脈カテーテルによる血流感染 │
                    └──────────────────────────────┘
                              │
                ┌─────────────┴─────────────┐
                │                           │ *
          ┌──────────┐              ┌──────────┐
          │ 合併症あり │              │ 合併症なし │
          └──────────┘              └──────────┘
```

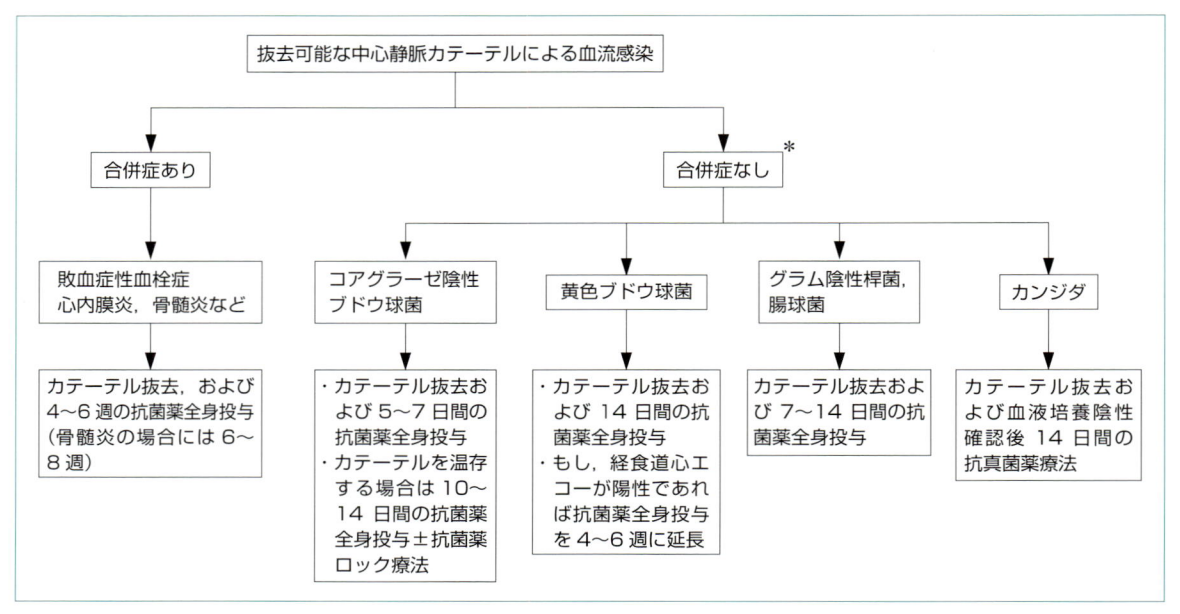

■図3　非トンネル式中心静脈カテーテル関連血流感染の治療戦略

（Mermel LA, et al. Clinical practice guidelines for the diagnosis and management of intravascular catheter-related infection : 2009 Update by the Infectious Diseases Society of America. Clin Infect Dis 2009 ; 49 : 1-45. より，一部改変）

＊血流感染であるが72時間以内に解熱し，血管内デバイスがなく，かつ心内膜炎や化膿性血栓性静脈炎の証拠がない患者で，MRSAの場合には活動性のある悪性疾患や免疫抑制がない場合

合併症あり
- 敗血症性血栓症，心内膜炎，骨髄炎など
  - カテーテル抜去，および4～6週の抗菌薬全身投与（骨髄炎の場合には6～8週）

合併症なし
- コアグラーゼ陰性ブドウ球菌
  - ・カテーテル抜去および5～7日間の抗菌薬全身投与
  - ・カテーテルを温存する場合は10～14日間の抗菌薬全身投与±抗菌薬ロック療法
- 黄色ブドウ球菌
  - ・カテーテル抜去および14日間の抗菌薬全身投与
  - ・もし，経食道心エコーが陽性であれば抗菌薬全身投与を4～6週に延長
- グラム陰性桿菌，腸球菌
  - カテーテル抜去および7～14日間の抗菌薬全身投与
- カンジダ
  - カテーテル抜去および血液培養陰性確認後14日間の抗真菌薬療法

2時間以上早く陽性を示す場合，CRBSIと診断できる。いずれの方法も感度，特異度とも比較的良好であり，臨床上有用な方法である[3]。

◎**抗菌薬療法**

非トンネル式中心静脈カテーテルのCRBSI治療アルゴリズムを図3に示す。

　CRBSIを疑った場合，培養の結果を待たずにすみやかに経験的抗菌薬療法を開始する。患者の全身状態，病期，原疾患，院内の分離菌の現状や耐性化率などを総合的に判断して初期抗菌薬を選択する。しかし，前述のように，元来その約8割がメチシリン耐性といわれるコアグラーゼ陰性ブドウ球菌やMRSAに対するカバーを外せないことを考えるとバンコマイシンが第一選択肢となる場合がほとんどである。

　また，ICUに滞在する多くの患者の場合，グラム陰性桿菌，特に緑膿菌のカバーを考慮する必要があり，一般的には緑膿菌に活性のある第3・4世代セフェム，抗緑膿菌用ペニシリン，またはカルバペネムを用いる。ICUでは初期抗菌薬治療に失敗できないので，バンコマイシンにこれらのいずれかのグラム陰性カバーを加えて開始し，培養の結果に応じて変更することが多い。

　また，初期治療にルーチンに抗真菌薬を加えるべきではないとされるが，全身状態不良，中心静脈栄養，腹部感染・手術の既往，長期の抗菌薬治療歴などがあれば，適宜抗真菌薬の追加を考慮する。その場合，分離されるフルコナゾール耐性カンジダが増加している[2]ことを考えると，ミカファンギンやアムホテリシンBが選択肢になることが多い。

　培養結果に応じて抗菌薬のターゲットを絞り，7～14日間投与する（図3）。原因菌がコアグラーゼ陰性ブドウ球菌，黄色ブドウ球菌の場合，感受性があれば，すみやかにバンコマイシンから第1世代セフェムであるセファゾリンに変更する。リネゾリドはCRBSIの死亡率を悪化させる可能性が報告されており，できれば使用を避け

るべき[13]といわれてきたが，近年バンコマイシンが効きにくいMRSAが増加していることから，テイコプラニンやリネゾリドを使用しなければならない場面も増えた[14]。

起炎菌がコアグラーゼ陰性ブドウ球菌で患者の状態がよく，そのカテーテルが絶対必要な場合にはカテーテルを抜去せず，抗菌薬の全身投与とカテーテルの「抗菌薬ロック」（カテーテル内腔を抗菌薬溶液で満たす方法）を試みてもよい。この方法は，トンネル式中心静脈カテーテルでしばしば試みられる。

一方，黄色ブドウ球菌による血流感染や，カテーテル抜去および適切な抗菌薬によっても臨床所見が改善しない場合は，特別な注意が必要である。これらの場合，血流感染の続発症として，心内膜炎，血栓性静脈炎やその他の転移性の感染巣の存在を危惧しなければならない。持続性の菌血症や真菌血症がないかどうかを複数回の血液培養でチェックするとともに，経食道心エコー法やその他の画像診断で積極的に感染巣の検索を行う。このような合併症を伴う症例では，抗菌薬治療期間が4～6週間と長期になり，感染巣の外科的な除去も考慮しなければならない。特に弁膜症患者，弁置換後患者，白血球減少患者においては，積極的な検索と介入が必須である。

文献

1. McGee DC, Gould MK. Preventing complications of central venous catheterization. N Engl J Med 2003 ; 348 : 1123-33.
2. O'Grady NP, Alexander M, Dellinger EP, et al. Guidelines for the prevention of intravascular catheter-related infections. Clin Infec Dis 2002 ; 35 : 1281-307.
3. Mermel LA, Allon M, Bouza E, et al. Clinical practice guidelines for the diagnosis and management of intravascular catheter-related infection : 2009 Update by the Infectious Diseases Society of America. Clin Infect Dis 2009 ; 49 : 1-45.
4. Mauro MA. Central venous catheters : materials, designs, and selection in venous catheters. In : Pieters PC, Tisnado J, Mauro MA. Venous catheters : a practical manual. New York : Thieme Medical Publishers, 2002 : 76-84.
5. Lyon RD, Meglin A. Central veous access catheter infections : an overview. In : Pieters PC, Tisnado J, Mauro MA. Venous catheters : a practical manual. New York : Thieme Medical Publishers, 2002 : 281-90.
6. Maki DG, Kluger DM, Crnich CJ. The risk of bloodstream infection in adults with different intravascular devices : a systematic review of 200 published prospective studies. Mayo Clin Proc 2006 ; 81 : 1159-71.
7. Pronovost P, Needham D, Berenholtz S, et al. An intervention to decrease catheter-related bloodstream infections in the ICU. N Engl J Med 2006 ; 355 : 2725-32.
8. Kreymanna KG, Bergerb MM, Deutzc NE, et al. ESPEN guidelines on enteral nutrition : intensive care. Clin Nutr 2006 ; 25 : 210-23.
9. Parienti JJ, Thirion M, Mégarbane B, et al. Femoral vs jugular venous catheterization and risk of nosocomial events in adults requiring acute renal replacement therapy : a randomized controlled trial. JAMA 2008 ; 299 : 2413-22.
10. Deshpande KS, Hatem C, Ulrich HL, et al. The incidence of infectious complications of central venous catheters at the subclavian, internal jugular, and femoral sites in an intensive care unit population. Crit Care Med 2005 ; 33 : 13-20.
11. 武澤 純，井上善文．カテーテル血流感染対策．In：小林寛伊，吉倉 廣，荒川宜親編．エビデンスに基づいた感染制御．第1集―基礎編 第2版．東京：メヂカルフレンド社，2003：28-59.
12. 讃井將満，木村直行，水上由美子．術後縦隔炎の発生と感染予防策．ICUとCCU 2008 ; 32 : 325-31.
13. US food and drug administration center for drug evaluation and research. Information for healthcare professionals. Linezolid (marketed as Zyvox). FDA alert 3/16/2007 (http://www.fda.gov/CDER/DRUG/InfoSheets/HCP/linezolidHCP.htm).
14. O'Grady NP, Chertow DS. Managing bloodstream infections in patients who have short-term central venous catheters. Cleve Clin J Med 2011 ; 78 : 10-7.

〈讃井 將満・石岡 春彦〉

7 穿刺器材からみた血管穿刺の安全性
穿刺器材を理解しよう!!

中心静脈カテーテル（CVC）挿入に関する合併症にはいくつかの要因があるが，用いる穿刺針の特性を理解していないために生じる合併症もある。そこで本稿では，Seldinger 法の穿刺器材について，①その特徴と使い分け，②穿刺針の太さが血管に与える影響，③複数回穿刺による穿刺針の劣化，④ガイドワイヤートラブルの成因と対処方法について解説し，穿刺器材からみた安全な穿刺について考えてみる。

■金属穿刺針と静脈留置針

Seldinger 法の CVC キットを開封すると，金属穿刺針と静脈留置針の 2 種類の針が入っていることが多い。術者の好みによって使い分ければよいのだが，それぞれの特徴を知っておくと便利である。

図 1 左はアロー社製 18 ゲージ金属針と付属の 18 ゲージ静脈留置針，内針は金属針のほうが静脈留置針に比べて太く，ベベルが大きく内腔が広い（肉薄）。18 ゲージ静脈留置針は内針が 20 ゲージ金属針をもち外套が 18 ゲージである。アロー社製 18 ゲージ金属針と 2 種類の 18 ゲージ静脈留置針（Surflo®, Insyte™）を用いて，0.08 mm の薄いポリエチレン膜に対して速度 0.45 mm/sec，穿刺角度 45 度で穿刺したときの穿刺力を比較してみる（図 1 右）と，金属針の最大穿刺力は 2 種類の静脈留置針の外套の最大穿刺力より有意に穿刺力が大きい[1]。

金属留置針は血液の逆流確認からそのままガイドワイヤーを挿入できる利点があるが，針先の固定に慣れやコツが必要であり，針先が動くとガイドワイヤーを挿入できないことがある。一方静脈留置針を用いる場合は，外套留置，内針を抜去という行程を要するが，外套が留置できれば，ガイドワイヤーの挿入は容易である。熟練した術者は金属針を，初心者は静脈留置針を用いる場合が多いが，上記の特徴を知っておくと便利である（表 1）。

■複数回穿刺による穿刺針の劣化

CVC を挿入するための穿刺部位としては内頸静脈，鎖骨下静脈，大腿静脈などが選

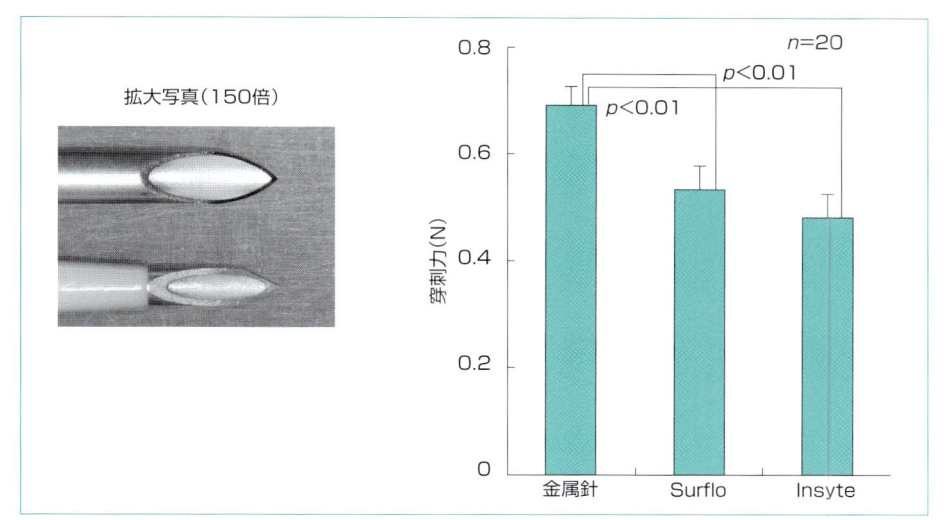

■図1 アロー社製18ゲージ金属針（左上段）と付属の18ゲージ静脈留置針（左下段）の拡大写真（150倍），および金属針と2種類の静脈留置針の穿刺力の比較（右）

択されるが，その特徴として，①目標とする静脈が可視できない，②目標とする静脈までの距離が末梢静脈穿刺と異なって深い，③動静脈の位置関係にバリエーションがあるために何回も穿刺を行う可能性があること，などが挙げられる。実際に，何度も穿刺を繰り返した穿刺針の切れが悪くなり，使いにくくなることを経験した読者も多いと思う。そこで穿刺針は何回まで使えるかを検討した。

対象としたのは22ゲージセーフガイド針であり，小羊皮と豚肉からなる穿刺モデルを作成し，プッシュプルゲージで45度，4.5 mm/secで刺通したときの穿刺力を1回，3回，5回，10回穿刺時に測定し，その際の穿刺針のダメージの変化を電子顕微鏡で観察した。

図2に複数回穿刺したときの穿刺パターンの1例を示す。穿刺パターンは先端通過時と顎部が通過時にピークを示す二相性となる。最大穿刺力は1回目に比べ3回目では先端，顎部とも約2倍，5回目では先端2倍，顎部2.4倍，10回目では先端2倍，顎部3.6倍になる。この際の穿刺針先端の変化を電子顕微鏡で観察してみると，1回の穿刺ではほとんど変化が

■表1 CVC挿入に用いる金属針と静脈留置針の特徴

	穿刺力	血液逆流確認からガイドワイヤー挿入まで
金属針	大きい	1. そのままガイドワイヤーを送り込める 2. 針の固定に慣れが必要 3. ガイドワイヤーが送り込めないことがある
静脈留置針	小さい	1. 外套留置，内針抜去などの行程を要する 2. 外套が留置できれば固定は容易 3. ガイドワイヤーが送り込めないことは少ない

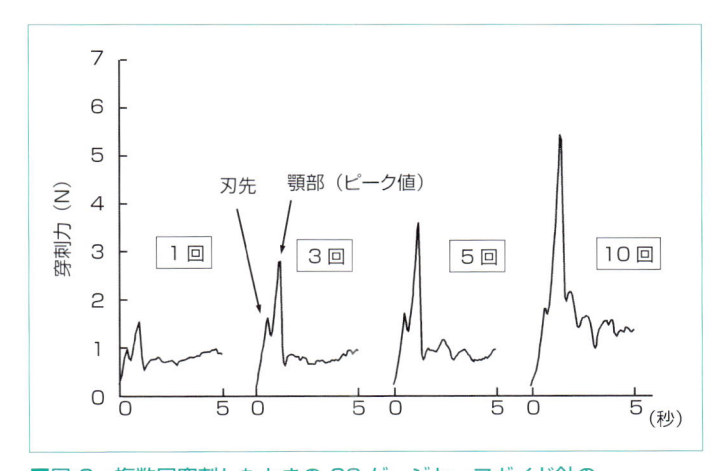

■図2 複数回穿刺したときの22ゲージセーフガイド針の穿刺パターンと穿刺力
横軸が時間，縦軸が穿刺力（Newton）である。先端通過時の最大穿刺力は1回目，3回目，5回目，10回目で，それぞれ0.95 N，1.7 N，1.8 N，1.9 N。顎部の最大穿刺力は1回目，3回目，5回目，10回目でそれぞれ1.5 N，2.8 N，3.5 N，5.4 Nとなった。

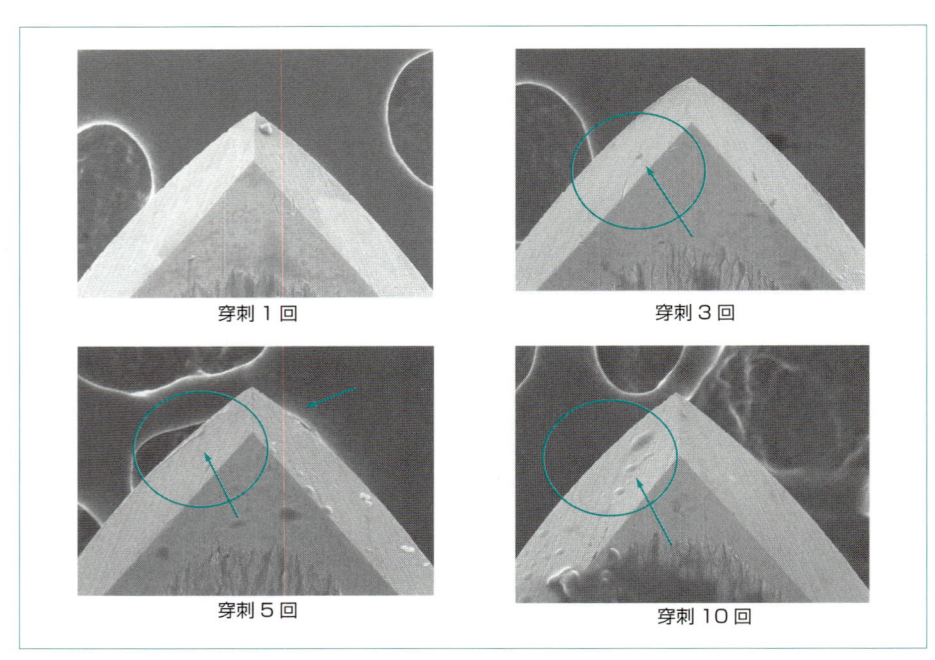

■図3 複数回穿刺後の22ゲージセーフガイド針先端の変化（電子顕微鏡倍率：350倍）
1回の穿刺ではほとんど変化がみられないが，3回穿刺すると刃面の凹凸が目立つようになり，5回穿刺すると刃がめくれて，エッジ部分に返りがみられるようになった。10回穿刺すると刃先全体に大きな凹凸が生じ，刃先の性能が急速に失われている。

みられないが，3回穿刺すると刃面の凹凸が目立つようになり，5回穿刺すると刃がめくれて，エッジ部分に返りがみられるようになった。10回穿刺すると刃先全体に大きな凹凸が生じ，刃先の性能が急速に失われていることがわかる。

穿刺力が大きくなる理由は，塗布されているシリコンが穿刺するたびに少なくなり，摩擦係数が大きくなること，顎部の抵抗値が増える理由としては，刃先先端の穿刺力の劣化が穿刺部の組織を挫滅し，その結果として顎部の抵抗を増加させていた，と考えられる。

以上の結果から複数回穿刺すると，その穿刺特性が劣化することを肝に銘じるべきであり，3回穿刺しても血液の逆流が得られない場合は，新しい穿刺針に交換すべきであろう（**図3**）[2]。

■静脈留置針の太さによる血管侵襲の違い

日常のCVC挿入の際には，鎖骨下静脈や内頸静脈の位置や深さを確認するために，まず22～23ゲージ金属針で試験穿刺し，静脈の位置を確認後16～18ゲージ穿刺針（金属針あるいは静脈留置針）で本穿刺するのが一般的である。その際，細い穿刺針を用いた場合には容易に血液の逆流が得られるにもかかわらず，太い針では同じ方向に穿刺しても逆流が得られないことをしばしば経験する。これは太い穿刺針の穿刺力が大きいために，静脈を圧迫することが原因である。

一方，細い穿刺針は静脈への圧迫が小さい。**図4**に3種類の金属針22，20，18ゲージを用いて内頸静脈穿刺したときの血液の逆流パターンを示す。22ゲージ針では96%で針を先進させたときに血液の逆流が得られる（穿刺力が小さい）のに対して，20ゲージでは30%，18ゲージでは

50％の確率で針を引き戻したときに逆流（穿刺力が大きい）が得られた。この結果は，用いた穿刺針の臨床的穿刺力の違いと考えられる[3, 4]。

静脈留置針の太さの違いによる血管侵襲の違いをみるためには，エコーガイド下に穿刺を行って血液の逆流が得られた際の静脈のつぶれの程度をみればよい。

図5，図6は同一患者にエコーガイド下に内頸静脈穿刺を行った際の，穿刺針の太さによる血管侵襲を示す。

図5が，16ゲージ Angiocath® を用いた例である。穿刺針を進めると内頸静脈が

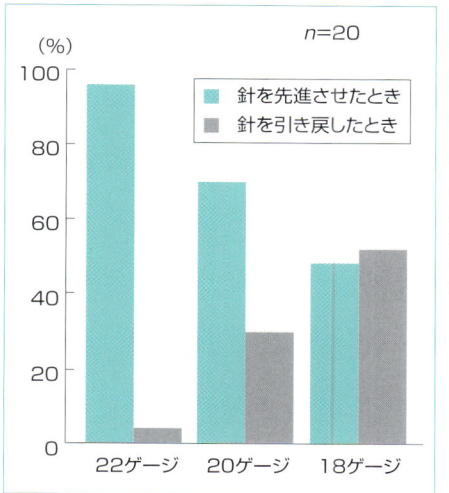

■図4
3種類の金属針（22，20，18ゲージ）を用いて内頸静脈穿刺したときの血液の逆流パターン
(Suzuki T. et al. The usefulness of the 22-gauge safe guide® based on penetration force and pattern of venous regurgitation. Circ Cont 2000 ; 21 : 427-33. より)

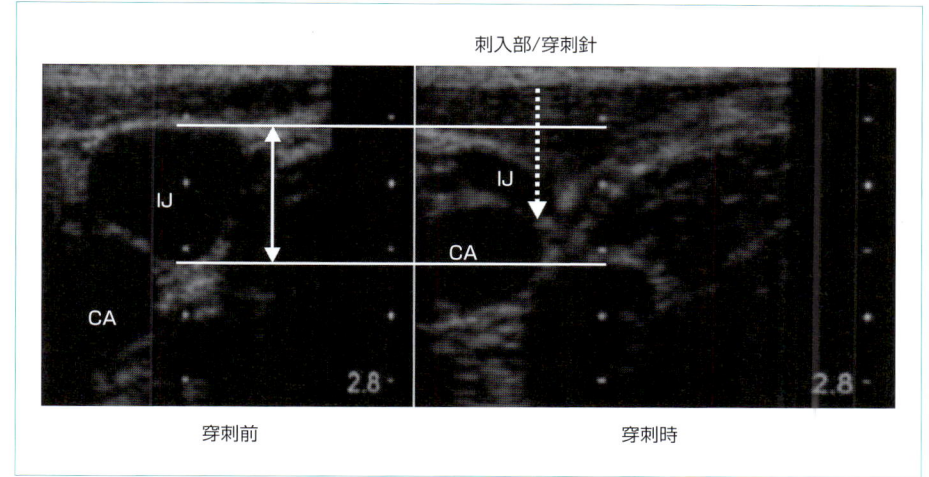

■図5
エコーガイド下内頸静脈穿刺（16ゲージ Angiocath）
穿刺前は，内頸静脈（IJ）径は約10mmであった（左）が，穿刺時には，約10mmあった血管径を完全につぶしている（右）。
CA：総頸動脈

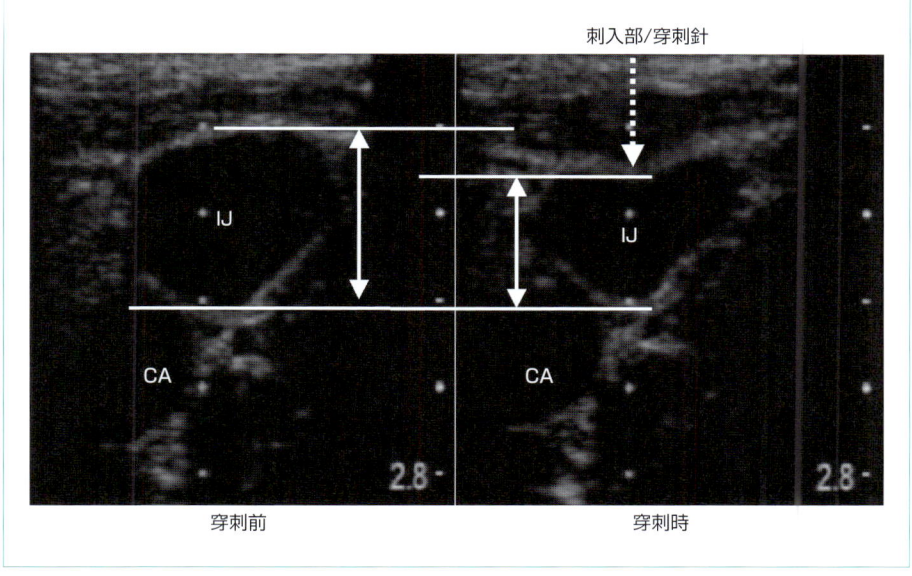

■図6
エコーガイド下内頸静脈穿刺（22ゲージセーフガイド）
セーフガイド針での穿刺では，穿刺前の内頸静脈（IJ）の径が約10mmであったが，血管確保時でも径は約7mmある。
CA：総頸動脈

*1 挿入したガイドワイヤーを進めることも，戻すこともできなくなる現象．

完全につぶされており，ほとんど内腔がない．これは16ゲージ針の穿刺に要する力が大きいために，血管の前壁を穿通する前の圧迫の程度が大きく，血管内腔を狭めるためである，と考えられる．これ以上穿刺針を進めることはきわめて危険である．一方22ゲージセーフガイド針で穿刺すると，穿刺力が小さく血管に対する侵襲も少なく，内頸静脈はわずかに凹む（3 mm）程度で容易に血管確保が可能である（**図6**）．

このように，日常臨床では太い穿刺針や，何度も穿刺を繰り返して穿刺力の大きくなった穿刺針による合併症が多いと推察される[5〜8]．

■ CVC挿入に用いる安全な穿刺針とは

小さな穿刺力で血管確保ができ，穿刺回数を減らすことが合併症の軽減につながる．すなわち1回の穿刺でガイドワイヤーを挿入できる細い穿刺針が理想的である．われわれは1995年に日本シャーウッド社と協力して，イントロデューサを兼ねる22ゲージセーフガイド® を開発した．

これは22ゲージの金属針にガイドワイヤー挿入用の側孔を作り，0.018インチの細いガイドワイヤーが金属針の内腔を通じて挿入される構造となっている．ガイドワイヤー挿入後は通常のSeldinger法と同様の手技でCVCの挿入が可能である．従来のイントロデューサなどを必要とする手技と比較して，針が細いために穿刺抵抗が小さく，初心者にも簡単で，穿刺からCVC挿入までの時間が短く，かつ合併症の頻度も少なく，より低侵襲な手技であると，考えている（**図7**）[6,7,9]．

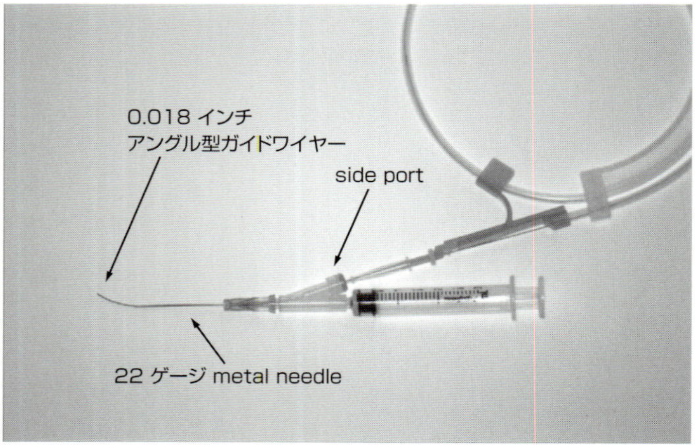

■ ガイドワイヤートラブルの成因と対策

セーフガイドに限らず金属針を通してガイドワイヤーを挿入するタイプのSeldinger法では，ガイドワイヤーのロッキング現象*1 を起こす可能性がある．これはガイドワイヤーを挿入時に針先の固定が不十分なためにガイドワイヤーが血管外で屈曲することが原因である．

また，こうしたロッキング状態で無理にガイドワイヤーを引き戻すと破断したガイドワイヤーの一部が血管内に遺残する例もある[10]．ガイドワイヤートラブルの成因を知るためには，ガイドワイヤーの構造と金属針の関係を知ることが必要である．

◎現行のガイドワイヤーの構造とガイドワイヤートラブルの成因

現行のガイドワイヤーはステンレススチールの芯に同じ材質のスプリングが縦に巻かれている（**図8上段**）．

血管外にガイドワイヤーが挿入されると，皮下でガイドワイヤーは屈曲することが予想される．

90度に屈曲させた場合，ガイドワイヤーは容易に弾性限界を超え折れ曲がりやすい．しかもスプリングの間隙が広がっている．屈曲してスプリングの間隙が広がったガイドワイヤーは容易に穿刺針の顎部の部分に引っかかりやすくなる．さらにベベルの顎部に引っかかったスプリングは光学

■図7　22ゲージセーフガイドの構造
（金沢正浩ほか．あたらしい中心静脈留置キット（セーフガイド）100症例の使用による有用性と問題の検討．循環制御 1996；17：386-9．およびSuzuki T, et al. A pilot/introducer needle for central vein cannulation. Tokai J Exp Clin Med 1996；20：223-5．より）

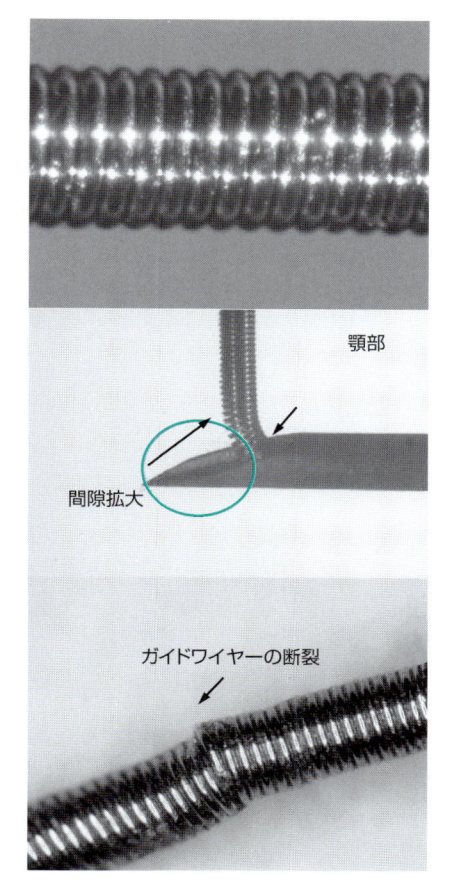

■図8
(Suzuki S, et al. Development of a safe guide wire. J Aneth 2006 ; 20 : 64-7. より，一部改変)
上段は，現行のガイドワイヤーの構造を示す。中段は，90度屈曲させたときのガイドワイヤーの形態的変化と穿刺針との関係。下段はロッキング現象を起こしたガイドワイヤーの形態的変化を示す。

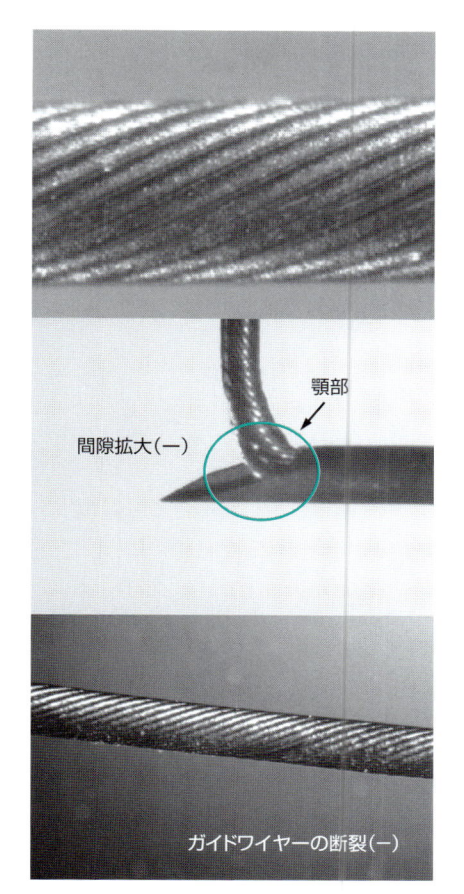

■図9
(Suzuki S, et al. Development of a safe guide wire. J Aneth 2006 ; 20 : 64-7. より，一部改変)
上段は改良型ガイドワイヤーの構造を示す。同材質の細いワイヤーを撚り線状に斜めに巻き上げて，1本のガイドワイヤーを形成している。中段は，この改良型ガイドワイヤーを90度屈曲させたときの形態的変化と穿刺針との関係を，下段は血管内に挿入できなかったガイドワイヤーの形態的変化を示す。

顕微鏡で観察すると，数か所にスプリングの断裂や変形が認められる。こうして断裂したガイドワイヤーが皮膚や皮下に引っかかって抜けなくなることがガイドワイヤートラブルの主たる原因であろうと考えられる[11]。

◎ガイドワイヤートラブルを防ぐための対策

ガイドワイヤー先端の形状の改良
同じ金属針を用いてガイドワイヤーの先端のみ形状を変えたとき，血管外への逸脱率に違いが出る。ガイドワイヤー先端の形状がアングル型のほうがJ型より血管外への逸脱率が少ないことが報告[13]されている。

ガイドワイヤーの構造の改良（巻き方）
従来のガイドワイヤーの屈曲しやすく，屈曲した際のガイドワイヤーの間隙が広がる欠点を補うためには，ガイドワイヤーを縦に巻くのではなく斜めに巻くことで改善できる（図9）。
　改良型ガイドワイヤーは曲がりにくく，

■ コメント

中心静脈穿刺時に生理食塩液を注射器に充填する方法が行われている。しかし，時として静脈血が生理食塩液と混じり合い色調が赤くなり，動脈血と見間違うことを経験する。低血圧時には逆流してくる血液の拍動の有無だけから動静脈を判定できない場合もある。そこで4種類の血液サンプル（動脈血，静脈血，生理食塩液2倍希釈静脈血，3倍希釈静脈血）が動脈であるか静脈であるかの判定を行った。さらにコンピュータを用いてサンプルの3色調（赤，緑，青）の濃度解析を行った。

デジタルで描出された色は赤，青，緑の3種類の色調〔256色〕の組み合わせで決定される。256を1としてそれぞれの血液の色調の比率を比較した。判定の結果では生理食塩液2倍希釈静脈血を動脈血と間違える確率が最も高かった（正解率6.7%）（図A）。さらにコンピュータで色調を解析すると，生理食塩液2倍希釈静脈血は動脈血よりも赤の濃度比が高いことが示された（図B）。この傾向は無影灯でも室内灯下でも同様であった。生理食塩液2倍希釈静脈血は，動脈血よりも色調が赤いために，動脈血との判別が難しいと考えられる。中心静脈穿刺時に動脈血と静脈血との判別を容易にするためには，生理食塩液で希釈しないほうがよい[15]。

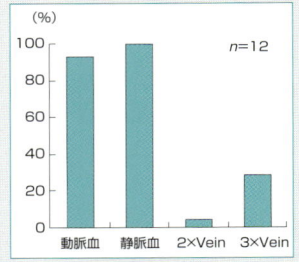

■ 図A　無影灯下の各血液サンプルの正解率
(Takeyama k, et al. Dilution by physiological saline deterioratetes color discrimination of arterial and venous blood. Circ Cont 2002；23：158-63. より，一部改変)
動脈血，静脈血の正解率は高いが，生理食塩液2倍希釈静脈血（2×Vein），3倍希釈静脈血（3×Vein）の正解率はそれぞれ6.7，26.7%と低い。

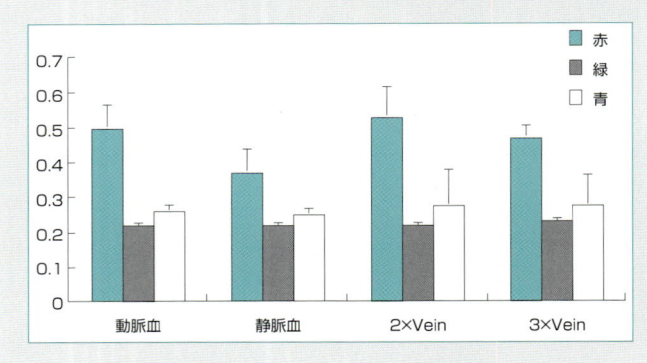

■ 図B
4種類の血液サンプルの赤，緑，青の濃度比較
(Takeyama k, et al. Dilution by physiological saline deterioratetes color discrimination of arterial and venous blood. Circ Cont 2002；23：158-63. より，一部改変)
緑と青の濃度比率にほとんど差が認められないが，生理食塩液2倍希釈静脈血は動脈血よりも赤の濃度比が高い。

[*2] awake の患者では息ごらえ，気管挿管されている患者の場合には Valsalva 法。

スプリングの間隙も広がらないことが示される。図9（下段）より明らかなように，改良型ガイドワイヤーではスプリング部の変形は1例もみられず，多条撚りガイドワイヤーが形態学的変化に強いことが示される。多条撚りガイドワイヤーがガイドワイヤートラブルを起こしにくいという事実は，セーフガイドを用いた内頸静脈穿刺でも実証済み[11]であり，安全対策上，現在ではセーフガイドに用いるガイドワイヤーはすべて多条撚りに変更している。さらにガイドワイヤー付き動脈留置カテーテル（Insyte-A™）でもこのタイプのガイドワイヤーに変更しつつある[12]。

ガイドワイヤートラブルを防ぐための臨床的工夫

われわれの施設では，初心者には金属針ではなく静脈留置針を用いることにしている。セーフガイドの場合には22あるいは24ゲージの静脈留置針を使用することにしている[13]。金属針を使用する場合は，静脈還流を増やす操作[*2]によりガイドワイヤーの挿入がスムーズになる。これらの手技によって血管径が広がるため，と考えられる[14]。

ガイドワイヤーがロッキングした場合の対処法としては，ガイドワイヤーのみを無理やり引き戻すとスプリングが断裂し，ガイドワイヤーの体内残存につながる危険性

■臨床メモ

CV キット内の静脈留置針の切れが悪くなったときに，代用として同じ太さの静脈留置針を使用することがある．その場合，あらかじめ使用するガイドワイヤーが静脈留置針の外套を通過するか否かを確認しておく必要がある．せっかく目的とする静脈にカニュレーションできても，ガイドワイヤーが挿入できないのでは何にもならない．

用いる静脈留置針はガイドワイヤーの太さによって異なる．通常の 0.035 インチのガイドワイヤーは 18 ゲージ静脈留置針，0.025 インチのガイドワイヤーは 20 ゲージ静脈留置針，0.018 インチのガイドワイヤーは 22 ゲージ静脈留置針の外套を使用することが可能であるが，同じ太さの静脈留置針でも製品によって外套の内径が若干異なるので注意が必要である．Angiocath は他の静脈留置針に比べ内径が細い．

また，使用する静脈留置針の長さも重要である．

内頸静脈穿刺の場合，穿刺部位から内頸静脈までの距離は約 10〜12 mm であり，穿刺角度を 30 度とすると約 25 mm 程度の長さが必要である．個人差を考えるとカニューレ長は 28〜30 mm 以上は必要であろう．24 ゲージ静脈留置針は，カニューレ長が 25 mm 以下のものが多く，針が短すぎる可能性がある．その場合カニューレ長の長い 22 ゲージ静脈留置針を使用するほうが賢明であろう．

表 A にそれぞれのガイドワイヤーのイントロデューサとして使用可能な製品名を列挙した．下段は 0.018 インチのガイドワイヤーの通過が可能な静脈留置針を示す．カニューレ長が 30 mm 以上の製品を○として，25 mm 以上を△，25 mm 未満を×として表記したので参照されたい．

■表 A　ガイドワイヤーの通過が可能な静脈留置針の太さとカニューレ長

製品 インチ	Insyte	Angiocath	Surflo	Introcan Certo	Jelco Plus	Super cath
0.035	18 G	16 G	18 G	18 G	18 G	18 G
0.025	20 G	18 G	20 G	20 G	20 G	20 G
0.018	24 G × 22 G △	22 G △	22 G ○	24 G × 22 G △	24 G × 22 G △	22 G ○

○：30 mm 以上，△：25 mm 以上，×：25 mm 未満

がある．その場合には穿刺針とガイドワイヤーを一緒に抜去し，再度穿刺すべきである．

挿入されたガイドワイヤーが血管内にあるか血管外にあるかの確信がもてない場合には，面倒でも静脈留置針の外套をガイドワイヤーに沿って挿入し，ガイドワイヤーをいったん抜去して，血液の逆流の有無や動静脈の確認を行えば，未然に大きな合併症を防ぐことができる．

・・・

CVC 挿入に関する事故を防ぐための取り組みが盛んに行われており，院内の CVC マニュアルを作成している施設も多いと思う．CVC 挿入に関する，①適応の厳密化，②教育体制の充実とインストラクター制度の導入，③環境の整備，④サーベイランス，⑤安全対策としての超音波エコーの導入など，整備しなければならない問題は目白押しである．とりわけ穿刺に用いる金属針，静脈留置針，ガイドワイヤーなどの器材の特性を十分に理解することが医療安全対策上重要であると考える．

文　献

1. 西山純一，鈴木利保，長谷川 純ほか．セルディンガー法に用いる金属穿刺針の改善．日臨麻会誌 2000 ; 20 : S395.
2. 鈴木利保，西山純一，長谷川啓一郎ほか．中心静脈針は何回まで使えるか？（複数回穿刺による穿刺力の劣化）．日臨麻会誌 2006 ; 26 : S304.
3. Suzuki T, Hasegawa J, Ito K, et al. The usefulness of the 22-gauge safe guide® based on penetration force and pattern of venous regurgitation. Circ Cont 2000 ; 21 : 427-33.
4. Mangar D, Turnage WS, Mohamed SA. Is the internal jugular vein cannulated during insertion or withdrawal of the needle during central venous cannulation？ Anesth Analg 1993 ; 76 : 1375.
5. 鈴木利保，柞淵嘉夫，竹山和秀ほか．内頸静脈穿刺の工夫；超音波診断装置の応用．

循環制御 1996；14：313-9.
6. 金沢正浩, 鈴木利保, 杵淵嘉夫ほか. あたらしい中心静脈留置キット（セーフガイド）100 症例の使用による有用性と問題点の検討. 循環制御 1996；17：386-9.
7. Suzuki T, Kanazawa M, Kinefuchi Y, et al. A pilot/introducer needle for central vein cannulation. Tokai J Exp Clin Med 1996；20：223-5.
8. 米井昭智, 平田孝夫, 鶴田俊介ほか. 穿刺針の径が内頸静脈穿刺に及ぼす影響. 日臨麻会誌 1998；12：519.
9. 伊藤健二, 鈴木利保, 福山東雄ほか. 改良型 SAFE GUIDER の有用性. 臨床麻酔 1998；6：857-9.
10. Suzuki T, Hasegawa J, Nitta M, et al. A case of guide wire trouble using safe guide. Cir Cont 2000；21：201-4.
11. Suzuki S, Ito K, Nishiyama J, et al. Development of a safe guide wire. J Aneth 2006；20：64-7.
12. 長谷川啓一郎, 瓜本言哉, 吉野利尋ほか. インサイト A における新しいガイドワイヤー開発. J Aneth 2006；20（supple）：229.
13. 工藤治, 山口敬介, 蕨謙吾ほか. 中心静脈カテーテル留置に用いる内頸静脈穿刺針の比較検討— 22G 金属穿刺針と 24G テフロン製外套付穿刺針—. 麻酔 2005；54：308-11.
14. Suzuki T, Nishiyama J, Hasegawa J, et al. Modification of guide wire for 22-gauge safe guide. Tokai J Exp Clin Med 2001；26：63-70.
15. Takeyama K, Suzuki T, Saitoh S, et al. Dilution by physiological saline deterioratetes color discrimination of arterial and venous blood. Circ Cont 2002；23：158-63.

（鈴木 利保）

【Coffee Break】低侵襲的中心静脈留置カテーテルキット セーフガイド™ の開発の経緯

（日本シャーウッド株式会社 アップストリームマーケティング部　宮坂　進）

現在，中心静脈カテーテル（CVC）の挿入には合併症防止の観点から細い針で血管確保ができる Seldinger 法や超音波エコーガイド下で血管を可視化し，より安全・確実に血管穿刺する方法が主流になりつつある．弊社，日本シャーウッドは 1992 年から，より低侵襲な CVC 留置手技を確立すべく新製品開発に取り組んできたが，1993 年の日本麻酔科学会総会（盛岡）で東海大学の鈴木利保教授（当時は助手）と運命的出会いがあり，新製品開発の大きな契機となった．学会のポスターセッションで「内頸静脈穿刺の工夫：超音波診断装置の応用」という演題発表があり，鈴木先生が CVC 留置手技中に太い穿刺針を用いると血管径が大きく変形する（つぶれる），一方，細い穿刺針を用いるとその変形がほとんどないことをエコー画像で説明していた．そのとき，新製品のコンセプトは「これだ！」と直感した．このエコー画像を見る機会がなければ，22 ゲージという細い穿刺針を用いるセーフガイドも生まれてこなかったのではないかと思う．以前から私は，「なぜ試験穿刺をしてから本穿刺をしなければならないのだろう」と素朴な疑問をもっており，折角試験穿刺用の細い穿刺針で血管を確保できたのだから，そのままガイドワイヤーを入れれば 1 回の穿刺で済むのにと感じていた．

その後，東京本社に戻り，すぐに鈴木先生に連絡を入れた．鈴木先生は弊社近くの代々木にある東海大学附属東京病院に勤務されていたので，地理的にも訪問しやすい環境にあった．

お目にかかりお話をさせていただくと，鈴木先生も同様のお考えをお持ちであったことから，すぐに意気投合した．そこからセーフガイド（マイクロニードルセルジンガーキット）の共同開発が始まった．この製品は 22 ゲージの試験穿刺針で内頸静脈を穿刺し，シリンジを外さずに側孔からガイドワイヤーを挿入でき，以後は通常の Seldinger 法で CVC を挿入できるキットである．頻繁に病院を訪問し，近くの洒落た喫茶店で鈴木先生と遅くまで打ち合わせをした．当時，同病院麻酔科には金澤正浩先生（現准教授）もいらっしゃった．

製造ライセンス取得後，初回のプロトタイプの製品を使用するに当たっては，鈴木先生が積極的に患者さんの同意を取ってくださった．初めての症例は外科の患者さん．金澤先生が 22 ゲージ穿刺針で血管確保後，側孔からスムーズにガイドワイヤーが挿入でき，細いガイドワイヤーを通して CVC が挿入できたときには「やった！」と大喜びをしたことを昨日のように覚えている．

その後「試験穿刺が本穿刺」をキャッチフレーズに，セーフガイドの本格的な発売を開始し，鈴木先生からもさまざまな観点から貴重なアドバイスをいただきながら，改良に改良を重ね，今日では多くの先生方にご使用いただける製品となっている．今後もより低侵襲で安全な CVC 開発を目指し努力を続けていきたい．

第2章

中心静脈穿刺の実際

8. 内頸静脈からの挿入法
   〜そのよさを活かすためにも，急がば回れの心を忘れずに〜 （菊地 千歌・片山 勝之）…… 60

9. 外頸静脈からの挿入法
   〜J型ガイドワイヤー操作の修得がポイント〜 （髙橋 健二）…… 67

10. 鎖骨下静脈からの挿入法
    〜正確な解剖学的知識と経験が重要〜 （田家 諭）…… 72

11. 大腿静脈からの挿入法
    〜鼠径靭帯1〜2横指下で，30〜40度の角度で頭側に穿刺〜 （貝沼 関志）…… 76

12. 上腕静脈からの挿入法
    〜上肢を外転，外旋させ，内頸静脈への迷入を防げ〜 （橋口 清明・柳下 芳寛）…… 82

13. 小児における挿入法
    〜超音波ガイド下内頸静脈穿刺の実際〜 （池島 典之・香川 哲郎）…… 86

8 内頸静脈からの挿入法

そのよさを活かすためにも，急がば回れの心を忘れずに

中心静脈カテーテル留置の際，右内頸静脈は，①静脈に到達するまでの距離が短い，②穿刺部位のメルクマールが比較的わかりやすい，③気胸のリスクが少ない，④上大静脈までの経路が直線的である，⑤ルート留置後に操作や観察がしやすい場所にある，などの理由から麻酔科医にとっては最も選択しやすい静脈であろう。

しかし，何度穿刺しても血管にあたらなかったり，カニュレーションがうまくいかない例もある。このような例で，患者側の要因なのか穿刺者側の要因なのかを見きわめ，適切な解決策を見いだし，穿刺の成功率を上げるための鍵は，①穿刺部の解剖を熟知すること，②起こりうる合併症とその対策を理解すること，③個々の患者の状態を理解すること，である。

■ 頸部の解剖（図1）

頸部の主な静脈系には内頸静脈，外頸静脈，前頸静脈があり，脳からの血液を還流する内頸静脈が最も太い。左右の前頸静脈は頸静脈弓を，内頸静脈は無名静脈を介して交通している。外頸静脈，前頸静脈の中枢側の開口は個人によってさまざまであり，場合によっては内頸静脈より挿入したカテーテルが外頸静脈，前頸静脈に迷入することもありうる（図2）[1]。ガイドワイヤーやカテーテル挿入時に通常と異なる抵抗を感じたら，迷わず造影してみるのも一手である。

実際にわれわれは，右内頸静脈穿刺部位から7cmでガイドワイヤーに抵抗を感じたため，そのまま外筒のみを留置して造影してみたところ，外頸静脈が造影された経験がある。エコー上刺入部位は確かに内頸静脈であった。その後いったん外筒を少し引き抜き，再度進めなおしてガイドワイヤーを透視下に挿入したところ，抵抗なく上大静脈まで到達した。外頸静脈が内頸静脈に開口していた例と思われる。

総頸動脈は通常，内頸静脈の内側，後方

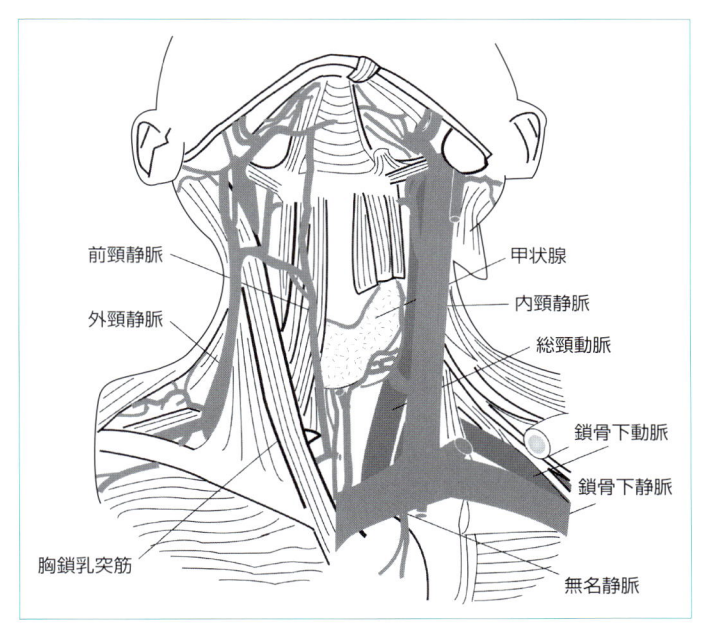

■図1 頸部の解剖

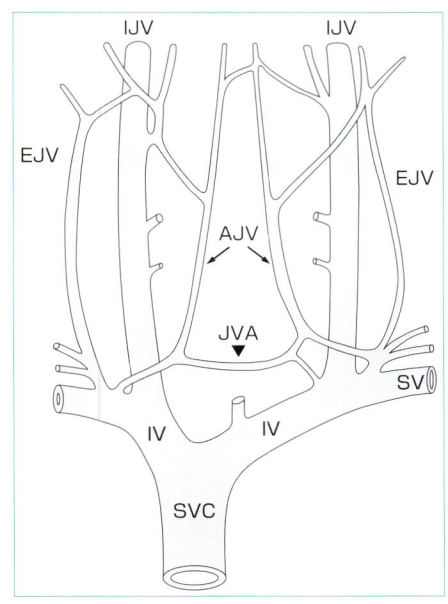

■図2 頸部の静脈系
(Schummer W, et al. The anterior jugular venous system : variability and clinical impact. Anesth Analg 2004 ; 99 : 1625-9. より)
AJV：前頸静脈，EJV：外頸静脈，IJV：内頸静脈，JVA：頸静脈弓，IV：無名静脈，SV：鎖骨下静脈，SVC：上大静脈

に位置するが，重なりの程度は個人によりさまざまで，静脈の真下に動脈が位置していることもある。また，頭側に向かうほど動静脈が重なる。動脈を触れながら穿刺しても，必ずしもその外側に静脈があるとはかぎらない。動脈を強く触れすぎると静脈が圧迫されて血管後壁を貫通する可能性が高くなったり，逆血がこない原因となりうる。

穿刺部位

以下の4通りの穿刺法がある。前二者が気胸，血胸のリスクが少ないとされ，最も一般的である（図3）。

- **正中アプローチ（central approach）**：胸鎖乳突筋の胸骨頭と鎖骨頭で形成される三角形の頂点から同側の乳頭に向けて穿刺。
- **前方アプローチ（anterior approach）**：胸鎖乳突筋乳様突起部付着部と胸骨付着部の中間点で輪状軟骨の外側から同側の乳頭に向けて穿刺。
- **後方アプローチ（posterior approach）**：

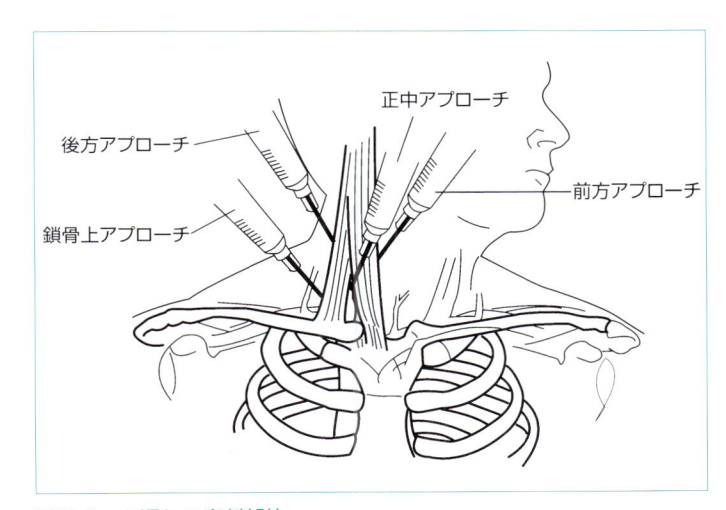

■図3 4通りの穿刺部位

胸鎖乳突筋の鎖骨頭の側方端と輪状軟骨の高さの交点から胸骨陥凹に向けて穿刺。動脈穿刺をしやすい。

- **鎖骨上アプローチ（supraclavicular approach）**：鎖骨より2cm上方の斜角筋間から穿刺。鎖骨下動脈穿刺，血胸，気

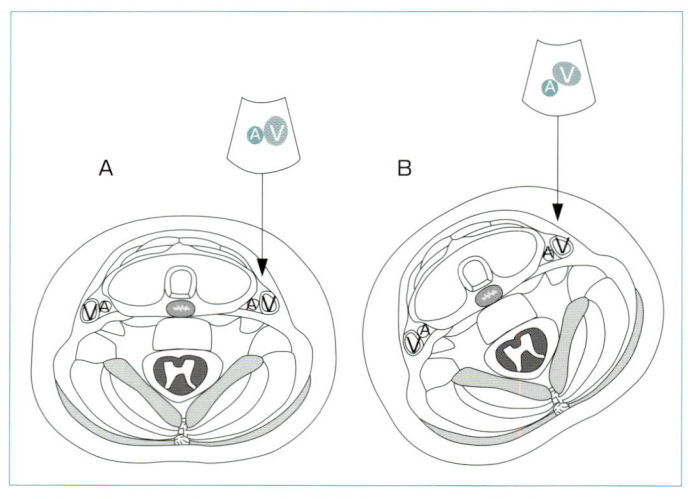

■図4　頸部をローテートしたときの動静脈の位置関係
(Troianos CA, et al. Internal jugular vein and carotid artery anatomic relation as determined by ultrasonography. Anesthesiology 1996；85：43-8．より)
60歳以上ではこの傾向が強くなるとする報告もある。

■表1　対側の内頸静脈を選択するとき

- 頸動脈病変のあるとき
- 最近まで中心静脈カテーテルが留置されていたとき（血栓の可能性）
- 反対側の横隔膜機能不全のあるとき
- 頸部手術の既往のあるとき

胸が起きやすい。

いずれのアプローチ法でも筋肉のみならず血管も視診・触診し，走行をイメージすることが重要である。動脈は心拍と一致した拍動で形状をしっかりと触れることができるくらい硬く，静脈は二相性の拍動で末梢静脈と同様の柔らかい感触である。

2004年のMcGeeら[2]のレビューでは，正中アプローチで1回で血管にあたらない場合はやや内側に針をずらして穿刺しなおすことを勧めている。これとは逆に，2006年のBaileyら[3]の報告では，正中アプローチは内頸静脈の内側に偏る傾向にあるため，2回目の穿刺はやや外側に針をずらすべきであるとしている。また同じ文献で，肥満患者ではこの内側への偏りが大きくなるとしている。

■患者頭位

教科書的な手順にある頸部の対側へのローテートの理由は，胸鎖乳突筋を伸展させて穿刺のメルクマールをわかりやすくすること，皮膚の張りを作ることにより皮膚と血管の距離を短くすること，針先のブレを少なくすることである。

それでは，どの程度のローテートが最適なのだろうか。これは総頸動脈と内頸静脈の位置関係による。Liebermanら[4]はエコーを用いて，前方アプローチと正中アプローチで，頸を0，15，35，45，60度にローテートさせたときの静脈と動脈の位置関係を調べた。その結果，アプローチ法によらず頸をローテートさせるほど動脈と静脈は重なりやすいと報告している。同様の報告[5]はこれ以前にもあり，極端な対側へのローテーションは動脈穿刺の率を高めるといえるだろう（図4）[5]。

■患者体位

心不全や頭蓋内圧亢進などの禁忌がないかぎり，頭部を低くしたTrendelenburg位で穿刺を行うことが一般的である。

Suarezら[6]は，体位（Trendelenburg位と仰臥位），アプローチ法（正中，後方），頭位（0，20，70度ローテート）のそれぞれの組み合わせで，エコーを用いて内頸静脈の断面積を測定した。その結果，いずれのアプローチ法，頭位でも，仰臥位よりもTrendelenburg位のほうが11〜29％断面積が増加したと報告しており，一般的に用いられている手法と矛盾しない。この論文では，最も断面積が大きかったのは後方アプローチ，70度ローテート，Trendelenburg位であった。

■左内頸静脈穿刺

左内頸静脈は，上大静脈までの経路が長い，術者が右利きの場合に動脈を触知しながら

■表2　ローテートの度合いによる
　　　左右の総頸動脈と内頸静脈の重なり部分の割合

〔Hensly FA, ほか（新見能成監訳）．心臓手術の麻酔．第3版．東京：メディカル・サイエンス・インターナショナル，2004．より，一部改変〕

左右	ローテーションの程度による動静脈の重なり（％） <動静脈の重なり部分（mm）/総頸動脈径（mm）>[*1]100		
	0度	40度	80度
右	1.5±0.8 (0〜17.4)	6.5±2.8 (0〜48)	27.5±7.4[*1,2] (0〜100)
左	5.2±2.9 (0〜54)	11.5±4.9 (0〜76.5)	44.7±7.2[*1〜3] (0〜100)

平均±SEM（　）内に値の範囲を記した
*1　$p<0.05$ 同側の0度と比較したとき
*2　$p<0.05$ 同側の40度と比較したとき
*3　$p<0.05$ 右側の80度と比較したとき

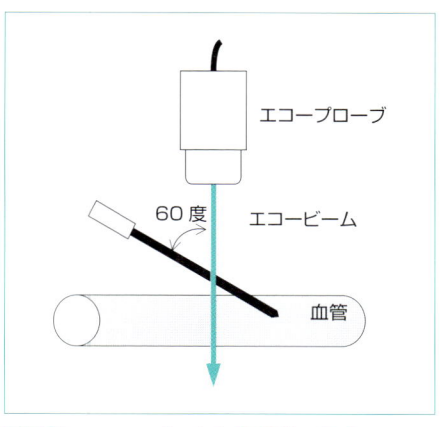

■図5　エコービームと穿刺針の角度

の穿刺がしにくい，などから何らかの理由で右の穿刺が不可能である場合にのみ選択される（**表1**）[7]．通常カテーテルは左内頸静脈から無名静脈を経て上大静脈に到達する．左内頸静脈穿刺の際の注意点を以下に挙げる．
- **胸管合流部が近い**：乳び胸の原因となる．
- **遺残左上大静脈**：ルート挿入後の胸部X線写真で気づかれることが多い．冠静脈洞に開口するため，人工心肺を使用する開心術で逆向性心筋保護液を灌流させる場合には遮断が必要となる．穿刺前に胸部造影CTなどでの確認を要する．
- **無名静脈結紮後**：弓部大動脈手術後の患者などでは無名静脈が結紮もしくは切断されていることが多い．穿刺前の確認を要する．
- **動脈と重なりやすい**：Cheriら[8]は，右内頸静脈よりも左のほうが動脈との重なりが大きい，と報告している（**表2**）．
- **上大静脈までの経路**：左右の静脈系をつなぐものとして無名静脈以外に前頸静脈弓を忘れてはならない．甲状腺肥大などにより前頸静脈弓が足側に押し下げられ，内頸静脈と直接交通している場合にはここを経由する場合もある[1]．カテーテルを十分深く挿入したと思っても先端位置がまったく上大静脈に到達していない可能性があり，必ずX線によるカテーテル先端の位置確認が必要である．

■エコーガイド下穿刺

エコーを用いることにより，静脈の位置，走行，動脈との関係，皮膚からの距離のすべてがわかり，患者の頭位，穿刺部位，穿刺針の角度に迷うことがなくなる．エコー下に穿刺すれば血管内の針先を確認できるため，たとえ動静脈が重なっている症例でも，静脈を貫通することはなく動脈穿刺のリスクを減少させることが可能である．走行異常や内頸静脈閉塞の有無の確認にも有用であり，無駄な穿刺を減らすことも可能である．

エコーを使用するときには刺入点だけでなく，下顎から鎖骨下静脈との合流部位まで血管の走行を追うことが大切である．

われわれの施設では，エコーゼリーを塗ったプローブを滅菌した傘袋の中に入れて滅菌した輪ゴムで固定し，1人または2人（1人が穿刺，もう1人がプローブを保持）で穿刺を行っている．この際エコービームの方向をしっかりとイメージし，針をこのビームに対し60度以上の角度で穿

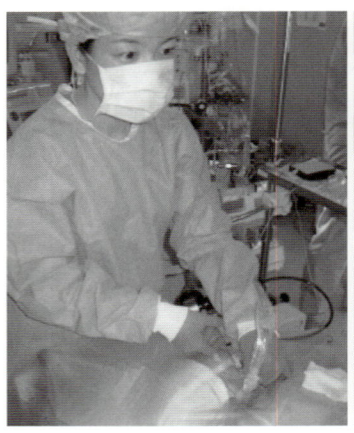

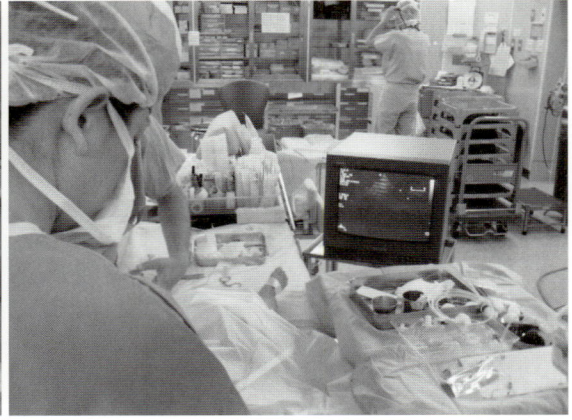

■図6　穿刺風景
目線はエコーに（左）。また，穿刺部位や自分の手についたエコーゼリーをしっかりふき取らないとその後の操作が滑ってやりづらくなる。

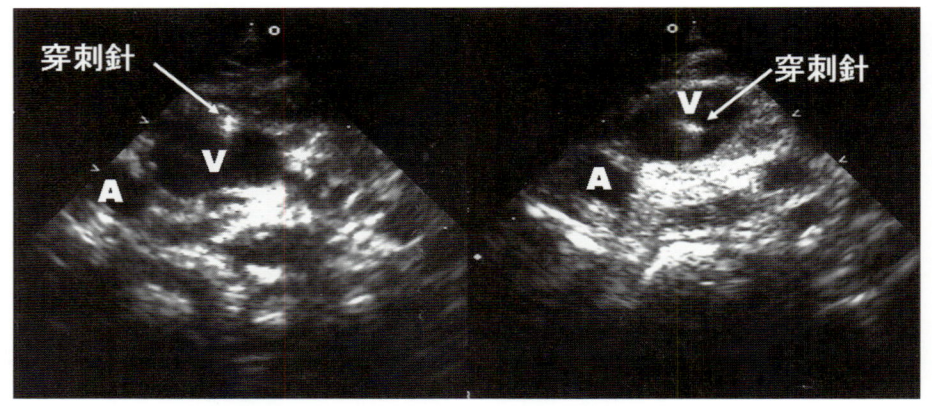

■図7　穿刺針が静脈の前壁を貫く瞬間（左）と血管内腔にある穿刺針（右）

刺することが大切である（図5）。ビームに対し平行に近くなると，ビームが反射されず針が描出されない。また，エコーを当てることにより，静脈が少しの圧迫でいかに容易につぶれてしまうか，体位，呼吸によりいかに断面積が変化するかを実感することができる。穿刺の際にゆっくりと針を進めると，血管がつぶれ後壁を貫きやすくなる（図6，7）。

■穿刺時のコツ

- 頭部の安定を保つ→穿刺の際に頭部が不安定なのは言語道断である。
- 皮膚の張りをつくる→当院では皮膚に張りをつくり針先のブレを少なくするために肩枕を挿入している。しわの多い新生児などでは，テープで皮膚を引っ張って固定している（図8）。過度の皮膚の伸展は静脈をつぶすこともあるので注意を要する。
- 上大静脈までの経路が同一前額断面に含まれるようにする→患者の真横から見たときの上大静脈までの経路の蛇行が，逆血はあるのにガイドワイヤーが進まない原因の一つとなりうる。血管径の細い小児に起こりやすい。肩枕を工夫して蛇行を少なくするとよい。
- 穿刺時に胸腔内を陽圧にする（Valsalva法）→血管内容量不足で静脈がつぶれて

しまっている患者では，PEEPをかけることにより静脈還流を減少させ，血液をうっ滞させて血管の断面積を大きくすることができる。意識のある患者では，穿刺のタイミングに合わせて息を止めてもらう。

- 穿刺針を短いものにする→キットに含まれる穿刺針は，鎖骨下静脈への穿刺用に長い。長い穿刺針は手元と針先の方向のずれやブレが大きくなる。また，外筒が柔らかいため先端がJのガイドワイヤーを挿入すると針先がずれることもある。当施設では，小児では24ゲージ，成人では18ゲージのベクトン・ディッキンソン社製Insyte-W™を使用している。針が短く外筒に腰があり，翼付き針のため把持しやすい。
- 本穿刺の外筒に陰圧をかけすぎない→本穿刺で静脈を貫通した可能性がある際には内筒を抜いて陰圧をかけながら外筒をひき戻してくるが，このとき陰圧をかけすぎると血管壁に吸い付いて逆血がこないこともある。特に，新生児，乳幼児の症例でエコー下穿刺をしたときに経験する。
- JワイヤーのJは内側（心臓側）に向ける→ガイドワイヤーのJを外側に向けて挿入するとまったく抵抗なく先端が鎖骨下静脈へ向かってしまうこともある。
- 固定の際に外頸静脈に注意する→固定の際に外頸静脈に糸をかけてしまうとヘパリン使用時などに出血の原因となる。

■合併症

最も多い合併症は動脈穿刺で，3～14%の確率で起こるとされる。適切に処置されれば皮下の血腫の形成のみにとどまるが，血栓などによる脳血管障害や血胸，動静脈瘻の形成，血腫による気道の圧迫などを引き起こし，生命に危険が及ぶこともある。われわれは動脈を誤穿刺した患者で，出血に

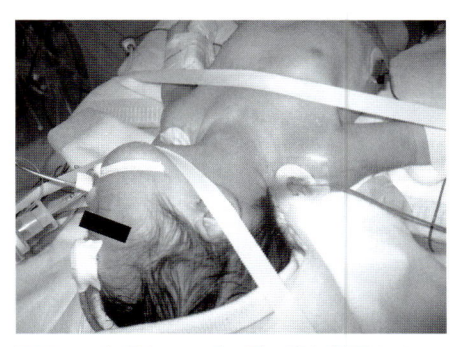

■図8　皮膚をテープで引っ張り伸展させる

■コラム：エコー装置と穿刺針の進歩

■エコー装置
従来60度以内の角度で見えにくくなっていた穿刺針を，より見やすくするリニアエコー装置が出現した。ソノサイトの上位機種で採用されたEnhanced Needle Visualizationモードでは，穿刺針に直交するビームのみが強調されて表示され，穿刺針が高輝度に見える。

■穿刺針
テルモ社のCVレガフォースEXは穿刺針の外套と内筒にエコー反射を高める溝を付けている。これによってエコーガイド下穿刺を容易にしている。

よる皮下の膨隆がないことが確認されるまで圧迫を行ったが，術数日後に熱源不明の敗血症を起こし，精査の結果，動脈穿刺により深部頸部に形成された血腫が感染源と判明した例を経験した。

動脈穿刺の可能性がある場合は迷わず，必ずダイレータを挿入する前に延長チューブをつなげて血液の拍動を観察，もしくはトランスデューサをつなげて圧波形を見るなどをして判断をつけるべきである。酸素化不良の患者では血液ガス分析を行っても迷う例もある。血液の色のみで判断するのは危険である。動脈穿刺の場合は，時間にとらわれることなく確実な止血が得られるまで圧迫を行い，止血が確認された後も頸部の観察を怠らず，主治医や病棟のスタッフ，患者本人にもしっかりと起こりうる合併症と注意点の申し送りを行うことが重要である。

その他の合併症としては，気胸，カテーテル感染，神経損傷などが挙げられる。

カテーテルの深さについて
理想的なカテーテルの先端位置は，上大静脈の，右房にできるだけ近い部位である。体表上や胸部X線で刺入点からのおおよその目測を付けておく。成人では通常15～17cm，小児はおよそ身長の7～10%を目安に挿入する。手術手技上の問題がないかぎりやや深めに挿入し，X線写真を参考に最終的な深さを調整するとよい。

これらの合併症を避け，短時間で確実に中心静脈ルートを留置するために，実際の穿刺での工夫のポイントを述べた。筆者の経験では，時間短縮をめざして個々の確認手順を省いたときほど時間がかかってしまっている傾向にあり，急がば回れの心を忘れずに穿刺することを心がけている。今後の参考となれば幸いである。

文　献

1. Schummer W, Schummer C, Bredle D, et al. The anterior jugular venous system: variability and clinical impact. Anesth Analg 2004 ; 99 : 1625-9.
2. McGee DC, Gould MK. Preventing complications of central venous catheterization. N Engl J Med 2003 ; 348 : 1123-33.
3. Bailey PL, Whitaker EE, Palmer LS, et al. The accuracy of the central landmark used for central venous catheterization of the internal jugular vein. Anesth Analg 2006 ; 102 : 1327-32.
4. Lieberman JA, Williams KA, Rosenberg AL. Optimal head rotation for internal jugular vein cannulation when relying on external landmarks. Anesth Analg 2004 ; 99 : 982-8.
5. Troianos CA, Kuwik RJ, Pasqual JR, et al. Internal jugular vein and carotid artery anatomic relation as determined by ultrasonography. Anesthegiology 1996 ; 85 : 43-8.
6. Suarez T, Baerwald JP, Kraus C. Central venous access : the effects of approach, position, and head rotation on internal jugular vein cross-sectional area. Anesth Analg 2002 ; 95 : 1519-24.
7. Hensly FA, Martin DE, Gravlee GP（新見能成監訳）．心臓手術の麻酔．第3版．東京：メディカル・サイエンス・インターナショナル，2004.
8. Sulek CA, Gravenstein N, Blackshear RH, et al. Head rotation during internal jugular vein cannulation and the risk of carotid artery puncture. Anesth Analg 1996 ; 82 : 125-8.

（菊地　千歌・片山　勝之）

9 外頸静脈からの挿入法

J型ガイドワイヤー操作の修得がポイント

中心静脈穿刺となると，多くの麻酔科医は内頸静脈を第一選択としている。しかし常に100％の成功率を得ることは不可能であり，緊急時に苦労した経験が誰しも一度はあるに違いない。そんなとき隣に横たわる太い静脈を見て"ここから入れば…"と考えたことはないだろうか。穿刺やカテーテル留置が難しいという理由から外頸静脈は避けられているが，心停止や緊急時の静脈路としてきわめて有用であることを忘れてはならない。

■たかが外頸静脈とあなどるなかれ

表在静脈のなかでは最も太いため誰でも簡単に穿刺できるようにみえるが，それほど甘くはない。非常に集中力を要する血管であり，失敗して急速に血腫になり見苦しい状況に陥ったときには「1回で入れろ点滴あともよし」の麻酔いろは歌[1]を思いだすに違いない。

外頸静脈穿刺を成功させるには，1回で末梢静脈を確保する技術は当然だが，シリンジを付けた留置針の操作にもコツが必要になる。たかが外頸静脈とあなどるなかれ，穿刺は他のどの血管よりも集中力と技術が必要であることを覚えておいていただきたい。

■外頸静脈の走行を理解する

外頸静脈は，頭蓋部ならびに顎骨部よりの表在性静脈が集まり，後耳介静脈と下顎後静脈の前枝が合流し，頸横，肩甲上，前頸静脈などを受け入れながら，胸鎖乳突筋の前面を1本あるいは2本で斜めに下降し内頸静脈や鎖骨下静脈に注ぐ。走行上の最大の問題は鎖骨下静脈周囲での合流状況であり，その変異（バリエーション）がカテーテル留置を困難にしている。

合流は大きく三つの型に分類[2]される。図1のⅠ型あるいはⅡ型は上大静脈へ留置しやすい。しかし半数以上はⅢ型のように鎖骨下静脈へ直接合流し，その角度が末梢側に向かっていること，さらに合流部周辺には弁形成[3]や狭窄，静脈叢なども存在するため留置が困難になる。

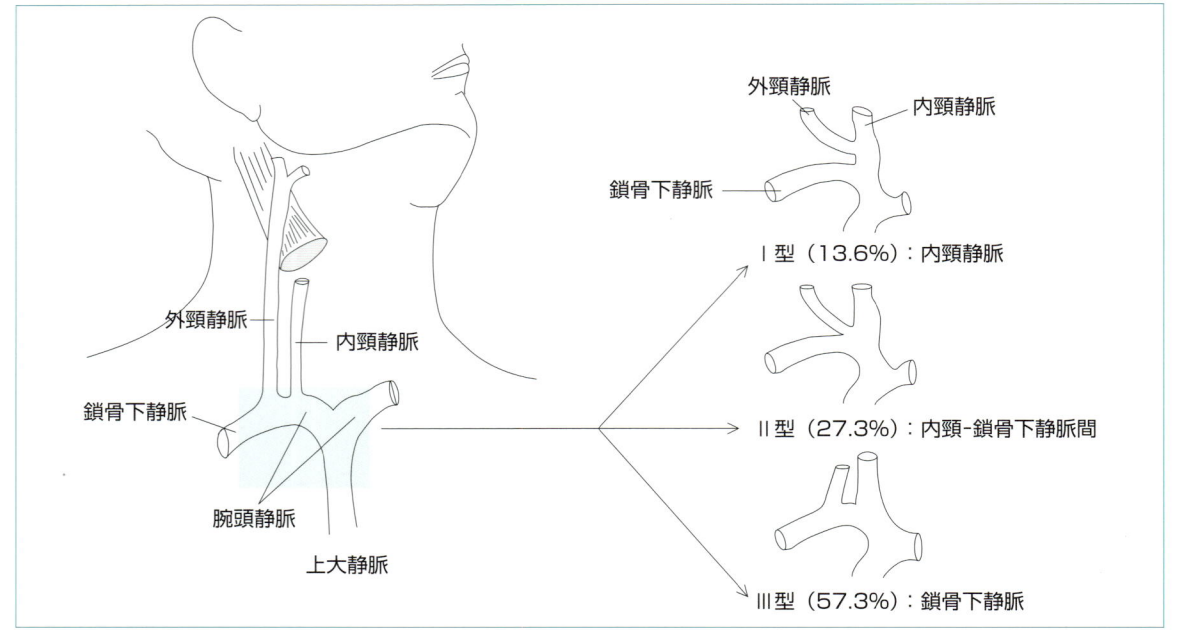

■図1 外頸静脈の流入状態
（上条雍彦．口腔解剖学．第3巻．脈管学．東京：アナトーム社，1994：561-8．より）
詳細は本文参照．

I型（13.6%）：内頸静脈
II型（27.3%）：内頸-鎖骨下静脈間
III型（57.3%）：鎖骨下静脈

■図2 外頸静脈
太くて鎖骨頭に向かう静脈のほうがカテーテル留置の成功率は高い．

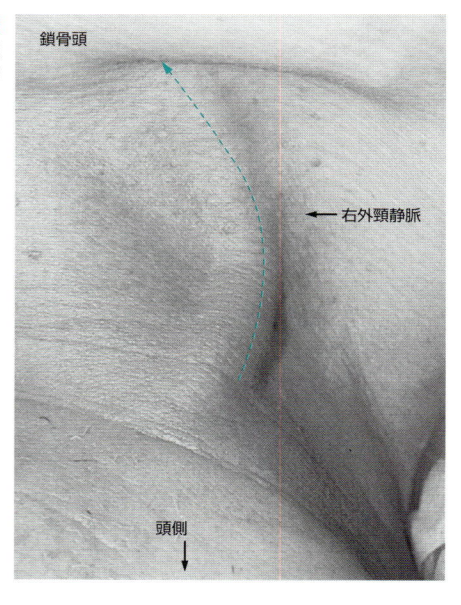

■穿刺キット
（J型ガイドワイヤー20cm）

カテーテル留置を確実にするためにはJ型ガイドワイヤーが必要不可欠である．メーカーは問わないが，内頸静脈で慣れているキットがベストであろう．忘れてならないのは，切れのよい留置針である．外頸穿刺部の皮膚は想像以上に硬いため，静脈を貫通せずに1回で素早い穿刺を成功させるためには，切れのよい留置針が必須である[*1]．

また，金属針ではなく留置針を用いることで，ガイドワイヤーが挿入不可能なときには術中の静脈ラインとして使用できる．なお，マイクロニードルタイプは，ガイドワイヤーが細くて軟らかいことから挿入感が得にくいこと，また後述のガイドワイヤー操作が難しいため使用していない．

■挿入の手順
◎左右の選択
慣れるまでは，失敗したときに内頸静脈に変更することを考えて，右側を選択する．経験上は，太くてかつ真っすぐで，走行が鎖骨頭に向かっている側（図2）が穿刺，カテーテル留置ともに成功率が高いという

[*1] 留置針はテルモサーフロー®（テルモ社）の18ゲージ針を用い，穿刺キットはB-BRAUN社製Accuguide®のダブルあるいはトリプルを使用している．

■コラム1：外頸静脈の弁

外頸静脈の弁は鎖骨下静脈との合流部が最も多く中間部へと続く[3]。留置針で静脈路を確保したときに首の向きや角度や深さなどで流れが悪くなるのは弁の影響が大きい。つまり，カテーテルを長期間留置すれば弁が開いた状態になり，逆流を生じて静脈瘤や血栓，感染を引き起こす可能性もある。頭低位を持続しないかぎり逆流は問題ないと考えているが，合併症予防から短期間留置とし，長くても5日，通常は3日以内には抜去している。

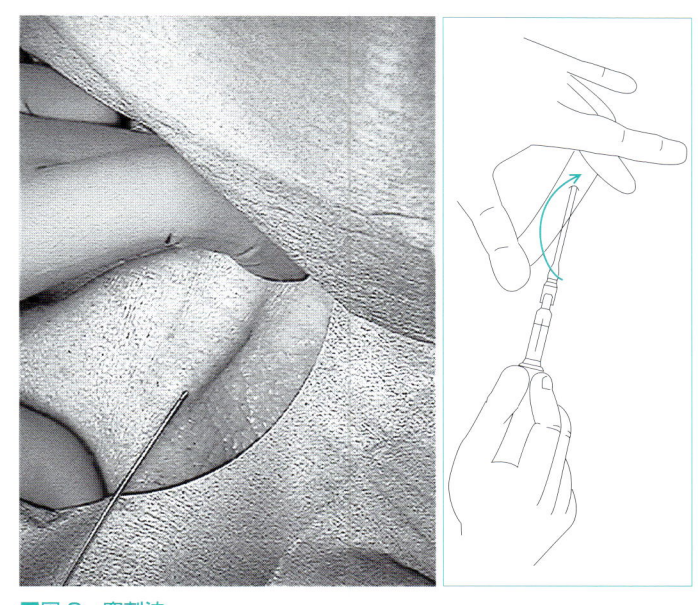

■図3　穿刺法
母指と中指で血管を怒張させ，示指で張りを確認し，すくうように一気に穿刺する。

印象がある。

なお，異常に太い（拡張している）場合は，外頸静脈瘤の可能性もあるので，穿刺は避ける。症例を重ねるうちに左右の選択眼（カン）が養われてこよう。

◎穿刺前準備（体位，消毒，局所麻酔）

左右を選択後にやや頭低位にし，下顎の突出状態（穿刺時に邪魔になる）と静脈の走行を確認して穿刺しやすい首の位置にする。消毒は原則として中心静脈カテーテル挿入時のマキシマルバリアプリコーションに準じているが，外頸静脈の周辺は汚れていることが多く，アルコール綿でこすると垢で真っ黒になるときは念入りに消毒を行っている。

なお，覚醒時に穿刺する場合は消毒後に穿刺ポイントの皮膚を左右どちらかに引いて膨疹をつくるように局所麻酔を行い，膨疹が静脈の直上にくるようにする。

◎穿刺

留置針の内針蓋を取り2.5 mLのディスポ注射器をつけ，内針が抜ける程度の彎曲をつける。

通常は注射器内にヘパリン生理食塩液を満たしてない。

まず母指と中指で血管が怒張（膨張では足りない）するように駆血させる。これが意外と難しい。Valsalva法やstethoscope method[4]（鎖骨上で圧迫）だけでなく，何回か指で挟み直しながら怒張させるのがコツである。普段から外頸静脈に触れて自分なりに感覚をつかんでおいていただきたい。怒張させたら利き手でシリンジをつけた留置針を持ち，血管の張り具合を示指で確認する。皮膚を適度に緊張させ（あまり強く引くと血管がつぶれる），留置針を寝かせてすくいあげるような感じで一気に穿刺する（図3）。

シリンジを吸引して血管内留置を確認したら外套を2～3 cm挿入し，再度吸引して血管内留置を確認する[*2]。外套を深く挿入しすぎると鎖骨下静脈との合流部にあたりガイドワイヤーの操作が難しくなり，浅すぎると操作時に外套が抜けてしまうため注意を要する。

◎J型ガイドワイヤー挿入

内針を抜いてガイドワイヤーを進める。まったく抵抗なく進むとき[5]，あるいは途中で抵抗があっても不整脈が生じたときは（無理に誘発させない）カテーテルは上大

貫通時は？

「静脈を貫通しても引きながら逆流を確認したところで留置すればいい」という安易な考えは捨てたほうがよい。貫通時は驚くほどの速さで血腫となり，膨れあがる。動脈穿刺のときのように，引き抜きながら逆流を確認したところで外套を挿入することも可能である。しかし，血腫を押さえながら血まみれ状態での操作は外頸静脈穿刺のイメージダウンになるので，できれば避けていただきたい。外頸静脈を穿刺するときは常に"この1本で決めないと後はない"という気持ちで望むことが大事である（体育会系出身者ならわかるであろう）。

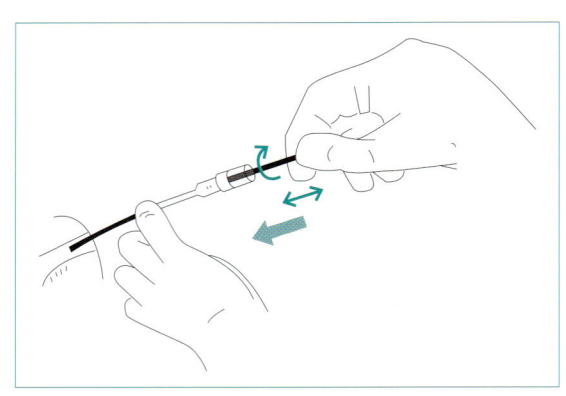

■図4　J型ガイドワイヤーが進まないときの操作

静脈へ留置される。ガイドワイヤーを進めるために，肩枕をする，肩をいからせるような挙上[6]）を加える，J部分を鎖骨近位端に向けて進める，などはよく知られたコツである*3。

ガイドワイヤーが進まないときは慎重に図4のような操作を加えている。

まず，ガイドワイヤーを母指と示指でつまみ，左右に少しずつ優しく回転させながら出し入れを行い抵抗が抜けるところを探す*4。10回ほど試みても進まなければ中止して深追いはしない。当初はガイドワイヤーが進まない時点であきらめていたが，回転出し入れの操作を加えるようになってから留置率が飛躍的に上昇した。しかし，ガイドワイヤーの粗暴な操作は血管の損傷や抜去困難を生じる可能性があるため，数回試みても進まないときはすみやかに撤退し，穿刺静脈を変更していただきたい*5。

◎ダイレータ挿入

挿入には皮膚切開が必要であるが，メスの刃を上向きにしてワイヤーを傷つけないように少しずつ切りこむようにしている。深すぎると血管を直接損傷してかなり出血するし，浅すぎると皮膚が硬いためダイレータを挿入できなくなる。挿入時は皮膚を強く緊張させてねじこむように進める。一気に"ズボッ"という感覚で入ることも多く，が抵抗が強くて入らないときはさらに切開

を加える。

ダイレータを無理に進めると，ガイドワイヤーの変形や血管壁の損傷，静脈の巻き込みなどが生じるため危険である。内頸静脈とは明らかに違う感触のため慣れるまでは抵抗（皮膚も気分も）を感じるかもしれないが，表在性の血管であり直視下に確認できるため安心感はある。

◎カテーテル挿入と固定管理

ダイレータを抜去した後は，刺入部を指で押さえながら内頸静脈と同様にカテーテルを挿入する。刺入部の出血が多いときは，しばらくガーゼで圧迫止血を行う。カテーテル先端の適正位置はI〜III型で異なること（右側10〜15cm，左側15〜20cm）を理解したうえで固定するが，必ず胸部X線写真で確認する。

なお，長期留置は推奨していない。理由は，内頸静脈より毛髪の生え際に近いため汚れやすく，固定位置により頸部のつっぱり感を訴えるためである。

■位置異常（異所性留置）と合併症

ガイドワイヤー挿入中に抵抗があり，前述の操作を加えたときは位置異常の可能性も考える。頻度は低い（1〜2％）が同側対側の内頸静脈，対側の鎖骨下静脈，同側の内胸静脈を経験している。同側の鎖骨下静脈末梢側の経験がないのは，偶然か弁の影響かは不明である。

合併症は，外頸静脈損傷，キンキングや結節形成による抜去困難，上大静脈穿孔などを散見するが，いずれも経験がなく，どのような操作で生じるのか理解できない。挿入できないことはあるとしても，粗暴な操作を行わなければ合併症は皆無と考えている。また，明らかにカテーテルが原因と考えられた血栓や感染は生じていない。

●●●

*3　ガイドワイヤー挿入のコツ

J部分を内側に向けて進めると進みやすい，というが，Jの向きは簡単に変わるためイメージどおりには進まない。肩を挙上すると外頸静脈が鎖骨下静脈の中枢側に対し鈍角になるため進みやすい[6]，という解剖学的な説明はよく知られている。しかし，進まないときに何度か試したが，肩の挙上も万能ではないようである。静脈の合流角より弁や狭窄，さらに静脈叢の存在などの影響が大きいのではないだろうか。

*4　微妙な感覚

ガイドワイヤーを"優しく回転"させながら出し入れするという表現は抽象的でわかりにくいと思うし，"どこが優しいの？"という指摘を受けることも多い。挿管後に柔らかい胃管（ファイコンフィーディングチューブ）をブラインドで挿入するような感覚，といえばピンとくるかもしれない。硬い胃管は腰があるので入れやすいが，柔らかいタイプは力任せに押し込んでも入らず微妙なコツが必要である。胃管挿入時に硬いタイプを使用したり，氷水で硬くしたり，口腔内に指を入れてガイドにしていると"優しく回転"の微妙な感触はなかなかつかめないかもしれない。

インターネット上で公開されている名古屋大学の中心静脈カテーテル挿入マニュアル[*6]は有名だが，外頸静脈の紹介がないのは残念である。LiSAのアンケート[7]でも第一選択とする医師がわずか2%では，マニアックルートとして敬遠されるのも仕方がないかもしれない。

しかし，麻酔科医ならば外頸静脈を宝の持ち腐れにしないで活用すべきである。出血性ショック時や心肺停止で呼ばれたとき，怒張している外頸静脈を尻目に末梢や内頸や大腿静脈を串刺しにしてはいないだろうか。エコーを用意している間に，まず外頸静脈を確保して末梢ルートとして使用し，落ち着いてからガイドワイヤーでカテーテルを留置することも可能なのである。中心静脈穿刺の幅を拡げるためにもぜひチャレンジしていただきたい。

外頸静脈にこだわり続けてわかってきたことがある。それは，指先の感触を信じること，無理をしなければ合併症は生じないこと，そして極意などは存在せず，コツやカンは経験を積まないと身につかないことである。安全で確実な中心静脈穿刺としての外頸静脈をマスターし，研修医にも教えていくことでその有用性が再認識できると信じている。

■ コラム 2：ガイドワイヤーの回転や出し入れ操作は危険か？

製品の注意書きには"抵抗があれば無理に進めたり引いたりしてはいけない"と記載されている。きわめてまれではあるが，破損，切断，キンキングによる抜去困難の症例があり，最近ではマイクロニードルタイプでの事故報告もある。ガイドワイヤーの回転や出し入れ操作でこのような事故を生じないとはいい切れない。しかし，抵抗を感じたら回転を加えて先端の向きを変えるという操作[8]や，抵抗のないところを丁寧に探す出し入れ操作は無理をしない手技でもあり，事故を未然に防ぐことになると考えている。

ガイドワイヤーの操作に精通していれば一概に危険とはいえず，報告されているような合併症も生じないであろう。

■ コラム 3：挿入困難の予想

静脈の外見からは判断は難しい。さすがに欠損例では無理だが，細くても，鎖骨遠位端に向かっていても，曲がっていても，意外と挿入できたりする。ただし，瘤のような状態や鎖骨の上に乗りあげているようなタイプは難しい。

[*] 撤退（内頸静脈への変更）の見きわめ

外頸静脈穿刺に失敗したのなら仕方がないが，ガイドワイヤーが進まないときはイライラするものである。しかし"無理をしないこと"が中心静脈穿刺の鉄則であることを忘れないでほしい。粗雑な操作のための静脈叢への迷入，弁への引っかかりなどから抜去困難に陥いることのないように注意していただきたい。

[*] www.med.nagoya-u.ac.jp/anesth/cv/

文 献

1. 芹沢直文．麻酔いろは歌．In：麻酔のコツとポイント．東京：克誠堂出版，1979：160-9.
2. 上条雍彦．口腔解剖学．第3巻．脈管学．東京：アナトーム社，1994：561-8.
3. Nishihara J, Takeuchi Y, Miyake M, et al. Distribution and morphology of valves in the human external jugular vein. J Maxillofac Surg 1996；9：216-9.
4. Dailey RH. External jugular vein cannulation and its use for CVP monitoring. J Emerg Med 1988；6：133-5.
5. Blitt CD, Wright WA, Petty WC, et al. Central venous catheterization via the external jugular vein access to the central venous system-A trial of two types of catheter. Br J Anaesth 1982；54：535-7.
6. 清水幸雄．外頸静脈へのカテーテル挿入に必要な解剖．In：高崎眞弓ほか編集．麻酔科診療プラクティス5．麻酔科医に必要な局所解剖．東京：文光堂，2003：116-7.
7. 冨岡譲二．隣は何をする人ぞ！LiSA 1998；5：502-5.
8. 上田裕一，渡部修．中心静脈カテーテル留置．日経メディカル 2006；9：58-60.

（高橋 健二）

10 鎖骨下静脈からの挿入法

正確な解剖学的知識と経験が重要

鎖骨下静脈からの中心静脈カテーテル留置は，内頸静脈や大腿静脈より固定しやすく，体動の制限を受けず，感染の危険が少ないなどの利点をもつ[1]。しかしながら，気胸や血胸など，時に致命的な合併症を生む危険性がある。このような合併症の生じる頻度は穿刺経験の少ないものほど高い[2]とされており，正確な解剖学的知識と経験がより重要となる。

■鎖骨下静脈の解剖

鎖骨下静脈は腋窩静脈の続きをなし，胸鎖関節の後方で内頸静脈と合流し腕頭静脈を作る静脈管で，第1肋骨外縁から内頸静脈との合流部（静脈角）までをいう（図1）。

第1肋骨外縁は鎖骨の内側1/3から1/2の間にあり，それより外側は腋窩静脈である。両静脈角の手前で外頸静脈が合流し，左静脈角には胸管が入る。鎖骨下静脈は併走する鎖骨下動脈の前尾側にあり，外側部では鎖骨より尾側にあるが，第1肋骨をまたいで鎖骨の後面に移行する。そこでは動静脈は前斜角筋により隔てられ，鎖骨下静脈は前斜角筋の前を通る（図2）。鎖骨下動脈の背側には腕神経叢があり，胸膜は第1肋骨頸の高さ（鎖骨下動脈のやや頭側）まである[3]。

■穿刺の体位

10〜15度のTrendelenburg位（頭低位）にすると，うっ血により静脈が拡張し穿刺しやすくなる。呼吸などの問題でTrendelenburg位が好ましくない場合は，下肢を挙上すると静脈還流が増加して同様な効果が得られる。

脊柱に沿って両肩甲骨間に枕を入れ胸を張らせると，肩が体幹より後方に落ち，上腕骨頭が邪魔にならず床面（体の冠状断面）に水平な角度で穿刺しやすくなる。ただし背部の圧迫が強すぎると鎖骨と肋骨の間隙は狭くなり，鎖骨下静脈は扁平化する。

顔を反対方向にむけ，穿刺側の腕は体の横につけて真っすぐに伸ばす。

肩の位置については諸説[4〜6]あるが，一般に肩を挙上すると鎖骨と肋骨の間隙があき針の可動域は広がるが，鎖骨下静脈が鎖

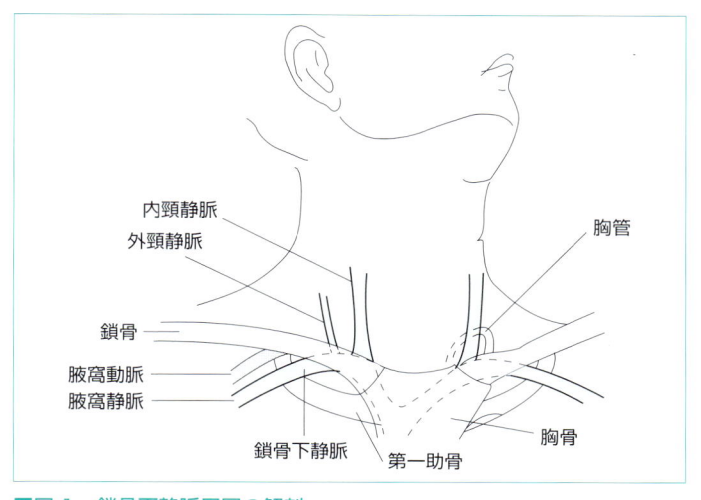

■図1 鎖骨下静脈周囲の解剖

■図2 鎖骨下動静脈と腕神経叢
（大胸筋と鎖骨の一部を除去）

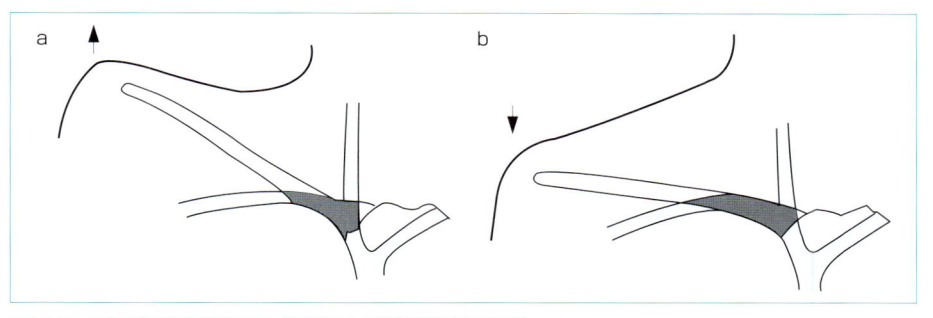

■図3 肩の位置の変化による鎖骨と鎖骨下静脈の関係
肩を挙上したとき（a）と肩を尾側に引いたとき（b）。肩を尾側に引くと，鎖骨下静脈が鎖骨と重なる領域が外側に広がる。

骨の後面にくるのが内側よりとなり，また静脈と鎖骨後面の距離が広がる。肩を尾側に引っ張ると鎖骨と肋骨の間隙は狭くなるが，静脈がより外側まで鎖骨後面と重なり，後面との距離も近づくため鎖骨後面を穿刺の目印としやすい（**図3**）。

合併症を避けるうえで最も重要なことは，できるだけ水平な角度で鎖骨後面に針を進入することであり，刺入点から静脈に到達するまでの距離が短いほど穿刺は容易である。外側からは水平に穿刺しやすいが，静脈までの距離が長くなる。内側からは静脈までの距離が短くなるが，水平に穿刺しにくくなる。これらを理解して，体位をとることが重要であり，水平に穿刺できるなら必ずしも枕は必要なく，肩が上がっているときはより内側からのアプローチを考えるべきである。

■ 標準的な穿刺方法

● 鎖骨中線（およそ乳頭線）上で鎖骨下縁から1〜2 cmを刺入点とする。
● 皮膚から進入経路を局所麻酔した後，23ゲージカテラン針で試験穿刺を行う。針を床面と水平に保ちながら胸骨上切痕に向けて（頭尾側方向にほぼ垂直）刺入する。この際，手前の皮膚を押さえると水平に刺入しやすいが，カテーテルが挿入された後に皮下で急角度となり閉塞の要因となるので，先に反対側へ皮膚を引っ張る（**図4**）。

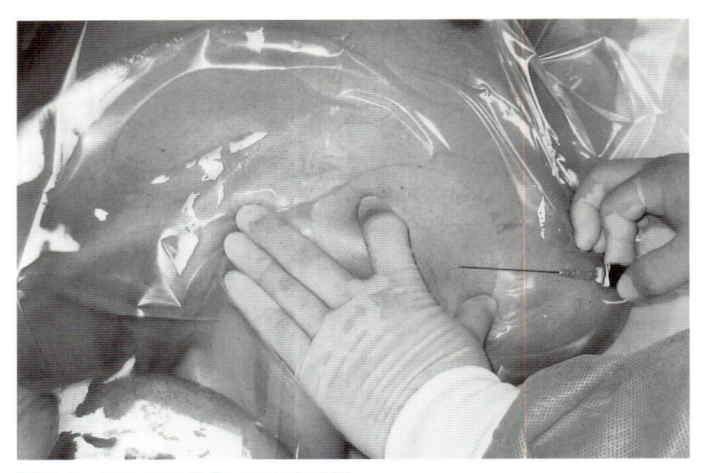

■図4 刺入点と角度，方向の目安
示指で皮膚を刺入方向に引っ張った後，刺入点の手前を母指で押さえ，冠状断面に水平に刺入する。中指は胸骨上切痕にあり刺入方向の目安とする。

- シリンジに軽く陰圧をかけながら鎖骨にあてるつもりで針を進める。
- 鎖骨にあたったら針先を1〜2cm引き戻し，少しずつ角度をつけて鎖骨後面へ針をくぐらせるように進める。静脈にあたらない場合，やや頭側に向きを変えやり直すが，鎖骨後面から離れると動脈や胸腔穿刺の危険性が高まるため，常に鎖骨後面から離れないように針の角度に注意する。
- 血液の逆流がみられたら，方向と深さを確認し，同様に本穿刺を行う。
- 太い径の，特にきれの悪い穿刺針を用いた場合，静脈にあたっても内腔がつぶれて血液の逆流が見られないことがある。試験穿刺より2〜3mm深く進めても血液の逆流がない場合，針の内筒を抜き外筒に注射器を接続し軽く陰圧をかけながらゆっくり引き抜いてくる。
- 血液の逆流が見られたら注射器を外し〔自発呼吸や循環血液量減少（hypovolemia）のときは空気を引き込まないように内腔を指でふさぐ〕，ガイドワイヤー先端のJ型の曲がりを尾側方向に向け挿入する。この際，針をしっかり保持し肩を挙上するとより確実にガイドワイヤーを腕頭静脈側に進めることができる。
- 数回試してもうまくいかない場合，術者を代えるか，他の静脈からのアプローチにするか，後述するエコーガイド下の穿刺を試みる。深追いは合併症のリスクを高めるため，鎖骨下静脈では特に控えるべきである。
- もし空気がかえってきたら穿刺を中止し，胸部X線写真を撮る。ただし気胸は数時間してから明らかになることがあるので注意する。
- 動脈穿刺をした場合，針の刺入部から中枢側を圧迫することにより通常は止血可能であるが，外科的処置が必要となることもあり，注意深く経過観察を行う。

肥満患者の場合

高度の肥満や浮腫のある患者では，刺入点から静脈に到達するまでの距離が長くなるとともに針を水平な角度で穿刺しにくくなるため，穿刺が難しく合併症の危険性が高まる。内頸静脈など他のルートをまず優先する。

鎖骨下静脈を穿刺する場合，肩甲骨間に大きめのロールを入れ，肩を尾側に引っ張り，できるだけ鎖骨中線付近から水平に穿刺できるような体位をとる。それが可能なら通常の方法でよいが，腋窩付近の皮下脂肪や浮腫などにより肩が上がった状態になりやすく，その場合はより内側からのアプローチが必要になる。

鎖骨内側1/3で鎖骨下1〜2cmを刺入点とし，胸骨上切痕に向けて穿刺するが，鎖骨後面にくぐらせるためには皮膚に対して角度が必要となり，胸腔や動脈穿刺の危険性が高まる。あらかじめ針を少し彎曲させ，鎖骨後面から離れないようにするのも一法である[7]（ただし，外筒のない穿刺針では内腔をガイドワイヤーがスムーズに通るのを確認すること）。2，3回やって成功しなければ中止する。

■エコーガイド下の穿刺

鎖骨下静脈は体表から深い位置にあり，鎖骨と重なりエコーで描出しにくいため，実際には鎖骨外側部下方から腋窩静脈を描出し穿刺することになる．この際，前述したように肩を挙上すると，鎖骨下静脈が鎖骨の後面にくる位置が内側となり，静脈をより中枢まで描出することができる．

エコープローブを清潔状態で使用し，大胸筋の先に腋窩静脈の長軸像を描出したら，プローブの外側縁から刺入し針先の位置を確認する．画面上に針が描出されない場合は，プローブと穿刺針の位置関係を確認し，プローブの位置や傾きを調整する．

どうしても外側から急な進入角度になりやすいため，静脈を貫くと胸腔や動脈穿刺の危険性が高まる．必ず針先と腋窩静脈長軸を同時に描出しながら血管内まで針を進めることが重要である[8]（図5）．そのためにはエコープローブのビーム幅のなかに針を通して行かなければならず，これにはある程度練習が必要である．シミュレーターなどで練習し，習熟してから臨床応用すべきである．

針先が静脈の前壁で内腔を押しつぶす場合，針を少し引き戻し角度を緩やかにしてぐいと押し込むようにするとよい．

今後，エコーガイド下の穿刺はその安全性，有用性が認識されることにより，鎖骨下静脈においても一般的な手技となろう．

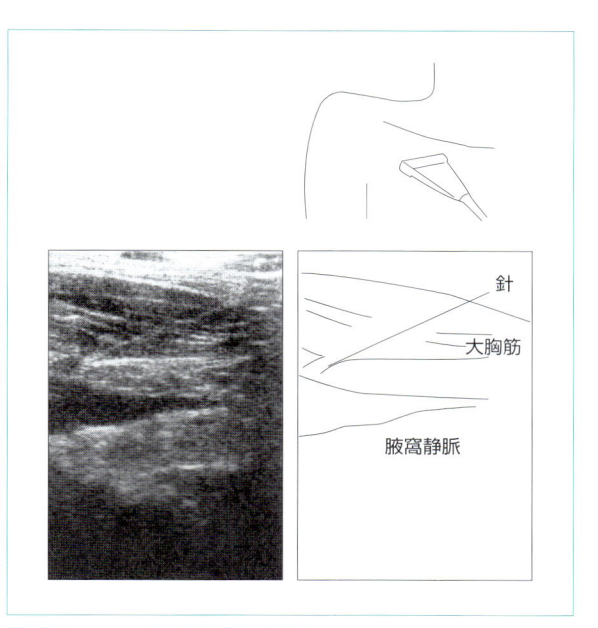

■図5 エコーガイド下の穿刺
エコープローブの外縁から刺入し，腋窩静脈の長軸と針を同時に描出する．肩を挙上したほうが腋窩静脈を内側まで描出しやすい．

文献

1. O'grady NP, Alexander M, Dellinger EP, et al. Healthcare Infection Control Practices Advisory Committee. Guidelines for the prevention of intravascular catheter-related infections. Am J Infect Control 2002 ; 30 : 476-89.
2. Simpson ET, Aitchison JM. Percutaneous infraclavicular subclavian vein catheterization in shocked patients : a prospective study in 172 patients. J Trauma 1982 ; 22 : 781-4.
3. 森田 茂, 楠 豊和. グラント解剖学図譜. 第3版. 東京：医学書院，2000.
4. Tan BK, Hong SW, Huang MH, et al. Anatomic basis of safe percutaneous subclavian venous catheterization. J Trauma 2000 ; 48 : 82-6.
5. Kitagawa N, Oda M, Totoki T, et al. Proper shoulder position for subclavian venipuncture : a prospective randomized clinical trial and anatomical perspectives using multislice computed tomography. Anesthesiology 2004 ; 101 : 1306-12.
6. Fortune JB, Feustel P. Effect of patient position on size and location of the subclavian vein for percutaneous puncture. Arch Surg 2003 ; 138 : 996-1000.
7. Tan BK, Wong CH, Ng R, et al. A modified technique of percutaneous subclavian venous catheterization in the oedematous burned patient. Burns 2005 ; 31 : 505-9.
8. Orihashi K, Imai K, Sato K, et al. Extrathoracic Subclavian Venipuncture Under Ultrasound Guidance. Circ J 2005 ; 69 : 1111-5.

（田家　諭）

11 大腿静脈からの挿入法

鼠径靭帯1～2横指下で，30～40度の角度で頭側に穿刺

中心静脈カテーテルは，中心静脈圧測定，高カロリー輸液，血管作動薬の確実な投与などを可能としたが，同時にカテーテル挿入時，留置期間に重篤な合併症を起こしうる。その挿入部位として内頸静脈，鎖骨下静脈，大腿静脈，肘静脈が用いられる。大腿静脈は心肺蘇生中には蘇生手技を妨げずに迅速に穿刺が行える部位として，また同時に，経皮的心肺補助（PCPS）の脱血回路確保のルートとして貴重である。さらに，血液浄化療法の際のFDLカテーテル挿入部位としては安定した送脱血部位として多く用いられている。一方，大腿静脈に留置したカテーテルは汚染されやすく，カテーテル感染症を起こしやすいこと，また，カテーテル血栓症の発症頻度はきわめて高く長期留置には適さないことに留意すべきである。穿刺の方法として最近はエコーガイド下穿刺が標準化されている。これにより1度目の穿刺で成功する率が高まり，カテーテル留置失敗率を低下させ，穿刺にかかわる機械的合併症を減らすことができる。装置が利用可能であればできるだけ2-Dエコーガイド下に穿刺すべきであり，特に新生児，小児においては必須の手技といえる。

■もちろん大腿動脈の内側

◎鼠径部では，大腿静脈は大腿動脈の内側後方を伴走している。通常，上前腸骨棘-恥骨結合を結んだ線が鼠径靭帯に一致する。大腿静脈穿刺では鼠径靭帯よりも末梢，大腿三角部（縫工筋，長内転筋，鼠径靭帯に囲まれた三角形の部位）で穿刺を行う（図1）。この部分では，内側より大腿静脈，大腿動脈，大腿神経の順で並んでいるが，時に，静脈が動脈の背側を走行している。

■下肢の体位は意外に大切

◎体位は下肢を進展，軽度外転，外旋位とする。股関節を屈曲するとうまくいかないうえ，手技中に動くと危険であり，あらかじめ患者によく説明する。

術者が右利きの場合，患者の右側から挿入すると，左手で大腿動脈の拍動を触れながら右手で穿刺できるので施行しやすい。

皮膚消毒は穿刺部位を中心に広く行う。

■右側を選択する理由は，「やりやすい」から，だけではない

◎穿刺部位は通常右側を選択する。その理由は，①総腸骨静脈から下大静脈への移行角度は右側のほうが左側よりも直線に近いこと，②左総腸骨静脈は右総腸骨動脈との交差点で同動脈より圧迫を受けやすく，左総腸骨静脈に狭窄，血栓形成をきたしている場合があること，である[1]。

■鼠径靱帯より下方で

◎穿刺は，鼠径靱帯の1～2横指下方で大腿動脈の拍動を指先で感じながら外側によけつつ内側後方を伴走する大腿静脈周辺の脂肪組織に局所浸潤麻酔を行う。

鼠径靱帯より上で穿刺した場合，後腹膜出血を合併することがある。また，腹腔内への迷入の危険もある。逆に，より末梢側では大腿静脈が大腿動脈の背側へ移行し深部に向かうため鼠径靱帯から離れるほど動脈穿刺になりやすい。しかも，止血の際に大腿動脈が深部に逃げて固定性が悪いため圧迫止血ができにくく，そのために医原性仮性動脈瘤や大腿動静脈瘻を作ることもある[1, 2]。

◎大腿静脈の1横指内側（正中側1cm以内）を同定し，鼠径靱帯の1～2横指下の局所麻酔を行った皮膚で30～40度の角度で頭側向きに穿刺する（図2）。注射器に陰圧をかけながら静脈血の逆流があるまで針を進める。留置針先端の外筒と内筒の距離部分（2～3mmHg程度）だけさらに針を進める。

静脈血が吸引できない場合は注射器に陰圧をかけながら，ゆっくりと外筒を抜いていき，勢いよく静脈血が吸引できるところで外筒を止める。ガイドワイヤーを外筒か

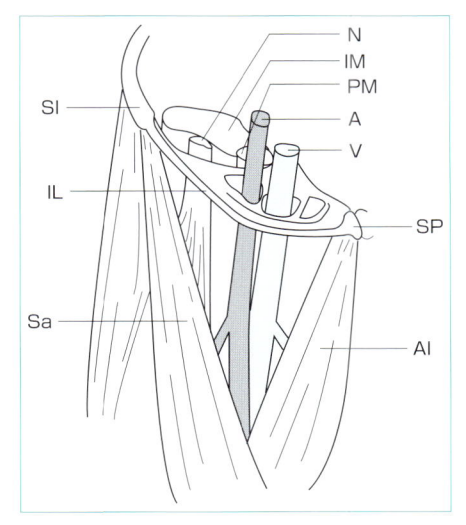

■図1　大腿静脈穿刺部解剖
A：大腿動脈，V：大腿静脈，N：大腿神経，AI：長内転筋，Sa：縫工筋，IL：鼠径靱帯，IM：腸骨筋，PM：大腰筋，SI：上前腸骨棘，SP：恥骨結合

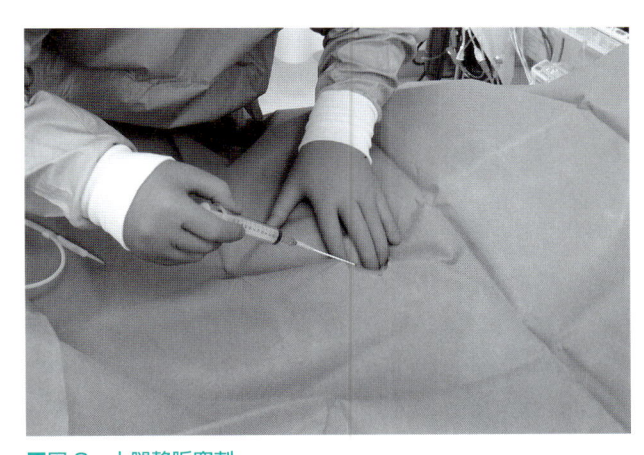

■図2　大腿静脈穿刺
30～40度の角度で頭側向きに穿刺する

ら挿入し抵抗がなければ10cm程度挿入する。

ガイドワイヤーのガイド下に穿刺針の外筒を根元まで挿入する。ガイドワイヤーをいったん完全に抜去し，再び外筒から静脈血がスムーズに吸引できることを確認する。

再び外筒から抵抗がなければガイドワイヤーを30cm程度挿入する（図3）。抵抗があれば決して進めてはならない。ガイドワイヤーを通じてダイレータを挿入，抜去したあと，カテーテル挿入はできるだけカ

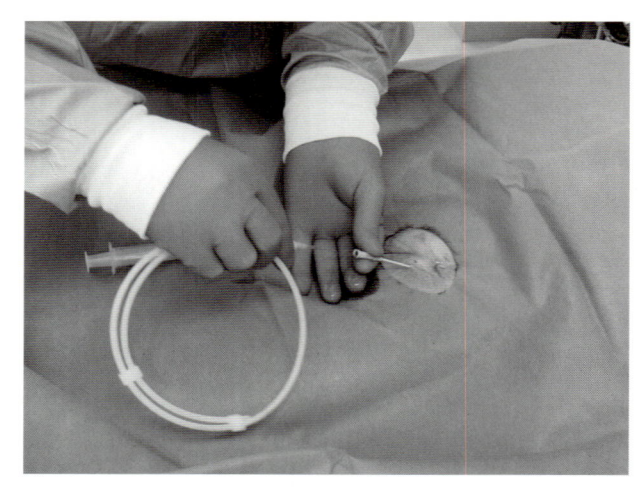

■図3　ガイドワイヤーの挿入

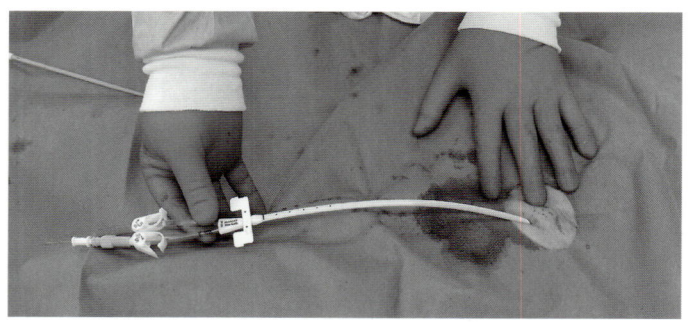

■図4　カテーテルの挿入
この症例では透析用FDL（flexible double lumen catheter）カテーテル挿入

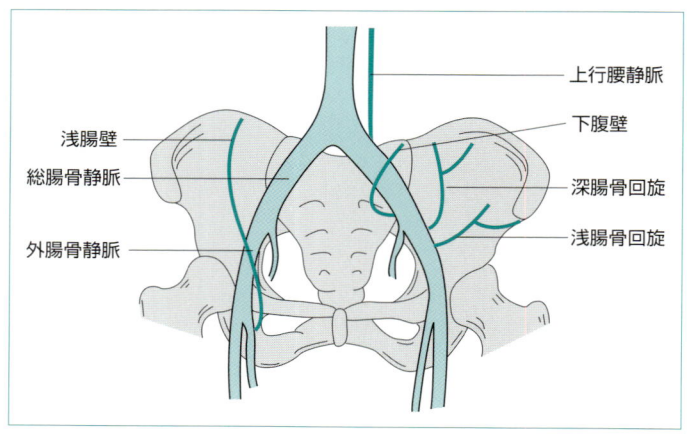

■図5　骨盤部静脈

（上行腰静脈、下腹壁、深腸骨回旋、浅腸骨回旋、浅腸壁、総腸骨静脈、外腸骨静脈）

■上行腰静脈に迷入することあり！X線写真でも気づかない？

◎カテーテルを進めていて抵抗がある場合は，腎静脈，肝静脈，対側の腸骨静脈や大腿静脈，総腸骨静脈から分岐する骨盤部の静脈のどれかに迷入していることが多い（図5）[3]。

特に，上行腰静脈への迷入は要注意であり，そのカテーテルからの高カロリー輸液によって血管炎から膿瘍形成に至ることもある。カテーテル先端が中心静脈以外に迷入したままで高カロリー輸液を行ってはならない。

カテーテルから（マルチルーメンの場合はすべてのルーメンから）静脈血がスムーズに吸引できることを確認したのちに，カテーテルを針糸で固定する。スムーズな逆流がない場合は，カテーテル先端が血管壁に先あたりしているか，分岐した静脈への迷入である。

カテーテルを1～5 cm引き抜いて再度吸引してみる。スムーズな逆流がない状態でこのカテーテルを使用してはならない。

◎腹部-骨盤単純X線写真でカテーテル位置を確認する。ただし，上行腰静脈に迷入している場合はX線写真によってもその迷入には気づきにくい。疑わしければCTを行う必要がある。

◎ただ，鼠径靱帯直下には，約3分の2の症例で静脈弁が存在するため，静脈穿刺が成功しても場合によりカテーテルの送り込みが困難なことがある[1]。

◎挿入長は成人では40～50 cm程度とする〔単なる輸液路や透析のみの使用目的なら15～20 cm程度でもよいが，カテコールアミン投薬や中心静脈圧（CVP）測定の目的では横隔膜レベルまで上げる〕。

テーテルを伸ばした状態で行い，先端が他の部位に迷入しないように意識して進める（図4）。

■ 長期留置は感染症, 静脈血栓症のもと

大腿静脈からのカテーテル挿入は, 穿刺部位が陰部に近いことから長期留置による感染の危険がきわめて高い。蘇生時などを除いて, 内頸, 鎖骨下静脈などの穿刺部位での皮膚感染, 穿刺静脈の血栓など, やむを得ない場合に限定すべきである。

また, カテーテル関連血栓症の発生率は鎖骨下静脈と比べて, 内頸静脈は約4倍, 大腿静脈は10倍以上といわれている。特に, 外腸骨静脈や下大静脈にカテーテルに沿った血栓を作りやすく, エコーやCTでの注意深い読影が望まれる。この部位での血栓は深部静脈血栓症であり急性肺血栓塞栓症に進展する可能性もある。特に留意されたい。

◎透析用 (血液浄化法用) FDLカテーテルを大腿静脈に挿入する場合の注意点:
手技は同様である。通常の中心静脈カテーテルに比べてカテーテル外径が大きいので, 間違って大腿動脈挿入などを引き起こさないよう特に注意が必要である。大腿動脈挿入となった場合はただちに抜去し圧迫止血を試みるが, 外科的に動脈穿刺部を縫合したほうがよい場合もある。

■ 心不全では, 動静脈の鑑別がつきにくいこともある

◎心不全時の大腿静脈穿刺
心不全のように体血圧は低く中心静脈圧が高い状態での大腿静脈穿刺では, 静脈圧が高いことと, 動脈血でも酸素飽和度が低いために, 動静脈の鑑別に迷うことがある。進行した病態では, 圧波形や採血した血液ガス所見からでさえ判別しがたい場合も存在する。

腹部エコーによる観察が最も有効と考えられるが, 腹部のガスなどでエコーでも明瞭に描出できない場合は, 腹部単純X線, さらにはカテーテルからの造影を必要とする場合もある。

■ PCPS挿入時の大腿静脈穿刺 —心停止中でもできるか?

◎PCPSカニューレ挿入のための穿刺
心肺蘇生時のPCPS (経皮的心肺補助) 装着時, 脱血管挿入のために行う大腿静脈穿刺では, 大腿動静脈の鑑別がさらに困難であることが多い。有効な胸骨圧迫心マッサージ下では大腿動脈の触知は可能であり, まず動脈を穿刺する。それをメルクマールに大腿静脈を穿刺する。穿刺が困難な場合は鼠径靱帯下の横小切開法に変更する。

この小切開法では確実なブラッドアクセスが5分程度で確保できるので, 穿刺困難であれば躊躇せず選択すべきである[4]。心停止状態でなく, かつPCPS挿入の可能性があれば, 大腿動脈の拍動が触知できるうちに, 18ゲージカニューレを大腿動脈と大腿静脈のおのおのに確保しておくことが最も有効な手段である。CPAOA (来院時心肺停止) の場合はまずどちらかに確保しておき, 何らかの心拍動を得られた時点で動静脈を判断する。

■ エコーガイド下穿刺

エコーガイド下穿刺は, 1度目の穿刺で成功する可能性が高まり, カテーテル留置失敗率を低下させ, 穿刺にかかわる機械的合併症を減らす。成人・小児を問わず, 装置が利用可能であればできるだけ2-Dエコーガイド下に穿刺すべきである。穿刺の前に大腿静脈を前もって描出するだけでなく, 実際に穿刺する際にエコープローブを用いてエコー画像を描出しながら穿刺針, ガイドワイヤー, カテーテルの位置を確認して行う。この方法を「リアルタイムエコーガイド下穿刺法」という。

リアルタイムエコーガイド下穿刺は理想的には, 中心静脈カテーテル挿入の全例に適応されるのが望ましい。しかし, エコー

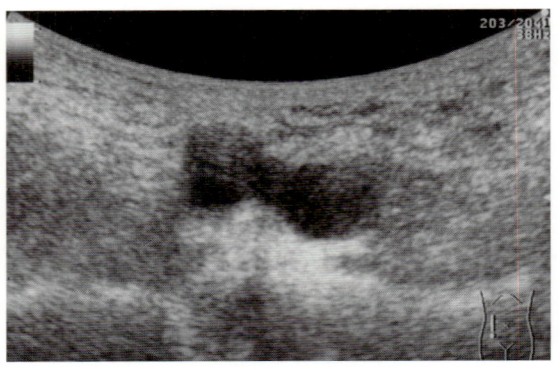

■図6 大腿動脈，大腿静脈のエコー図
右鼠径靭帯の1横指下方で大腿動脈，静脈の走行に直交するようにエコープローブを当てた。左が大腿動脈，右が大腿静脈。

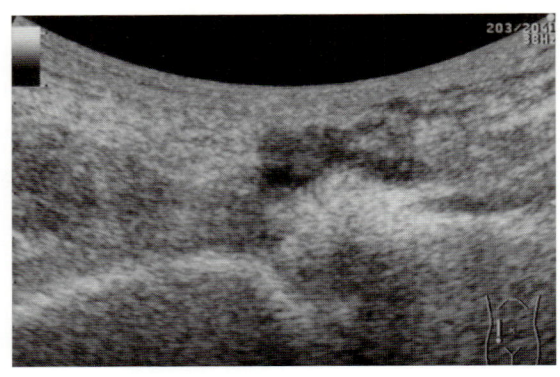

■図7 大腿動脈，大腿静脈のエコー図（自験例）
プローブによる圧迫で大腿静脈は圧排された。

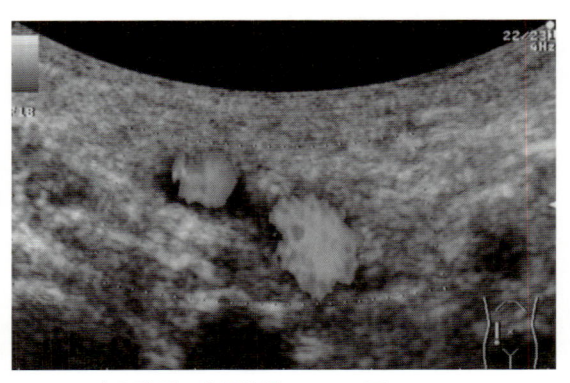

■図8 大腿動脈，大腿静脈のエコー図
パワードプラー法ではカラードプラー法より血流表示が鮮明に得られる確率が高くなる。

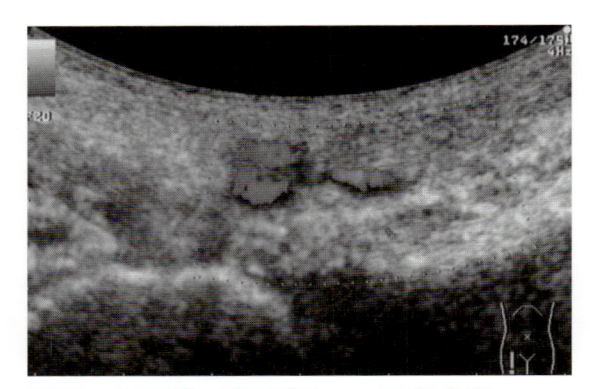

■図9 大腿動脈，大腿静脈のエコー図（自験例）
パワードプラー法ではカラードプラー法より血流表示が鮮明に得られる確率が高くなる。

装置の台数，滅菌カバーなどのコスト，施行者のトレーニングが行きわたっていないなどの理由から現時点では以下のような適応に優先して用いるのがよい。すなわち，小児，前回穿刺困難，出血傾向，穿刺部位の病変などである。

近年，中心静脈カテーテル挿入に伴う合併症はその試行回数と比較するときわめて少ないにもかかわらず，医療事故として取りざたされるようになってきた。鎖骨下静脈穿刺による気胸は代表的なものであるが，昔なら胸腔ドレーンを入れ，合併症が起こったので適切に対処したと患者に伝えて経過観察するだけであったが，現代では患者が助かっても医師はインシデントの報告や患者家族，他の医療従事者からの信頼の

失墜にはじまり，合併症としてでなく医療事故として取り扱われる場合が多くなってきている[5]。超音波エコーガイド下中心静脈カテーテル挿入はランドマーク法と比較して，挿入時間の短縮，1回目の穿刺での成功率上昇が報告されている。ここで，気胸，血胸などがない大腿静脈穿刺は，鎖骨下穿刺より比較的安全と考えられるが，注意すべきは特に鼠径靭帯より上の大腿動脈を穿刺してしまった場合の後腹膜血腫である。

鼠径部の一横指直下にエコープローブを当てると，大腿動脈，大腿静脈が並んで描出できる（図6）。通常の腹部エコー用プローブで視野深度を浅くする。大腿静脈は大腿動脈の内側に描出できるので判別可能

だが，プローブで皮膚を圧迫すると大腿静脈は容易に閉塞するので鑑別が容易である（**図7**）．パワードプラーにて血管の描出はより容易となる（**図8, 9**）．

　エコーガイド下穿刺には2種類あり，初めにエコーにて大腿静脈の位置を確認してマーキングしておき，これに沿って穿刺する方法と，エコーガイド下に見ながら穿刺するリアルタイム法である．リアルタイム法では穿刺針がエコー断層像に十分近づけば，エコーの反射・散乱によって穿刺針を見ることができる．また，穿刺針がエコー断層像内に入れが，エコー輝度の高い点として針が描出される．しかし，エコー断層像は非常に薄い平面であるため，この中に針が位置するようにプローブを操作するには訓練が必要である[5]．成人の場合はリアルタイム法にこだわらず，前者で行えば十分である．新生児で穿刺困難例ではリアルタイム法が時に有効となる．

文献

1. 名古屋大学医学部付属病院．中心静脈カテーテル挿入マニュアル．《http://www.med.nagoya-u.ac.jp/anesth/cv/》
2. 小川達也，金田敏夫，井上剛裕ほか．大腿部穿刺後の大腿動静脈瘻に対する手術経験と防止対策の検討．日血外会誌 2002；11：618．
3. 榮 建文，田村正三．大腿静脈からのカテーテル挿入に必要な解剖．麻酔科医に必要な局所解剖．In：高崎眞弓ほか編．麻酔科診療プラクティス5．麻酔科医に必要な局所解剖．東京：文光堂，2002：130-1．
4. 前川聡一．心停止下でも素早くPCPSを廻せる．In：貝沼関志編著．麻酔・救急・集中治療　専門医のわざ．東京：真興交易医書出版部，2000：104-7．
5. 徳嶺讓芳，須加原一博．より安全な中心静脈穿刺：エコーガイド下中心静脈穿刺法〜どうしてエコーガイドが必要なのか？《http://www.okinawa.med.or.jp/activities/haiho/kaiho_data/2006/200607/058.html》

〈貝沼 関志〉

12 上腕静脈からの挿入法

上肢を外転，外旋させ，内頸静脈への迷入を防げ

中心静脈へのカテーテル挿入，留置は，高カロリー輸液投与，中心静脈圧測定，カテコールアミン投与や化学療法の薬物投与などさまざまな目的で行われる。中心静脈は胸腔内の大静脈のことで，中心静脈までカテーテルを挿入する経路は，内頸静脈，外頸静脈，鎖骨下静脈，大腿静脈および肘静脈が用いられる。

上腕からのカテーテル留置は肘窩の皮静脈から行うのが一般的である。皮静脈は浅いところにあり，目視できるため穿刺が容易である。しかし，走行に個人差があり，穿刺が難しい症例も多い[1]。

しかし，上腕（肘静脈）からの中心静脈穿刺法は他の穿刺法に比べて合併症が少なく，局所麻酔下でも簡単に行える。合併症の少なさ，手技の簡便さから今後使用頻度が増えると考えられ，習熟しておくことが望ましい。

■上腕からの穿刺の適応と禁忌

上腕から穿刺する目的は，他の穿刺法と同じく，中心静脈にカテーテル先端を留置し，圧測定や薬物投与の経路として使用するためである。上腕からの穿刺法は特に難しい手技を要せず挿入しやすく，短期間留置して薬物投与に用いる場合もあるが，感染の危険性が少ないことから長期留置症例に用いられることも多い[2]。また，病棟でも簡単に挿入できることから，使用症例も増えてきている。他の穿刺法では禁忌とされる凝固能に異常がある症例でも，圧迫止血を行いやすいことから応用可能である。

禁忌は，一般的には局所の感染，および末梢静脈が穿刺不可能な患者である。カテーテル先端が目標の中心静脈に達しないときには，中心静脈栄養，化学療法などでは，血管炎を起こす可能性があるので薬物の注入は慎重でなければならない。また，緊急時に中心静脈を穿刺するのであれば，血液が中枢にシフトしているので，大腿静脈や内頸静脈穿刺が適しており，上腕の静脈を穿刺するのであれば末梢路として確保すべきである。

■肘付近の皮静脈の解剖

前腕の皮静脈は，前腕を上がり，橈側皮静脈，尺側皮静脈および前腕正中皮静脈の3本の皮静脈になり，肘窩でさまざまな形をとる。その後，橈側皮静脈は上腕を上り鎖骨の下で小胸筋の上縁を越えて腋窩静脈に入る。尺側皮静脈は上腕の下部1/3で筋膜を貫いて上腕静脈に入る。

前腕正中皮静脈は肘窩で橈側皮静脈および尺側皮静脈の一方に入るか，橈側正中皮静脈および尺側正中皮静脈あるいはこれらが結合した肘正中皮静脈に分かれて入る（**図1**）[3]。

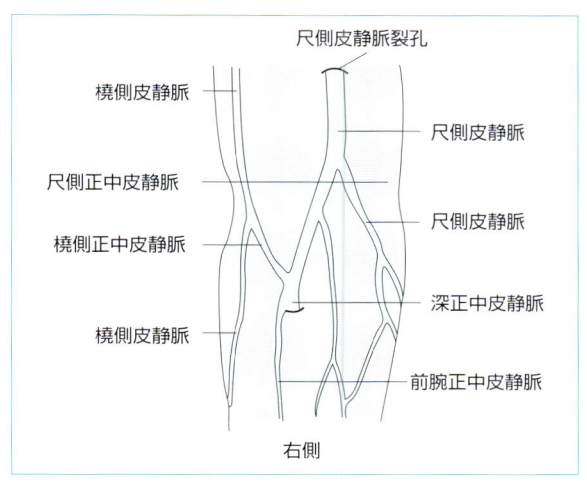

▼図1　肘窩付近の皮静脈の走行
(柳下芳寛．肘正中皮静脈からのカテーテル挿入に必要な解剖．In：高崎眞弓ほか編．麻酔科診療プラクティス5．麻酔科医に必要な局所解剖．東京：文光堂，2002：118-9．より)
肘窩で皮静脈はさまざまな形をとる。その例を示す。尺側皮静脈は上腕の下1/3で尺側皮静脈裂孔から深層に入り，上腕静脈に入る。

■穿刺の実際

◯体位

仰臥位で行う。駆血帯を使用して血管を怒張させるため頭低位にする必要はない。

カテーテルを挿入しやすくするために，上肢は外転，外旋させる（**臨床メモ**）。

◯穿刺部位

肘正中皮静脈あるいは尺側正中皮静脈を用いる。肘正中皮静脈と尺側正中皮静脈は尺側皮静脈になり，上腕静脈に注ぎ，鎖骨下静脈に流れる。このため，カテーテルの挿入，留置が容易で，通常はこの静脈を使用する。また，右側からの穿刺のほうが距離を短くできるために，通常は右側の肘正中皮静脈あるいは尺側正中皮静脈を，使用する。

橈側皮静脈，橈側正中皮静脈は通常は穿刺しない。橈側皮静脈は鎖骨下で腋窩静脈に注ぐため，腋窩静脈に開口する角度が鈍角になりカテーテルが進みにくい。また，橈側皮静脈は尺側皮静脈に比べて口径が細くカテーテル留置が難しい。

◯穿刺

- 駆血時間を短縮するため，消毒後，助手に駆血してもらう。

■臨床メモ：上肢を外転，外旋させる理由

上肢を外転，外旋させることで，尺側皮静脈が直線に近くなり，カテーテルの中心静脈への留置を行いやすくする。また，外頸静脈，内頸静脈へカテーテル先端が迷入するのを予防できる（**図A**）。

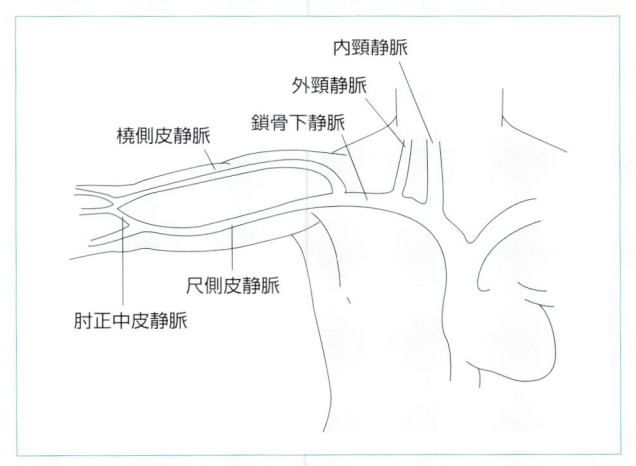

■図A　上腕を外転，外旋したときの尺側皮静脈
(柳下芳寛．肘正中皮静脈からのカテーテル挿入に必要な解剖．In：高崎眞弓ほか編．麻酔科診療プラクティス5．麻酔科医に必要な局所解剖．東京：文光堂，2002：118-9．より)
尺側皮静脈は橈側皮静脈に比べて径が太い。また，橈側皮静脈は鎖骨下静脈と合流する角度が鈍角である。そのため，尺側皮静脈のほうが中心静脈カテーテル留置に適している。上腕を外転，外旋させると，尺側皮静脈が直線的になりカテーテルが進みやすい。

- 上述のように肘正中皮静脈あるいは尺側正中皮静脈を穿刺する。このときは，末梢の静脈留置針と要領は同じである。
- 助手に駆血を解除してもらい，ガイドワイヤーを挿入する。
- ガイドワイヤーを残し穿刺針の外套を抜去する。
- ダイレータをガイドワイヤーに通して進める。
- ダイレータを抜去した後，ガイドワイヤーをカテーテルの内腔を通し，ガイドワイヤーがカテーテルの近位端から出るのを確認して，カテーテルを進める。カテーテルを進めるときには頭部を穿刺側に傾けて，カテーテル先端が外頸静脈や内頸静脈へ入るのを予防する。
- カテーテルは穿刺部から 40〜50 cm で上大静脈に達する。

■上腕からの穿刺の利点

上腕からの中心静脈穿刺の利点は，合併症が少ないことである。これは穿刺部位付近に大きな血管や，神経叢がなく，安全に穿刺できるからである。また，穿刺手技は特別な技術を要さず，末梢静脈路確保と同様な手技で行うことが可能である。

加えて，頸部や鎖骨下を穿刺するときには，滅菌シーツを患者の顔にかける必要がある。上腕からの穿刺では患者の顔を穿刺中も見ることができ，安全性が向上する。

■カテーテル留置に伴う合併症

上腕からの穿刺では比較的合併症は少ないが，以下のような合併症が起こる可能性があるため，穿刺およびカテーテル留置には十分な注意が必要である。

- 長いカテーテルを用いていると，上肢を外転したときにカテーテル先端が心臓内に進み，心臓の穿孔や不整脈の原因になる[4]。
- 感染の危険性は少ないといわれているが，皆無ではないので注意を要する[5]。カテーテルを留置している血管を目視できる範囲が長いため，留置後の視診も重要である。
- カテーテルが長いため，カテーテル周囲の血栓形成の可能性も高くなる。材質の改善により頻度は減ったが，長期留置では注意が必要である[6]。
- カテーテルが長いため，途中で破断する可能性もある。特に他の中心静脈カテーテルを追加して，穿刺，挿入する際に起こりうる。
- また，穿刺に伴う神経障害を起こす可能性もある。末梢神経を穿刺時に損傷するのみでなく，カテーテル留置によって血管内腔を閉塞し末梢の浮腫をきたし，それが神経を圧迫して神経障害の症状を起こす可能性がある[7]。穿刺時の反応ばかりでなく，カテーテル留置後も皮膚の知覚などに注意を払う必要がある。

■期待がもてる PICC

PICC（peripherally inserted central catheter）とは末梢静脈から穿刺して先端が中心静脈に留置されるカテーテルで，イントロデューサ，カテーテルなどが各社よりキット化され発売されている。

セットには PICC とイントロデューサ（穿刺針）が組み合わされている。カテーテルの太さ，長さも数種類ある。カテーテルの材質には，シリコン製，ポリウレタン製などがあり，いずれも柔軟性，強度，抗血栓性に優れるとうたっている。セットによってはカテーテルの留置長を確認するためのメジャーが入っているものもある。

この中心静脈カテーテルは，末梢静脈から穿刺挿入する目的で作られているので，上腕からの穿刺に用いるのに便利である。日本ではまだ一般的ではないが，合併症が少ないことから，諸外国では使用数が増加

している。今後わが国でも使用症例が増加すると思われる。

■肘静脈以外の上腕からの穿刺

肘静脈以外に上肢から穿刺可能な血管には腋窩静脈がある。重症の全身熱傷患者でしばしば腋窩部が温存されていて，ここから穿刺できる場合があるとされる。

しかし，本法は特殊な状況での使用法と考えられる。普段はあまり用いられない。

● ● ●

手術室で中心静脈路を確保するときには，内頸静脈，鎖骨下静脈が選択されることが多い。その理由は短時間で，確実に，口径の大きな中心静脈路を確保できるためである。また，施行実績が多く穿刺手技を熟知している医師が多いことも挙げられる。ただし，穿刺に伴う合併症もあり，十分な訓練のもとに行われるべきである。

それに比べて，末梢（上腕）からの中心静脈穿刺は手技が比較的簡単で，安全性も高く，初心者でも施行可能であり，今後使用症例が増えると予測される。しかし，合併症が皆無ではなく，研修医などが実施する際には上級医師の指導監督が不可欠と思われる。

文　献

1. 柳下芳寛．肘正中皮静脈からのカテーテル挿入に必要な解剖．In：高崎眞弓ほか編．麻酔科診療プラクティス5．麻酔科医に必要な局所解剖．東京：文光堂，2002：118-9.
2. Merrell SW, Peatross BG, Grossman MD, et al. Peripherally inserted central venous catheters. Low-risk alternative for ongoing venous access. West J Med 1994：25-30.
3. 平沢 興著．岡本道雄改訂．解剖学2．脈管学・神経学．第11版．東京：金原出版，1995：124-30.
4. Mark JB, Thomas F. Cardiovascular monitoring. In：Miller RD. Miller's Anesthesia. 5th ed. Philadelphia：Churchill Livingstone 2005：1286-96.
5. Safdar N, Maki DG. Risk of catheter-related bloodstream infection with peripherally inserted central venous catheters used in hospitalized patients. Chest 2005；489-95.
6. Allen AW, Megargell JL, Brown DB, et al. Venous thrombosis associated with the placement of peripherally inserted central catheters. J Vasc Interv Radiol 2000；1309-24.
7. Puhaindran ME. A case of anterior interosseous nerve syndrome after peripherally inserted central catheter (PIPC) line insertion. Singapore Med J 2003；653-4.

（橋口 清明・柳下 芳寛）

13 小児における挿入法

超音波ガイド下内頸静脈穿刺の実際

2007年以来，当院麻酔科で行う中心静脈カテーテル（CVC）留置は，ほぼ全例で超音波ガイド下に行っている。穿刺部位の第一選択は右内頸静脈である。麻酔科では鎖骨下静脈からの留置は行っていない。超音波の観察で穿刺の可否を判断する。適応は年齢，体重によらない。気管挿管による全身麻酔下，不動，陽圧換気での穿刺を原則とする。使用している超音波装置はソノサイトのiLook™25である。穿刺する血管が細いこと，穿刺の距離が短いこと，作業空間が狭いことに注意する。超音波ガイド下リアルタイム穿刺を原則とする。皮膚に十分な緊張をかけることで，小児における超音波ガイド下の穿刺の困難を緩和できる。

以下，当院の手術室で行っている内頸静脈穿刺の手順と方法を述べる。

■中心静脈穿刺の適応と使用カテーテル

小児におけるCVC留置の適応と，当院における中心静脈穿刺部位，当院で使用しているカテーテル適応，穿刺針，ガイドワイヤーの適合を**表1～3**に示す。

◎内頸静脈穿刺は準備が肝心： イメージの獲得と皮膚の緊張が大事！

①超音波での予備観察： 主要構造物の同定とイメージの獲得

肩枕を挿入し，頸部を進展する。アルコール綿で穿刺部位を十分に清拭する。外頸静脈の走行も確認する。短軸像で内頸静脈，総頸動脈を同定する。画面上にガイドのドットを表示して内頸静脈の短軸断面において画面中央に内頸静脈の中心がくるようにする。内頸静脈の走行を鎖骨下静脈合流部付近まで確認する。常に内頸静脈の中心が画面中央に描出されるように超音波プローブを動かす。

穿刺予定部位で短軸像から長軸像に切り替えて内頸静脈を描出する。同様に総頸動脈を描出する。さらに対側の観察を同様に

■表1 小児中心静脈カテーテルの適応

留置期間	短期留置	長期留置
目的	周術期・集中治療管理	経静脈栄養
	末梢静脈確保困難	化学療法
	頻回の採血が困難	血液浄化
	その他：血液製剤投与，抗生物質投与など	

■表2 穿刺・留置部位（当院での施行）

麻酔科が穿刺する部位	内頸，大腿
外科医が穿刺する部位	鎖骨下（体重15kg以上，血小板数8万/mL以上）
特殊な部位	臍，外頸，腋窩，腕頭，経皮経肝静脈など
末梢静脈からのアプローチ	橈側皮静脈，伏在静脈などの末梢静脈からPICCを挿入する場合

PICC：peripherally inserted central venous catheter

■表3 当院で使用しているカテーテルと穿刺針，ガイドワイヤーの対応表

カテーテルの種類	イントロデューサ	穿刺針（Angiocath）	ガイドワイヤー径（インチ）
アローダブルルーメン（4Fr）	なし	22ゲージ（25mm）	0.46mm（0.018）
アロートリプルルーメン（5.5Fr）	なし	22ゲージ（25mm）	0.46mm（0.018）
ブロビアック・シングル（2.7Fr）	なし（カットダウンで使用）		
ブロビアック・シングル（4.2Fr）	5Fr	20ゲージ（30mm）	0.64mm（0.025）
ブロビアック・シングル（6.6Fr）	7Fr	18ゲージ（30mm）	0.81mm（0.032）
ヒックマン・ダブルルーメン7Fr）	8Fr	18ゲージ（30mm）	0.81mm（0.032）
カテーテル検査時のシース	シース長	穿刺針（Angiocath）	ガイドワイヤー径（インチ）
メディキットスーパーシース（4Fr）	7cm	20ゲージ（30mm）	0.64mm（0.025）
（5Fr）	11cm（短7cm）	18ゲージ（30mm）	0.89mm（0.035）
（6Fr）	11cm（短7cm）	18ゲージ（30mm）	0.89mm（0.035）
（7Fr）	11cm（短7cm）	18ゲージ（30mm）	0.89mm（0.035）

1mm＝0.03937インチ

行う。動静脈の位置関係，静脈弁や，異常構造（欠損，血栓，閉塞，狭窄），血管径などを評価し穿刺側とおおよその穿刺部位を決定する。

②穿刺体位をとる：作業空間の確保

穿刺に適した側を選択する。穿刺に適した位置まで頸部を旋回する。場合によって，超音波下に総頸動脈，内頸静脈，その他の血管の位置関係を見ながら調整する。小児では体に占める頭部の比率が大きく，体位や頸部の傾きは成人以上に穿刺への影響が大きい。穿刺方向がなるべく鉛直方向に近くなるように手術台を傾ける。

③テープによる固定：
　皮膚に緊張をかける（図1）

頭低位とする。手術台左側-前胸部-手術台右側と"くの字型"にテープを貼って，頸部の皮膚に緊張がかかるように固定する。上記と反対方向に頸部の皮膚に緊張がかかるように手術台-下顎-手術台と"くの字型"にテープで固定する。

穿刺部位，内頸静脈の走行に沿って頸部の皮膚に緊張がかかるように下顎から頭側に向けてもう1本テープで手術台に固定する。皮膚の保護を考慮したテープの選択が必要である。毛髪，乳頭などはガーゼなどで適宜保護する。

この皮膚の緊張が，あとの穿刺を成功させるために重要である。周囲に汚染防止のためのガーゼを配置する。

④実際の穿刺体勢での観察：
　皮膚の緊張による変化に注目

あらかじめ設置してあるプローブホルダーに超音波プローブを装着する（図2）。上記の予備観察と同様に観察する。頭低位に

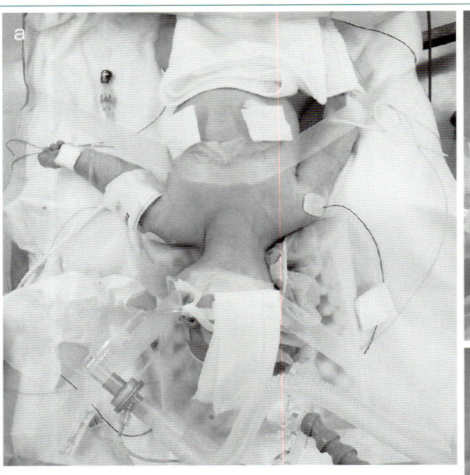

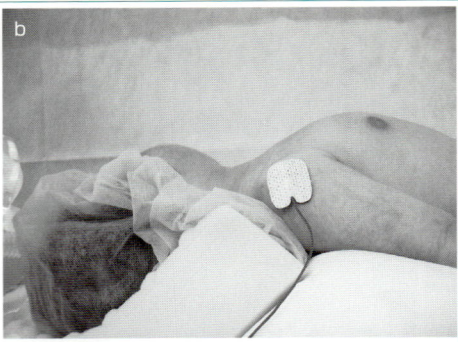

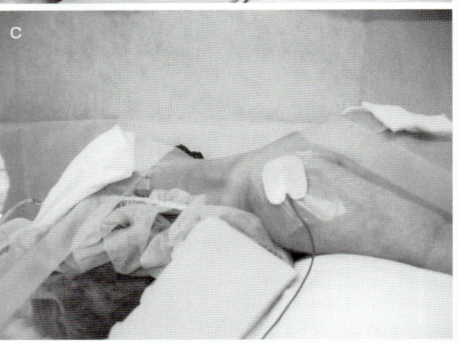

■図1　テープによる固定と皮膚の緊張

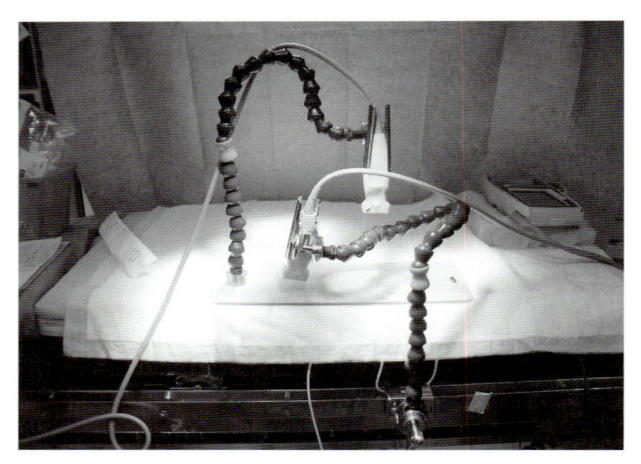

a：テープによる固定：テープを用いて頸部を伸展し，皮膚に緊張をかける。テープの端は手術台の金属部分に貼り付ける。
b：テープによる固定前。
c：テープによる固定で頸部が伸展して皮膚に緊張がかかっている。

■図2　当院で使用しているプローブホルダー
離被架台に装着するものと平面に直接置ける台座を備えたものの2種類。

したこととテープによってできた皮膚の緊張で内頸静脈内腔が先に観察したときより拡張している様子がわかる[1]。アルコール綿に含まれるアルコールを超音波ジェルの代わりに使用することでふき取る手間が省ける。

⑤穿刺からカテーテル留置まで：繊細に
マキシマルバリアプリコーションで清潔野の準備をする。清潔な超音波プローブカバーを装着する。自分のイメージを確認するようにして穿刺部位を観察する。滅菌のジェルを使用する。超音波画面上でガイドのドットが内頸静脈中心にくるようにして穿刺部位を決定する。静脈留置針で内頸静脈を穿刺し，外筒を内頸静脈内腔に留置する。ガイドワイヤーを留置して超音波で走行を確認してSeldinger法でカテーテルを留置する。カテーテルはアローダブルルーメンカテーテル（4.5Fr，30cm）を主に使用している。

⑥カテーテルの固定：仕上がりは美しく
予定の挿入長で血液の吸引・注入がスムーズであることを確認する。絹糸を用いて刺入部ともう1点の2点で皮膚に直接縫合固定する。血液の吸引，注入がスムーズであることを再度確認する。カテーテルを引っ張っても抜けないことを確認しドレッ

シング剤で被覆する。

■穿刺の実際：
原則はリアルタイム！
常に針先を描出する

小児でCVC留置を難しくしている要因の多くは，体格の小ささに起因する[2〜4]。通常の超音波装置（プローブの大きさ，穿刺ガイドの深さなど）の使用も限られる。以下に，「体重3kg」，「内頸静脈径5mm」の条件で，安全確実に中心静脈カテーテルを留置するために工夫していることや注意点，穿刺時の手技を中心に述べる。

リアルタイム超音波ガイド下穿刺に施行することを原則とする。イメージした構造物と超音波の画像を一致させることと，穿刺針先端を常に超音波画像上に描出することが成功への鍵である[5]。

体重が4kgに満たないような小児の場合，穿刺部位が狭いため長軸面を描出して穿刺を行うことは当院で使用している超音波プローブでは困難である。原則，短軸面を描出して穿刺を行う。内頸静脈の横径と前後径，皮膚から内頸静脈前壁，中心，後壁までの距離を測定する（実際は目測）。プローブの当て具合，力の加減による変化を観察する。皮膚に十分な緊張がかかっていればその変化はわずかである。このときに内頸静脈内腔が大きく変化するようであればテープによる固定を修正する。用いる穿刺針の長さを十分把握し[*1]刺入する角度により穿刺針先端がどこまで到達するかを予測する。

穿刺部位と方向が定まったらそのままプローブを少し持ち上げてプローブが皮膚と接触していた面の中心に穿刺針の外筒が皮下に隠れるまで刺入する。超音波プローブの接触面の中心が刺入点の真上にくるようにもとの位置に超音波プローブを置くと，画面中央付近の表層近くにに針先端が描出される。描出されない場合は描出されるようにプローブ位置を調整する。このとき内頸静脈中心へ標的する線上に針先端が描出されることを確認する。そうでなければ穿刺し直す。

穿刺の方向と超音波ビームの方向，鉛直方向，内頸静脈の走行の四者はなるべく一致しているほうが一連の動作はスムーズに行える。体位の調整のときに手術台を傾けた理由である。現実には手術台の傾斜には制限があり，内頸静脈後方の構造物を避けるためなどの理由でこの四者を完全に鉛直方向に一致させることは難しい。小さな児では穿刺する血管が細いほどこの四者の方向のずれは穿刺を困難にする。

常に針先端を描出しながらガイドに沿って，内頸静脈中心に向かって穿刺針を進める。

成人のランドマーク法で同側乳頭を目指して進める場合に比べて，刺入する角度は刺入部皮膚に対してかなり大きい。内頸静脈直上からアプローチするため，超音波プローブの操作を容易にするため，穿刺方向と超音波ビームの方向を一致させようとすると皮膚に対してあまり小さい角度では操作がしにくい。穿刺角度が大きいことは刺入部から胸郭への距離が短い小児において肺尖部穿刺による気胸や血胸のリスクを低減する一方で刺入長を把握していないと頸部深部を穿刺することによる副損傷のリスクがある[6]。この穿刺角度が大きいことが，内頸静脈の前後径が小さい場合，外筒やガイドワイヤーの留置を困難にし，ガイドワイヤーの血管外逸脱の危険が高くなる。

予測する刺入長を常に意識しながら穿刺針を進める。針先端を常に描出し続けることが超音波ガイド下リアルタイム穿刺によるCVC留置の基本である。操作スペースが小さい小児ではこの基本はより重要である。内頸静脈に合併症なくカテーテルを留置することが目的であって内頸静脈の穿刺はその一部にすぎない。

[*1] 当院では，サーフローまたは，BD Angiocath（22ゲージ，25mm）の静脈留置針を使用。

■ ガイドワイヤーの挿入と留置の確認：より重篤な副損傷を避けるために

ガイドワイヤーを挿入したら超音波の短軸像でガイドワイヤーが内頸静脈の中に高輝度に描出される。プローブを体幹に近づけるにつれてガイドワイヤーが内頸静脈前壁から徐々に後壁に近づいていく像を描出し、次いで長軸像で内頸静脈前壁を貫通し後壁に向かって斜めに走行する像を描出することで確実にガイドワイヤーが内頸静脈の中にあることを確認する。

ガイドワイヤーの描出が難しい場合、特に小さな児で長軸像が十分に描出できない場合は、ガイドワイヤーが内頸静脈後壁に接している像を描出しながらガイドワイヤーを前後させて、内頸静脈後壁よりさらに深部の組織がそれにつれて動かないことが、より深部への血管外逸脱や迷入を否定する材料になる。穿刺、留置に手間取った場合は必ず確認する。可能であれば、X線透視での確認は有用である。

■ よくあるトラブル

◎ 穿刺がうまくいかない：
　皮膚の緊張が緩んでいないか確認を

常に理想的な状況で穿刺ができるわけではない。カテーテルを留置する血管径が小さく、穿刺範囲が限られる小さな児の場合は、穿刺の失敗による血腫の形成がそのあとの手技を著しく困難にする。カットダウンなどのバックアッププランを立てておくことも必要である。

穿刺針先端の描出が困難な場合には、リアルタイム超音波ガイド下穿刺にこだわらずに、穿刺位置と方向、深さを超音波の画像で判断して行う盲目的超音波ガイド穿刺が有効な場合もある。その際には、副損傷を起こさないように穿刺の深さに十分な注意を払わなければならない。

描出されているのは本当に穿刺針の先端

*2 当院では、メディカットガイドワイヤーアングル/ストレート 0.46 mm。

なのか。音響陰影のため、あたかも穿刺針が内頸静脈腔内にあるように見えることがある。とにかく、穿刺針先端を描出することが大切である。副損傷の相手もすぐ近くにあることを忘れてはならない。

穿刺を困難にする大きな要因は超音波画像描出困難である。超音波プローブを接触させる力の加減や穿刺針の操作による描出画像の悪化の主な原因は皮膚のたるみである。プローブと皮膚の接触を一定に保てないことあるいは、その影響が大きいことが原因である。また、皮膚のたるみは針を進めるときにプローブが皮膚と離れてしまい画像が欠損したり、プローブで内頸静脈内腔を圧排してしまう原因になる。小児の細い頸部ではその影響は大きい。前述したように皮膚に十分な緊張をかけることにより安定した画像を得ることができる。また、同時に内頸静脈の血管壁にも緊張がかかり、内頸静脈内腔を維持することで穿刺を容易にすることができる[1]。

進めた穿刺針は力を緩めると組織の弾力で引き戻される。皮膚に十分な緊張がかかっていなくてたるみがあると、この動きは大きい。小さな児の場合、血管内腔が小さく針先端の留置スペースが小さいためにこの針先の移動がわずかであっても影響は大きい。穿刺針先端が内頸静脈腔内に到達してもこのために外筒は血管外に逸脱してしまう。皮膚の緊張を維持することでこの外筒が引き戻される動きは減少する。

◎ ガイドワイヤーが留置できない：
　ガイドワイヤーの特性を生かして（図3）

先端がJ型のガイドワイヤーの弧が血管径より大きいと血管内を進めることが難しい場合がある[7]。また、外筒の留置が不十分な場合は先端がJに復元する力で外筒を血管外にはじき出してしまうことがある。血管径が小さい場合にはカテーテル内径に適合したアングル型ガイドワイヤー[*2]の使用が有効である。ガイドワイヤーの屈曲、

ダイレータ先端の損傷は新たなトラブルの元である。

■カテーテルの挿入長：
　最短4.5 cm。X線透視の利用も

CVCの挿入長は人工心肺症例では身長の7％とし，上大静脈への脱血管との干渉を回避する。より高位の上大静脈に脱血管を挿入するGlenn手術では身長の5％としている。最短の挿入長はカテーテル近位部の開口部が血管外にならないように配慮して，アローダブルルーメンカテーテルの場合は4.5 cm，トリプルルーメンカテーテルの場合は5 cmとしている。この近位部の開孔から中心静脈圧をモニターして，カテーテルが抜けてくることに早く気づくようにしている。

　長期留置目的のカテーテルの場合はガイドワイヤーの走行とカテーテル先端位置をX線透視下に確認する。太いイントロデューサの誤挿入はリカバリーが困難であるし，カテーテルが柔らかいとはいえカテーテル穿通のリスクを避けなければならない。ガイドワイヤーの事故抜去の予防にもなっている。その他のカテーテルでも留置困難が予想される場合や体長が小さい児にX線透視は有用である（図4）。

■手術室外でのCVC留置：
　改めて手術室の環境に感謝

ICUやPICUにいる児へのCVC留置の依頼がある。前述した穿刺を容易にするさまざまな工夫に対して制限がある。適宜対応するが状況が許せば手術室への搬送を考慮する。

■当院で使用しているカテーテル
　（表3）

①アロー中心静脈カテーテル：
　周術期管理を中心に

心臓血管外科症例をはじめ周術期管理目的のCVCでは主にアローダブルルーメン（4Fr, 30 cm）を用いる。ガイドワイヤー，ダイレータに性能の向上が望まれるが，このカテーテルを使用している理由として，先端から5 cmのところから1 cm刻みのスケールがあること，接続部までの長さが30 cmあることで取り回しがしやすいことがある。前述の方法で固定することで圧迫などの固定具によるトラブルを軽減している。血管径が十分にあり留置長が5 cm以上取れる体格の児の場合は5.5 Frのカテーテルを使用できるが，血栓，閉塞などのリスクを考えて使用症例を制限している。

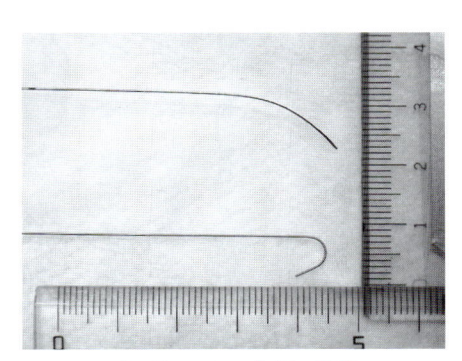

■図3　ガイドワイヤー先端の比較
上がメディカットのアングル型，下がアローのJ型。

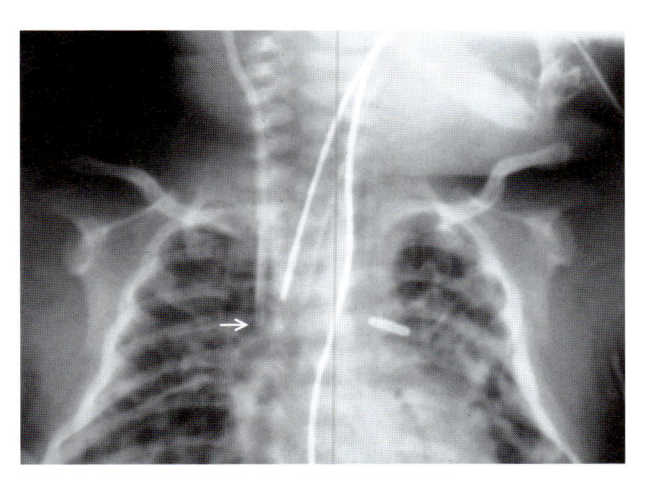

■図4　X線透視下のカテーテル先端の確認
生後3か月（修正41週），体重1.5 kg，身長36.4 cmの児
カテーテル挿入長は4.5 cmとして，X線透視で先端位置を確認した。

②ブロビアック，ヒックマンカテーテル：
　　長期留置を目的に

当院では悪性腫瘍の化学療法や長期経静脈栄養，末梢静脈確保困難のための長期留置目的の中心静脈カテーテルとして皮下トンネルを通して留置するヒックマンやブロビアックカテーテル（当院では2.7〜7 Fr）を用いている。Seldinger法でイントロデューサを留置した後にピールオフ法でカテーテルを留置している。

　鎖骨下静脈穿刺による合併症予防のために原則として体重15 kg以上，血小板8万/mm³以上の条件を満たさない場合は麻酔科医が内頸静脈を穿刺してガイドワイヤーを留置する。以後の操作は外科医が引き継ぎ，皮下トンネルを通して前胸部からカテーテルを体外に誘導する。

　使用するガイドワイヤーが太いため穿刺針は20ゲージまたは18ゲージのものを用いるので注意が必要である。上記条件を満たせば外科医が鎖骨下静脈を穿刺する。

③シース：カテーテル検査時に

Glenn手術後の児で大腿静脈からの肺動脈へのアプローチができない場合，カテーテル検査用のシースを麻酔科医が内頸静脈から留置する場合がある。手術室外であることと穿刺針が太いことに注意が必要である。X線透視が使用できることと，内頸静脈の径が十分にあることは穿刺の条件をよくしている。Glenn吻合までの距離に注意してシースを進める。

④各種透析用カテーテル：
　　いろいろあります

主に手術室外での留置であること，太い穿刺針を用いることが問題になる。

■おまけ：
　　末梢血管穿刺への応用

目視も触知もできないいわゆる「むちむち」，「ぷくぷく」の児の末梢血管確保はCVC留置より困難な場合がある。超音波ガイド下の末梢静脈穿刺が有効な場合がある。穿刺手技には，プローブと穿刺針のコントロールに，より高い精度が必要である。末梢動脈ライン確保にも有用である。当初，伏在静脈や橈側皮静脈の穿刺は超音波ガイド法によるCVC留置の練習と考えていたが，この手技自体が非常に有用なものとなっている。

■ AD法から超音波ガイド法へ

かつてLiSA誌上で，当施設のオーディオドプラースキャン（audio doppler scan）による小児の中心静脈穿刺の手技（AD法）を紹介した[8]。AD法の勘所を以下に記す。

①ADでスキャンしたときの立ち位置，姿勢，目線を固定する。

②ADプローブによるスキャンの軸と穿刺の方向を一致させて針を進める。内頸静脈の走行と変形をイメージして穿刺，吸引のステップを進める。

③血液が吸引できたら血管内に外筒が入るように進める。

④外筒の留置に成功したら左手で固持してガイドワイヤーを留置する。この間，決して外筒から目を離してはいけない。

⑤術者が挿入しやすいようにガイドワイヤーをいかに巧みに渡せるかが介助者の腕の見せ所。

　当時は体重4 kg未満の児のCVC留置は麻酔科が穿刺せずに，外科医によるカットダウンで行っていた（おもに腋窩静脈）。超音波が導入されると体重4 kgの基準は緩和された。内頸静脈の血管径は体重4 kgの前後で大きな差はなく，穿刺の難易度は実際の血管径によるものと判断して体重の基準はなくなり，超音波で観察して麻酔科が穿刺するかどうかを判断するようになった。実際は血管径だけが穿刺を難しくしているのではないこともわかってきた。当初，血管径5 mmへの留置が一つの目標

であったが，手技の習熟に従ってこの目標はほぼ達成された．手技の習熟において従来のAD法によって基本技術が身についていたことも多いに役立ったと思われる．AD法に比べて時間がかかることもあったが，穿刺やガイドワイヤーの挿入が困難な場合はその原因を超音波が示してくれることで留置に成功することもあったし，撤収への判断につながることもあった[9]．

現在でも，AD法によるCVC留置は十分に有用な方法だと考えられる[8, 10]．穿刺の際には，より穿刺針のコントロールに集中できる，あるいはしなければならない方法である（指導に有用な点もあるのではないかとも考えられる）．ほとんどのCVC留置は可能だろう．しかし，血管走行にはバリエーションがある．血管の位置関係によっては内頸静脈にカテーテルを安全に留置するためには超音波ガイド法は有用である[11]．血管内を走行するガイドワイヤーの像は術者に安心感を与える．

CVC留置を成功させるには動作の正確さはもちろんであるが，ランドマーク法，AD法いずれにしても自分が得られる情報の精度を上げて，穿刺する内頸静脈をいかにイメージするかが成功への大きな要素であろう．当院では現在そのイメージを得る方法はAD法から超音波ガイド法になった．

しかし，超音波ガイド法は他の方法に比べて果たして本当に優れているのか．超音波ガイド法がかえってそのイメージを歪めてしまう危険はないだろうか[12]．小児においても超音波ガイド法によるCVC留置についてはさまざまな議論がある[13, 14]．われわれは，超音波ガイド法を有用なものと考えて，さまざまな工夫をしながら現在に至っている．カテーテル留置の成功率は高い．しかし，小児のCVC留置には留置手技の難しさだけでなくさまざまな課題がある．器材，用具，教育，安全性などである．

洗練を増して，精度とスピードを上げることでより困難・複雑な状況においてCVC留置を安全確実な手技にしてゆくとともに，課題へも取り組んでいかなければならない．

当院での限られた経験と文献的な考察を背景にした一稿である．読者の忌憚のないご意見がうかがえれば幸いである．

文献

1. Morita M, Sasano H, Azami T, et al. A novel skin-traction method is effective for real-time ultrasound-guided internal jugular vein catheterization in infants and neonates weighing less than 5 kilograms. Anesth Analg 2009; 109: 754-9.
2. Wald SH, Cote CJ. Procedure for Vascular Access. In: A Practice of Anesthesia for Infants and Children. 4th ed. Philadelphia: Saunders, 2009: 1049-64.
3. Scuplak S, Roebuck DJ, Bingham R. difficult venous access. In: Hatch & Sumner's Textbook of Paediatric Anaesthesia. 3rd ed. London: Hodder Arnold, 2008: 331-41.
4. Avanzini S, Guida E, Conte M, et al. Shifting from open surgical cut down to ultrasound-guided percutaneous central venous catheterization in children: learning curve and related complications. Pediatr Surg Int 2010; 26: 819-24.
5. 須加原一博，徳嶺譲芳．超音波ガイド下中心静脈穿刺法マニュアル．東京：総合医学社，2007．
6. 香川哲郎，鈴木毅，村田洋．中心静脈カテーテル留置のための内頸静脈穿刺後に椎骨動静脈瘻を生じた一例．日小児麻会誌 2002; 8: 121.
7. Sayin MM, Mercan A, Koner O, et al. Internal jugular vein diameter in pediatric patients: are the J-shaped guidewire diameters bigger than internal jugular vein? An evaluation with ultrasound. Paediatr Anaesth 2008; 18: 745-51.
8. 三浦泰，香川哲郎．小児における挿入法：全身麻酔下，スキャンによる位置確認が大事．LiSA 2006; 13: 1126-9.
9. Yoshida H, Kushikata T, Kitayama M, et al. Time-consumption risk of real-time ultrasound-guided internal jugular vein cannulation in pediatric patients: comparison with two conventional techniques. J Anesth 2010; 24: 653-5.
10. Arai T, Yamashita M. Central venous

catheterization in infants and children-small caliber audio-Doppler probe versus ultrasound scanner. Paediatr Anaesth 2005; 15: 858-61.
11. Roth B, Marciniak B, Engelhardt T, et al. Anatomic relationship between the internal jugular vein and the carotid artery in preschool children-an ultrasonographic study. Paediatr Anaesth 2008; 18: 752-6.
12. French JL, Raine-Fenning NJ, Hardman JG, et al. Pitfalls of ultrasound guided vascular access: the use of three/four-dimensional ultrasound. Anaesthesia 2008; 63: 806-13.
13. Sigaut S, Skhiri A, Stany I, et al. Ultrasound guided internal jugular vein access in children and infant: a meta-analysis of published studies. Paediatr Anaesth 2009; 19: 1199-206.
14. Grebenik CR, Boyce A, Sinclair ME, et al. NICE guidelines for central venous catheterization in children. Is the evidence base sufficient? Br J Anaesth 2004; 92: 827-30.

（池島 典之・香川 哲郎）

第3章

中心静脈カテーテルのトラブルシューティング

14. 内頸静脈穿刺を試みたが，本穿刺で引けてきた血液が静脈血か，動脈血か肉眼的には判別できない

■圧トランスデューサが使えなければ，延長チューブで即席マノメータを作成！

(井上　洋)……96

■血液ガス分析か，圧トランスデューサで測定。
　しかし，超音波ガイド下穿刺による動脈誤穿刺の回避が基本

(德嶺 譲芳)……98

15. トリプルルーメンのカテーテルを挿入したが，そのうちの一つのルーメンから血液が吸引できない

■まず原因を考えよ！穿刺後はX線で位置を確認すべし　　　(德嶺 譲芳)……101

■血液を吸引できないパターンを分類，それぞれの対処法を試みる　(太田 助十郎)……103

16. カテーテルを挿入するために，本穿刺針からワイヤーを挿入したが，途中から進みにくい

■X線透視が問題解決への近道　　　　　　　　　　　　　　(飛田 俊幸)……107

■深追いせずにやり直す　　　　　　　　　　　　　　　　　(井上　洋)……110

17. カテーテルを挿入するために，本穿刺針からワイヤーを挿入したが，途中から進みにくくなったため，ワイヤーを抜こうとしたが抜けなくなった

■ワイヤーのループ形成では引いてはだめ，むしろ進める　　(小川 幸志)……112

■まず，ワイヤーのみでなく，金属針もいっしょに抜く　(川上 裕理・澤 智博)……114

14 内頸静脈穿刺を試みたが，本穿刺で引けてきた血液が静脈血か，動脈血か肉眼的には判別できない

> 圧トランスデューサが使えなければ，
> 延長チューブで即席マノメータを作成！

内頸静脈穿刺は，われわれ麻酔科医が中心静脈カテーテル挿入に関して最も多用するアクセスルートである。当たり前であるが"静脈"を穿針するものであり，間違っても総頸動脈を穿針するのもではない。しかし，ある程度経験を積んだ麻酔科医で内頸静脈穿針の際に試験穿刺も含めて"動脈"を穿針してしまった経験がない者はいるだろうか？一度でも動脈穿刺してしまった麻酔科医であればその苦い経験により，体表面から直視できない内頸静脈を確実に穿針する怖さを自覚し，確実に静脈を穿針していることを確認する方法を模索するはずである。本稿では，絶対確実とはいえないまでも，恐らく一般的で誰もが知っているべきと思われる確認法について概説する。

しかし，本稿に述べられている方法にもさまざまな意見があり，読者周囲の百戦錬磨の上司にその苦い経験とともにその静脈穿刺の確認法を聞いてみていただきたい。普段の飲み会では面白くない（？）上司の話が自分の今後に役立つかもしれない。

■意外と多い動脈穿刺の発生頻度

内頸静脈穿刺における動脈穿刺の発生頻度は6.3〜9.4％という報告[1]があり，意外と多い合併症である。通常の患者であれば，動脈穿刺した際には明らかに"赤い"血液が"勢いよく"シリンジ内に返ってくる。その時は動脈穿刺を反省しつつ，圧迫止血後に仕切り直しとなる。

しかし，低酸素・低血圧の患者では"赤くない"，また"勢いのない"血液が返ってくる。また，三尖弁閉鎖不全症や心タンポナーデの患者などでは，赤くはないが勢いのよい血液の逆流をみることになる。ところが，そういう患者にかぎって，早く中心静脈路を確保したい。そこでどうするか。

一番確実なのは，最初から超音波ガイド下で穿刺して確実に内頸静脈にカニュレーションすることであろう。しかし，それでは答えにならないし，すべての施設に超音波診断装置が備えられているわけではない。

■穿刺前，シリンジ内に生理食塩液を入れない

試験穿刺ならともかく，本穿刺で動脈血か静脈血か判断に迷う血液の逆流をみた場合，意外に重要だと思われるのは，穿刺の前にシリンジ内に生理食塩液などを入れたままにして穿刺しないことである。シリンジ内に生理食塩液があると，静脈血が生理食塩液と混じり合って，動脈血のような赤い色調を呈することがある[2]。

そこで当院では，試験穿刺・本穿刺に使用するシリンジは，いったん生理食塩液を入れた後，内部の生理食塩液を捨てるようにしている[*1]。

■逆流血液と動脈血のガス分析の比較

一般的には逆流してきた血液のガス分析をして，動脈圧ラインがあれば同時（なければ動脈採血時）に血液ガス分析を行い，二者を比較する方法が推奨されている。また，本穿刺針の外筒や20ゲージの留置針を血管内に挿入して圧トランスデューサに接続して，その圧をみるという方法もある[1, 3][*2]。圧トランスデューサがない場合は，清潔な延長チューブを外筒に接続して，マノメータのようにして圧を推定する方法もある[4]。

■どうしてもわからないときは…

以上の方法を試みても，なお動脈穿刺の可能性が否定できないのであれば，"疑わしきは罰する"の原則にもとづき，動脈穿刺したものと見なして圧迫止血し，再穿刺を行うのが無難である。また，その際は人手があれば上級医に代わってもらうというのも，悔しいけれど最も有効な方法だろう。

実際，中心静脈穿針の経験が50回未満の医師は，動脈穿刺・気胸などの手技に起因する合併症の発生頻度が経験50回以上の医師に比べて2倍という報告[5]や，穿刺回数が3回を超えると合併症の発生率が6倍になるという報告[6]もある。

■苦い経験：A-ラインってなんですか？

とある田舎の病院に赴任してまもない頃，吐血の患者が救急車で搬送されてきた。消化器内科医が緊急内視鏡を行ったところ胃潰瘍から動脈性に出血。止血を試みたが，一向に止血できず，みるみる視野は真っ赤になり，患者はもちろんのこと，内科医も自分も青くなってきた。設備の整った病院まではヘリコプターで搬送しても間に合わないと判断し，その病院で緊急開腹術の方針となった。

出血性ショックに陥っていたので，A-ラインを入れようと手術室に駆け込み，自分が生まれる前からそこに勤務している妙齢（？）の看護師に「A-ラインの準備お願いします！」と言ったものの返事がない。失礼ながら耳が遠いのかと思い，もう一度叫んだが，「は？それ何ですか？」というお返事。どうやらA-ラインという言葉も知らない様子。しばし虚空を眺め（しかし，そこには無機質な無影灯しか見えなかった…），急いで麻酔の準備をして入室させ，頻回にマンシェットで血圧を測定しながら乗り切った。しかし，術後患者の上腕には皮下出血が…。

確かに中心静脈穿刺は，超音波ガイド下のほうが安全・確実であろう。そして，穿刺針が動脈か静脈かを判別するのに圧トランスデューサは有効であろう。しかし，そんなものは存在しない施設もなかにはある。そこで，どのように工夫して乗り切るか，普段から上級医の経験談を聞いたり，いろいろな成書・文献で勉強しておくことが重要だと思う。

文献

1. McGee DC, Gould MK. Preventing complications of central venous catheterization. N Engl J Med 2003 ; 348 : 1123-33.
2. Takeyama K, Suzuki T, Saitoh S, et al. Dilution by physiological saline deterionates color disclomination of arterial and venous blood. Circ Cont 2002 ; 23 : 158-63.
3. Jobes DR, Schwartz AJ, Greenhow DE et al. Safer juglar vein cannulation: revogrition oh arterial puncture. Anesthesiology 1983 ; 59 : 353-5.
4. Fabian JA, Jesudian MC. A simple method of improving the safety of percutaneous cannulation of internal juglar vein. Anesth Analg 1985 ; 64 : 1032-3.
5. Sznajar JI, Zveibil FR, Bitterman H, et al. Central vein catheterization : failure and complication rates by three percutaneous approachs. Arch Intern Med 1986 ; 146 : 259-61.
6. Mansfield PF, Hohn DC, Fornage DC, et al. Complications and failure of subclavian-vein catheterization. N Engl J Med 1994 ; 331 : 1735-8.

（井上　洋）

[*1] シリンジ内の生理食塩液を捨てると内部で血液が凝固しやすいという意見もある。

[*2] 試験穿刺で動脈穿刺をしてしまった場合，大抵の患者は5分程度の圧迫で止血できる。しかし，本穿刺の針は，当然ガイドワイヤーの挿入を予定しているので太い。その外筒を静脈という確信がもてない血管内に挿入して圧トランスデューサに接続するというのも怖い気がするので，基本的には当院では行わない。

> 血液ガス分析か，圧トランスデューサで測定。しかし，
> 超音波ガイド下穿刺による動脈誤穿刺の回避が基本

確認には，血液ガス分析と圧測定がある[1]。血液ガスでは，A-ラインからの採血を同時に行っておけば，純酸素で換気していても判定は一目瞭然である。圧測定では，細い延長チューブを清潔で術野に出してもらい，圧トランスデューサと接続して，動脈圧波形か否かを確認する。

■超音波ガイド下穿刺が普及した

穿刺後の逆血が動脈血か静脈血か，ということを私も以前はよく心配していた。自分で穿刺をせずに，研修医を指導しているときなど，口から心臓が飛び出しそうなほどどきどきしていた。けれど，今は超音波ガイド下で穿刺しているので，そういった心配はない。また，試験穿刺後そのままガイドワイヤーを挿入するシステムの穿刺針を使用しているので，試験穿刺とか本穿刺という言葉も久々に聞く。しかし世の中さまざまで，最近外科医に「麻酔科はSeldinger法が一般的なんですよね…」なんて言われて，とてもびっくりした。今どき，ダイレクトパンクチャーだなんて！

最近超音波ガイド下内頸静脈穿刺の手技が，麻酔科専門医試験の実技に出題された。超音波ガイド下穿刺も着実に市民権を得はじめている。そんなわけで，多くの施設で麻酔科医は，内頸静脈の穿刺前（消毒する前）に，超音波を用いて内頸静脈の観察をするようになった[*1]。今後は超音波で観察することで，内頸静脈穿刺の成功率が上がり，動脈誤穿刺の頻度が減ると思う。そこで，先の命題「動脈誤穿刺をしたかもしれない。判定する方法は？」という問いに対して，「どうしたら動脈誤穿刺を避けられるか？確実な方法を教えて！」という問題に勝手に書き換えて，解答を考えてみたい。

■動脈誤穿刺を回避するポイント

◎ポイント1：
プレスキャンで十分に観察する

第一にすべきことは，先に述べたように穿刺前に超音波で血管の観察を十分行うことである。そうすることで，どこに内頸静脈があるかわかる。つまり，ランドマーク法[*2]が正しいかどうかの答えをすぐに得ることができる。「ふ〜ん，ここに刺すつもりだったけど，ほんとはこんなところにあったのか」なんてことがすぐにわかる[2, 3]。

ただし，気をつけなければならない。超音波で観察するときは，皮膚に対して垂直に観察するのが普通であるが，ランドマーク法で穿刺するときは，矢状断方向に穿刺するのが通常である。このため，観察した方向とまったく異なる方向へ刺し，失敗しがちである（図1）。作図法[*3]は，超音波で観察した方向と矢状断方向のずれを認識していないと失敗しやすいということを銘記してほしい。術者のなかには，作図法をして，超音波プローブと同じように皮膚に垂直に穿刺する人もいる。確かに成功率は高くなるが，どうであろうか。これを真似してくださいとはなかなか言えない。

一方，ゼリーを多めに用いて，最初から矢状断方向で観察するという人もいる。よい考えだが，このとき作図はできない。しかし，この方法のよいところは，矢状断方向から見た動静脈の重なりを観察することができ，どれだけ動脈から離したら誤穿刺を防げるかがわかる点である。いずれにせよ，穿刺前の超音波による観察（プレスキャン）は大事である。

[*1] もっとも，超音波ガイド下にリアルタイムに穿刺する施設は，まだそんなにないようですが…。

[*2] 体表の解剖学的指標から内頸静脈の位置を推測し，盲目的に穿刺する従来の方法。

[*3] マジックペンや皮膚ペンで皮膚に印をつけておく方法。

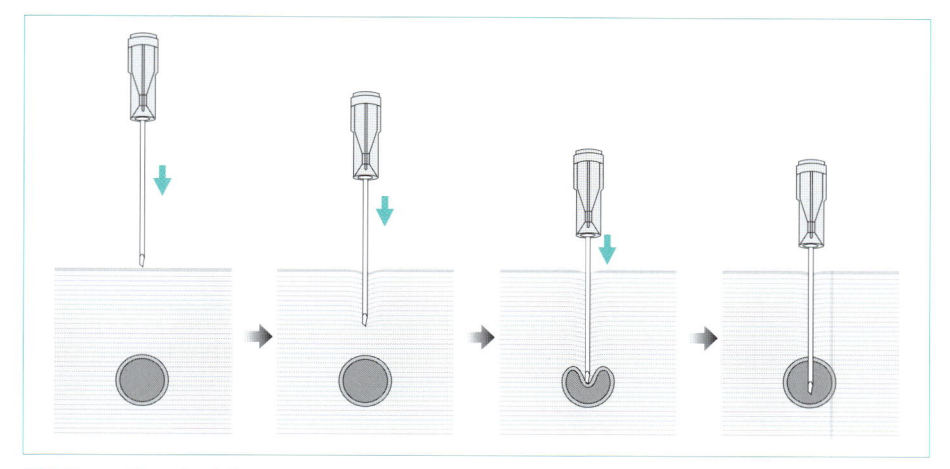

■図2　push and stick
血管前壁に穿刺針が接触したら前壁に凹みが生じる。その時，ゆっくり針を進めて血管壁の張力を上げ，スナップを効かせて（針の短い動きとともに）一挙に前壁を貫く。

　私の行った計測では，内頸静脈の深さは，皮下のたった1cmの深さであった[4]。したがって，観察時と穿刺時の穿刺方向の違いの問題に注意を払えば，作図法でもかなりの成功率が得られるようだ。

◎ポイント2：
　細い穿刺針を用い，血管前壁のみを貫く
　動脈誤穿刺を防ぐ第二点目は，「血管前壁のみを穿通する」ということである。超音波で観察したら，普通，動脈と静脈の重なりのない部位で穿刺を試みようとするだろう。けれど，作図法では，見ながらしているわけではないので，動脈誤穿刺を完全に避けることはできない。仮に，リアルタイムで穿刺しても，内頸静脈を貫いてしまうと，後方にある小さな動脈（例えば，椎骨動脈）を誤穿刺する可能性がある。しかし，内頸静脈は皮下1cmのところにあるので，静脈の前壁だけを穿通し静脈後壁を貫かなければ，動脈誤穿刺は絶対に起こりえない。そのためのポイントは，細い穿刺針を用いることと，血管前壁だけを貫く手技である。
　細い穿刺針（22〜21ゲージ）は，穿刺が容易であるため，深く刺しすぎなければ，後壁を貫くことはない。一方，太い針（20〜18ゲージ）では，血管前壁だけを貫くの

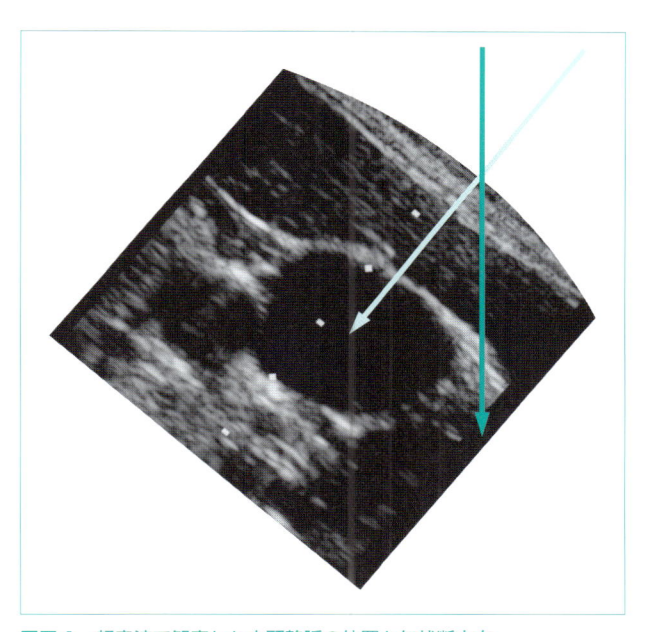

■図1　超音波で観察した内頸静脈の位置と矢状断方向
水色線は，超音波ガイド下リアルタイム穿刺での穿刺方向。青線は，皮膚にマーキングをしたところから，矢状断方向へ穿刺する場合の穿刺方向を示す。

は難しく，しばしば後壁までも貫いてしまう（double wall puncture）[5, 6]。実際，太い針で穿刺する際，針を進めている時には，逆血がないのに，針を引いてくるときに逆血を認めることを経験したことはないだろうか。それは，太い針によってdouble wall punctureが起こった証拠である。血

*5 これを私は，push and stick[4]と呼んでいる。

管前壁のみを貫く手技は，いったん，血管前壁に穿刺針が接触したら前壁に凹みが生じる．その時，ゆっくり針を進めて血管壁の張力を上げ，スナップを効かせて（針の短い動きとともに）一挙に前壁を貫く（**図2**）[*5]．リアルタイムでないと，この時の動きは見られないが，作図法で行う場合，針の長さを前もって観察しておき，穿刺針が皮下約1.5 cm進んだ段階で，逆血を認めなければ，push and stick のようにスナップを効かせて一挙に貫くとうまくいく．

超音波での観察をもとに，術者のセンスによって超音波ガイド下リアルタイム穿刺と同様にできるというのは，すばらしいことである．まるで，時代劇の座頭市のように，目あきよりも正確に的を射ることができたら…．もっとも，センスがないと無理ですけど！

文献

1. 佐藤栄一，西脇公俊，島田康弘．準備・器材・挿入．In：森脇龍太郎，田中一之編．ビジュアル基本手技 必ず上手くなる！中心静脈穿刺．東京：羊土社，2007：26-7.
   中心静脈穿刺の基本手技がよくまとまっている．
2. Bailey PL, Whitaker EE, Palmer LS, et al. The accuracy of the central landmark used for central venous catheterization of the internal jugular vein. Anesth Analg 2006；102：1327-32.
   ランドマーク法では，内頸静脈の内側に穿刺針を向けやすい．このため，患者の3人に1人は穿刺に失敗し，4人に1人は動脈誤穿刺の可能性がある．ランドマーク法の問題点について考えさせられる文献．
3. Troianos CA, Kuwik RJ, Pasqual JR, et al. Internal jugular vein and carotid artery anatomic relation as determined by ultrasonography. Anesthesiology 1996；85：43-8.
   ランドマーク法での右内頸静脈と総頸動脈の関係を1136人の患者で調べたところ，75％の患者で針の進行方向に総頸動脈が位置し，動脈誤穿刺の危険が潜在的にある．
4. 徳嶺譲芳著，須加原一博編．超音波ガイド下中心静脈穿刺法マニュアル．東京：総合医学社，2007：25-7.
5. Mangar D, Turnage WS, Mohamae SA. Is the internal jugular vein cannulated during insertion or withdrawal of the needle during central venous cannulation？ Anesth Analg 1993；76：1375.
6. Suzuki T, Hasegawa J, Ito K, et al. The usefulness of the 22-guage Safe Guide based on penetration force and pattern of venous regurgitation. Circ Cont 2000；21：427-33.

（徳嶺 譲芳）

15 トリプルルーメンのカテーテルを挿入したが，そのうちの一つのルーメンから血液が吸引できない

> まず原因を考えよ！
> 穿刺後はＸ線で位置を確認すべし

血液が引けないというからには，閉塞や狭窄があるとみてまず間違いない。そのほかに，製品上の不具合というのもあるが，これは考えてみてもしょうがない。カテーテルの挿入前にチェックしておくべきことなので除外する。

■閉塞の場合

まず，考えられるのが，カテーテル先端[*1]の閉塞の場合である。つまり，先端が血管壁に鈍角であたっている場合である。多くの場合，左鎖骨下静脈穿刺でカテーテルを挿入した場合に起こる。カテーテルは，左鎖骨下静脈を通り無名静脈を経て，上大静脈の右側壁を圧迫する形になり，先端が閉塞する[*2]。このことは15 cm以上挿入しない[1]ようにすることで，ほとんど回避できる。しかし，体格の小さい人[*3]では注意を要する。

逆血がなくても薬液が注入できるからといってそのままにしておくと，そのうちカ

テーテル先端が血管壁を穿通し，血胸や水胸[*4]を引き起こす。右内頸静脈でも15 cm以上挿入すると，右心房の壁にあたって穿孔し，心タンポナーデを引き起こす場合があるので注意が必要である。

さて，カテーテルの側壁に開くライン[*5]ではどうだろうか。これも，血管壁に押し

[*1] メインルートは通常，カテーテル近位端を白色で表示している。

[*2] 胸部Ｘ線写真をみて，上大静脈の右縁をカテーテル先端が越えてたら要注意である。

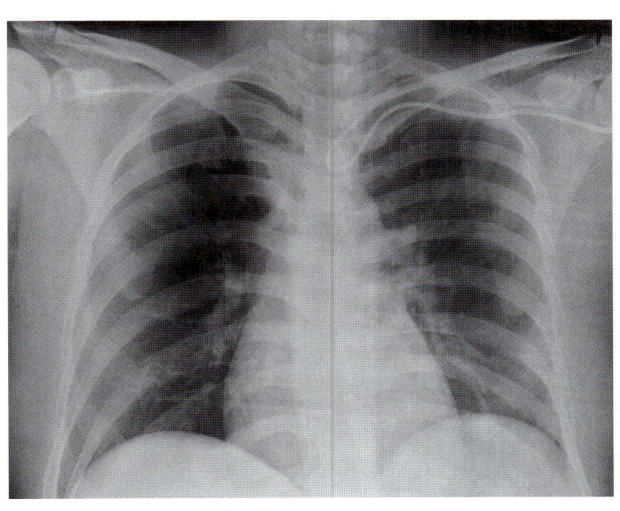

■図１　カテーテルの彎曲

■コラム：カテーテルの迷入[2]

ここで話題になった迷入だが，中心静脈穿刺では，いろいろな迷入が起こりうる。例えば，左内頸静脈では，左内胸静脈へ迷入することがある。左内胸静脈は細いので，ここに迷入すると逆血の確認が難しくなる。迷入の場合，患者が覚醒状態なら，違和感を訴えることがあるといわれている。しかし，まったく何も症状がないこともある。迷入の場合を含めて，中心静脈穿刺では，カテーテル留置後の胸部X線写真の確認は，合併症回避のため非常に重要である。図Aと表Aにしばしば経験する迷入についてまとめたので参考にしてほしい。

■図A　カテーテルの迷入

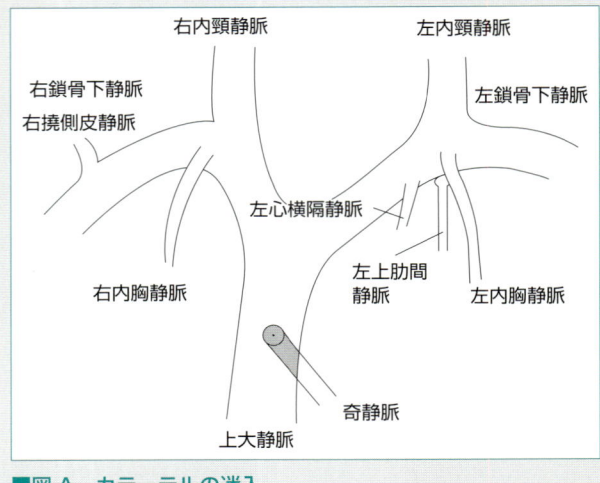

■表A　しばしば経験するカテーテルの迷入先

穿刺部位	左右	迷入先の静脈
内頸静脈	右	右心房，まれに右内胸静脈
	左	左内胸静脈，左心横隔静脈，左上大静脈遺残
鎖骨下静脈	右	右内頸静脈，右橈側皮静脈
	左	左内頸静脈
大腿静脈	右	大腿回旋静脈
	左	大腿回旋静脈，上行腰静脈（腰部の奇静脈の遺残）

[*3] 低身長140 cm台，胸の薄い人。

[*4] 輸液が胸腔内に溜まると水胸という。胸水ではない。

[*5] 通常，青や緑で表示してある。

[*6] カテーテルを挿入したあとに回しても，カテーテル全体は簡単には回転しない。先端10 cmまで引き抜き，回転させて再挿入するとよい。カテーテルが柔らかい素材であれば，ねじれるだけで回転させるのが難しいため，カテーテルにガイドワイヤーを再び挿入して，カテーテルを抜いてから回転し，再挿入する。

[*7] 通常トリプルルーメンのラインの太さは，白＞青≧緑の順である。

つけられる形になり，逆血が確認できないことがある。疑わしい場合は，カテーテルを回してみよう[*6]。

■狭窄の場合

狭窄には，カテーテル自体と患者の血管の2通りが考えられる。

◎カテーテル自体の問題

カテーテルの狭窄を起こす原因は，カテーテルの彎曲である。図1は，左鎖骨下静脈穿刺の際，カテーテルが血管内でU字型に彎曲した例である。このようになると，青や緑のラインは通常細い[*7]ため，容易に狭窄し，逆血の確認は難しくなる。

血管内での反転は，ガイドワイヤーやカテーテル先端が，目的としないほかの血管へ（不完全に）迷入して起こる。先に示した症例では，左鎖骨下静脈穿刺後，ガイドワイヤー先端が左内頸静脈に入りかかったためと考えられる。ガイドワイヤーやカテーテルの挿入途中で突然抵抗を感じたら，このような場合も想定するとよい（コラム）。

◎患者の側の要因による場合

血管の異常が原因となり，カテーテルの狭窄や閉塞が起こることがある。過去に穿刺をした既往のある血管には，狭窄や閉塞が起こっている場合がある[2]。たった1回の穿刺の既往でも起こりうるが，長期に使用していた場合はなおさらである。ほとんどの場合，ガイドワイヤーやカテーテルが進みにくいことで断念してしまうが，たまたま挿入できた場合，血液の逆血の確認は困難となる。

● ● ●

マルチルーメンカテーテルのうち，1か所だけ逆血の確認が難しいというのは，「カ

テーテルは血管内に入っているが，正しい位置ではない」ということを意味している。ここでいう正しい位置とは，合併症を引き起こさないということである。中心静脈カテーテル留置における合併症は，しばしば致命的となる。どんな場合でも，中心静脈穿刺をしたら，時間が許すかぎり早めに胸部X線写真を撮り，位置の確認をすべきである。

文　献

1. Marino PL（稲田英一監訳）．ICUブック．第3版．東京：メディカル・サイエンス・インターナショナル，2008：102.
   同書には，「鎖骨下静脈および内頸静脈へのカニュレーションに使用するカテーテルの長さは，15cmを超えてはならない」と記されている．
2. 徳嶺譲芳著，須加原一博編．超音波ガイド下中心静脈穿刺法マニュアル．東京：総合医学社，2007：29, 80-3.

（徳嶺　譲芳）

血液を吸引できないパターンを分類，それぞれの対処法を試みる

トリプルルーメンカテーテルは，一般に各ルーメンに対し，先端側からの開口部位の違いで distal（先端部開口），medial（中間部開口），proximal（近位部開口）と名づけられている．最も内腔の大きいのは，ガイドワイヤーを充填する役目も併せもつ distal ルーメン（一般に 14〜15 ゲージ）である（図1）．今回，このトリプルルーメンカテーテルを挿入したところ，そのうちの一つのルーメンから血液が吸引できないという事態が発生した．では，どうしたらよいか．

■最初に確認すべき4項目

次の4項目をチェックする．

◎どのルーメンが血液吸引できないか：
distal, medial, あるいは proximal ルーメンのうちどれか？

トリプルルーメンカテーテルにおいて注意すべきは，medial と proximal の開口部位が，メーカーにより，また同メーカーでも製品型により異なることである．例えば，先端からの開口部位は，テルモ社製「CVレガフォースSX」では，medial（15mm），proximal（24mm）であり，エドワーズライフサイエンス社製「プリセップCVオキシメトリーカテーテル」では，medial（50mm），proximal（70mm）となっている．

こうしたカテーテルの性状を把握しておくことは，このあとの適正な挿入長の決定

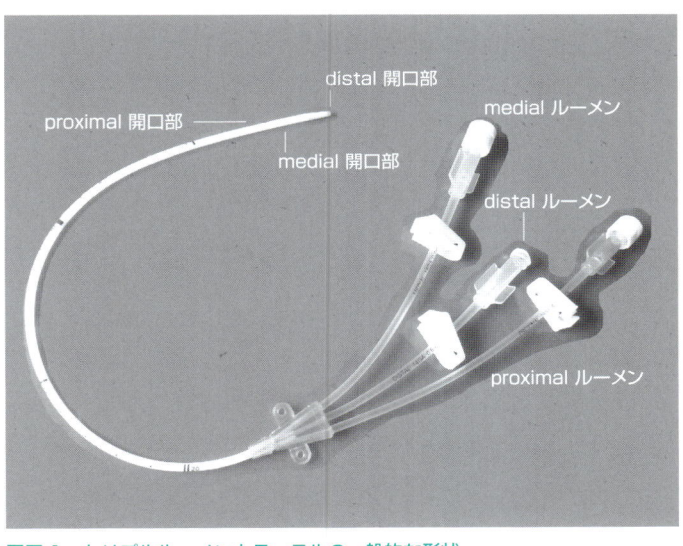

■図1　トリプルルーメンカテーテルの一般的な形状
medial と proximal の開口部位がメーカーにより，また，製品型により異なることに注意を要する．

■表1　ルーメンから血液を吸引できない場合の確認項目

パターン	吸引不可のルーメン	ヘパリン加生理食塩液	クリップ	挿入長
A	−	○	○	○
B	−	○	○	×
C	−	○	×	○
D	−	○	×	×
E	−	×	○	○
F	−	×	○	×
G	−	×	×	○
H	−	×	×	×
	distal, medial, あるいは proximal	○：満たした ×：満たさず	○：開放 ×：閉塞	○：適正 ×：短あるいは長

[*1] 内頸静脈や鎖骨下静脈からのルートでも1〜5cm移動する。

や合併症防止という点で非常に重要になる。

◎ヘパリン加生理食塩液で
　各ルーメンを挿入前に満たしたか？

もしも，満たさないで，今は血液吸引のできない状態にあるとする。この場合，当該ルーメンは血栓形成により閉塞している可能性があるため，このルーメンは使用しない方針で次の対処に移ったほうが無難である。ルーメン内は空気が含まれた状態にあり，吸引操作は行えても，生理食塩液などで無理な注入はすべきではない。無頓着に行った場合，血栓や空気が血管内に注入され，予期せぬ塞栓症が生じる恐れがある。

◎クリップがルーメンを閉じていないか？

最も初歩的なミスだが，気づかないうちに何らかの原因で閉じられていることがあるため，チェックすることを忘れない。もちろん，クリップは開放する。

◎挿入長（穿刺皮膚から挿入の長さ）は
　適切か？

挿入長が短すぎないか，あるいは長すぎないかを，次の一般的な指標を参考に判断して調整する[1]。

・挿入長の指標：鎖骨下穿刺では13〜15cm，内頸静脈穿刺では13〜15cm（右）・18〜20cm（左），大腿静脈穿刺で40〜50cm。製品によっては，挿入長が10cm程度でも体位によってproximalルーメンが血管外に開口してしまう恐れもあり注意を要する。

また，カテーテル先端位置は体位によって大きく移動する[2][*1]。

以上の確認を行うと，その善し悪しで**表1**のように8通りのパターンにおおまかに分類できる。

○印が多ければ多いほど，また，修正されるほどにルーメンからの血液吸引トラブルが解消される確率は上がるはずである。特に，各ルーメンが挿入前にヘパリン加生理食塩液で確実に満たされているパターンA〜Dでは，このことがいえる。もしも，パターンE〜Hのように，挿入前にヘパリン加生理食塩液で満たさずに血液吸引トラブルが生じている場合は，前述した理由でこれ以上当該ルーメンのみの修復操作に固執すべきではない。ほかに原因を探ってから修復にもっていくほうが賢明である。

■それでも，ルーメンから
　血液吸引ができない状況が
　改善しない場合

以下のように，各ルーメンについて血液吸引ができる・できないをもとに，三つに分類して対処する（○：吸引可，×：吸引不

可）。

◎ケース1：distal（×），medial（○），proximal（○）

カテーテル先端が血管壁にあたっている状態である。特に，左内頸静脈や左鎖骨下静脈から挿入した場合，左右の無名静脈合流部あたりの血管壁に先端が接触することがある[1]。

カテーテルが血管内でU字形に留置され，先端が血管壁にそのしなる力をもって接触している場合がある[1]。

いずれも，このままの状態が長く続くと血管壁穿孔の恐れがあり，ただちにカテーテルを引き抜いて，透視下に適正位置に留置する。

◎ケース2：distal（○），medial（×），proximal（○）

カテーテルが血管内に留置されているのは確実である。medialとproximalの開口部は，断面的にカテーテル中心からお互い70〜120度くらいの角度で離れている。

したがって，medialあるいはproximalのどちらかが血管壁に接触している状況は十分考えられる（ケース3と共通）。対処法は，カテーテルを0.5〜1cm程度引き抜くとともに，45〜90度程度の回転を加えてみる。

◎ケース3：distal（○），medial（○），proximal（×）

カテーテルの挿入長が適正範囲にあっても，medialの場合と同様に，proximal開口部が血管壁に接触している状況が考えられる。そのため，対処法はケース2と同じになる。

最も注意を要するのは，カテーテルの挿入長が短い場合である。このとき，proximal開口部は血管外の組織中にある。この状況下では，血液は吸引できないが薬液注入や点滴落下は可能となり，知らないうちに危険な事態を導きかねない。

proximal開口部が先端から長く（例えば7cmのように）離れているような場合は，カテーテルの挿入長は10cmでも危ういとして，さらに深く挿入しておかなければいけない。

■それでもルーメンから血液吸引ができない場合

カテーテルの血管壁との接触が原因として依然考えられる。その際，血管内血液量が相対的に不足して血管腔が狭くなっている状態（脱水）が想定できるため，以下の方法を試みる。

① 輸液の点滴量を増やす
② PEEP（5cmH$_2$O程度）をかける
③ 頭部低位にして静脈還流を増やし，上体の静脈を怒張させる
④ カテーテルを0.5〜1cm程度引き抜くとともに，45〜90度程度の回転を加えてみる

以上は，これまでの血液吸引トラブルの際に，適宜組み合わせて使えばいっそう効果的である。なお，ここに及んで血液吸引ができれば，確実に当該ルーメンは血管内に開口していることの証明になるので，以後，上記の手法は解除してもちろん構わない。

● ● ●

中心静脈カテーテル，特にトリプルルーメンが留置されるのは，確かに便利で有益である。しかし一方では，ルーメンからの血液吸引の状況やX線写真の所見から，カテーテルが血管壁へ長期に接触していないか，あるいは位置異常がないかを常に監視し，もしもそれらが疑われる場合にはすみやかに修復し，時には早く抜去して血管外漏出による合併症の発生を未然に防ぐ姿勢が大切である[3,4]。

文献
1. 名古屋大学医学部附属病院医療安全管理室，名古屋大学医学部附属病院 中心静脈カテー

テ挿入マニュアル. 2002：1-27.《http://www.med.nagoya-u.ac.jp/anesth/cv/》
2. 飯田宏樹. 中心静脈カテーテル挿入. In：岩崎 寛編. 麻酔科診療プラクティス 14. 麻酔偶発症・合併症. 東京：文光堂, 2004：18-22.
3. CVカテーテル・デバイス懇話会. CVカテーテル管理に関するスタンダード化を目指したガイドライン. 第1版. 2002：1-26.
4. 山口 充. 中心静脈カテーテル挿入後の確認事項. In：森脇龍太郎, 中田一之編. 必ず上手くなる！中心静脈穿刺. 東京：羊土社, 2007：34-5.

（太田 助十郎）

16 カテーテルを挿入するために，本穿刺針からワイヤーを挿入したが，途中から進みにくい

X線透視が問題解決への近道

ガイドワイヤーが素直に進まない場合，ガイドワイヤーの進路になんらかの異常があると考え，無理に進めることは避ける。ワイヤーの無理な操作は，looping, entrapment[1]など，さらに対処が複雑・困難な合併症を引き起こす可能性がある。また，途中まで入ったとしても，つかえたままであれば，次の操作に移ると，ダイレータなどで血管壁を損傷する可能性もある。ともかく，異常を感じたら状況が確認されるまで無理はしないことが肝要である。

どのような原因・状況であれ，X線透視下にワイヤーの位置・状態を確認することが状況の把握と問題解決を容易にする。

■穿刺針・ワイヤー先端の位置を確認：静脈外であることをまず除外

◎穿刺針の先，何cmでつかえているか

ワイヤーが穿刺針長とほぼ同じところでつかえていれば，針先が血管外もしくは不完全留置が疑われる。ワイヤーを引き抜き，穿刺針で血液逆流があることを再確認する。逆流がなければ，再穿刺を行う。

時に，逆流があるが，ワイヤーが先に進まないこともある。これは穿刺針先端孔の半ばまでが血管内に顔を出し，先端孔の半分を塞ぐ血管壁がワイヤーの挿入を妨げている状況が疑われる。無理にワイヤーを押し込むと，血管壁を押すこととなり，針は血管外に逸脱する（図1）。穿刺針をわずかに先進し，血管内に確実に留置する。

また，穿刺針が血管壁をかすめるように穿刺された場合，ワイヤーが血管側壁に突きあたり進みにくいこともある（図2）。エコーで血管中央と穿刺針の方向を確認するなどして，目的とする静脈の中央を穿刺

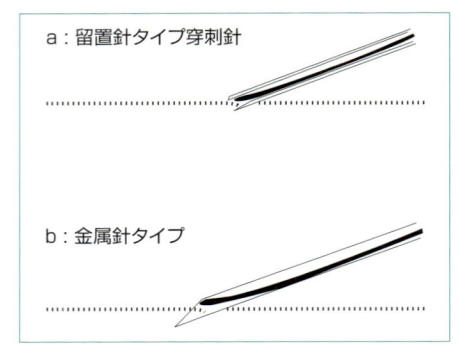

■図1 ガイドワイヤーがつかえる例
a：留置針タイプ穿刺針
b：金属針タイプ
ワイヤーが不完全に留置された穿刺針孔の血管壁を押している。このままワイヤーを進めると，穿刺針は血管外へ抜けてしまう。

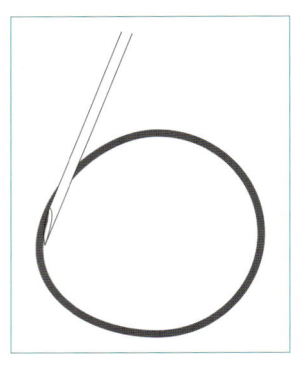

■図2 ガイドワイヤーがつかえる例
かすめるような血管穿刺では，穿刺針孔が血管側壁に向きワイヤーが進みにくいことがある。

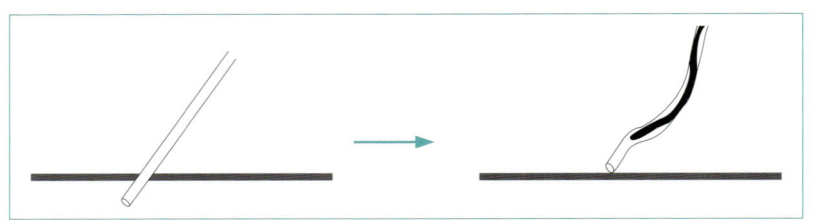

■図3 留置針外筒へのJ型ワイヤーの挿入で，外筒の屈曲をきたし穿刺針孔が血管外へ逸脱する例

するように穿刺方向を修正してみるとよい。
　このような，血液逆流はあるがワイヤーが血管内に挿入できないタイプのトラブルは金属針を用いた穿刺で起きやすい。

◎先端がJ型のガイドワイヤーで注意すべき点

　留置針タイプの穿刺針の場合，いったん先端が血管内に留置されていても留置が比較的浅い場合，ガイドワイヤーのJ型部が留置針外筒を通過する際に外筒の彎曲を惹き起こし，結果，穿刺針先端が血管外へ抜けてしまうことがある（図3）。特に，新生児，小児では穿刺針の深い留置が難しい場合が多く，また，細径の留置針外筒は壁が薄いため柔らかく彎曲しやすい。このような場合は，先端の彎曲が緩やかなガイドワイヤーを用いるとうまくいくことがある。

◎途中まで入ったワイヤーから留置針外筒を完全留置できるか？

　ワイヤーが穿刺針長を超えたところでつかえている場合や，エコーでその一部が血管内にあると確認されたら[*1]，そのワイヤーをガイドとして，静脈留置針外筒を全長に渡り留置することを試みる。抵抗なく送り込めたらいったんワイヤーを抜去し，血液の逆流を確かめる。これが可能なら問題が血管穿刺でないことが確認できる。

◎本穿刺は留置針タイプで

　上記までの問題は，本穿刺の不完全さに起因する。普段から留置針タイプの穿刺針を全長にわたり留置することを基本とすれば，これらの問題は発生しがたいはずである。
　ただし，小児など血管が細く技術的に完全留置が難しい症例，鎖骨下静脈穿刺で血管までが深く血管内に留置針外筒を長く留置できない場合などでは，血管穿刺に起因する問題が発生しやすいので，ワイヤー挿入もより慎重にすべきであろう。

■確実な静脈穿刺が確認された場合

◎ワイヤーが頭側に向かってないか？

　鎖骨下静脈から穿刺した場合，刺入角度が頭側を向き，穿刺部が三管合流部近くであると，ガイドワイヤーは内頸静脈を上行しやすい。さほど抵抗を感じないまま内頸静脈に入ることもあるが，ワイヤーが三管合

[*1] 静脈穿刺部より近位側にエコービームを入れられる場所が確保できれば，ワイヤーが静脈内であるかを穿刺部近くで確認できる。

流部に差しかかったところで抵抗を感じることが多い．時に，無名静脈方向への迷入が観察されることもある．ワイヤー挿入時にわずかでも抵抗を感じたら，透視で確認することを勧める．

上記のように穿刺角度によって上大静脈へ向かい難い場合，患者の肩を頭側に挙上しすくめるようにすると，穿刺針方向が尾側方向に傾き，ワイヤーが内頸静脈方向へ進みにくくなる（図4）．ただし，鎖骨の挙上により，鎖骨下静脈と鎖骨の距離が離れ，また，鎖骨と鎖骨下静脈の重なりが内側部に限定されるため血管穿刺位置が深くなるなど血管穿刺そのものがやや難しくなる[2,3]．

内頸静脈の穿刺では，頭側への迷入は鎖骨下静脈に比してまれだが，短頸などの理由で穿刺位置が頭側寄り・頭部後屈困難・小児などでは下顎が妨げとなり，前方からの内頸静脈へのアプローチでは穿刺針の刺入を頭尾方向に対し垂直に近い角度にせざるを得ないことがある．このような場合，まれにワイヤーが頭側に向かうことがあり，穿刺針の先10cm程度でワイヤーが進まなくなる．これが疑われたとき，ワイヤーを送った状態でワイヤーを保持している手の力を緩めてみる．ワイヤーが尾側に進んでいれば手元のワイヤーは手前に倒れるが，尾側に倒れるならばワイヤー先端が頭側へ迷入したと考えられる．穿刺角度を考慮して再穿刺する．

◉側枝へ迷入していないか？

頸部静脈系の中枢側合流部位はバリエーションが多く，内頸静脈，鎖骨下静脈からのアプローチで側枝である外頸静脈，前頸静脈へワイヤーが迷入する可能性がある．

大腿静脈からのアプローチでは，腎静脈など太い側枝があるため比較的迷入しやすいので，可能なかぎり透視下にガイドワイヤー挿入操作を行う．

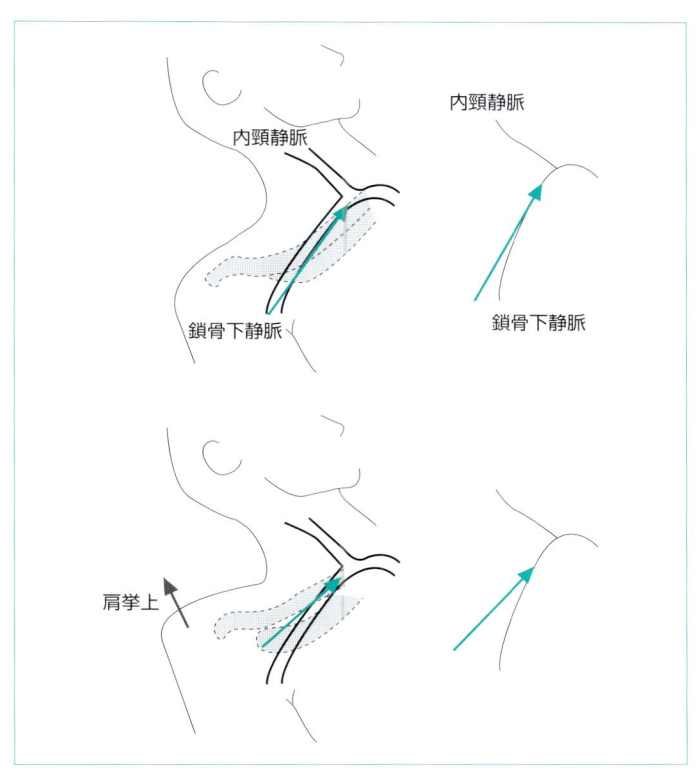

■図4　肩挙上とガイドワイヤーの進路との関係
鎖骨を基準に穿刺位置を決めると，肩の挙上により穿刺針（矢印）の角度が尾側方向に傾き，ガイドワイヤーは内頸静脈方向へ進みにくくなる．

■コラム：私の経験した反省すべき症例

29歳の男性．小児期に小腸大量切除術の既往があり，完全静脈栄養管理中であった．右鎖骨下静脈に留置されていた埋め込み式中心静脈カテーテルの皮下刺入ポート部が薄皮化し感染を起こしたため，1週間前にこれを抜去．感染の沈静化が得られたとのことで，主治医より対側へのIVH挿入依頼を受けた．

手術室において左鎖骨下静脈より通常のダブルルーメンカテーテルの留置を試みたところ，鎖骨下静脈穿刺は容易に可能であったが，ガイドワイヤー挿入時に抵抗を感じた．X線透視にてワイヤーの状態を確認すると，左内頸静脈へ侵入し，わずかに進んだところでつかえていた．鎖骨下静脈までワイヤーを引き戻し無名静脈方向へ送ろうと試みるが，何度やっても同様に内頸静脈へ進んだ．この間患者に左肩をすくめてもらいもしたが，ワイヤーは急角度でやはり頭方向に向かった．

無名静脈の閉塞を疑い，この時点で患者に以前の左鎖骨下静脈カテーテル入れ替えの際のことについて聞くと，「そういえば3年前のカテーテル抜去の直後に一時的に少し呼吸が苦しくなり，酸素吸入をした」とのことであった．後日，左上肢末梢静脈から静脈造影を行ったところ，無名静脈の閉塞所見が確認され，陳旧性の器質化血栓が疑われた．

長期IVH管理中という病歴からすぐにその可能性を考えるべきで，また，20数年の間に何度か左右のカテーテル入れ替えが行われていたことからも，中心静脈穿刺前にもっと丁寧な病歴聴取をすべきであった，と反省させられた症例であった．

◎血管閉塞病変の存在は？

上記の原因に対する処置によってもワイヤーの挿入が困難であれば血管閉塞病変を疑う。無理をすれば，肺塞栓，上下大静脈損傷など重大事故に繋がる可能性があるので，事前に病歴などからその存在を疑うことが重要である。

血栓閉塞

特に，同穿刺部位での中心静脈穿刺の既往がある場合は注意が必要である。直近まで留置されていた場合には血栓が残存している可能性がある。長期留置の既往は，器質化血栓の残存に留意する（**コラム**）。

腫瘍

縦隔腫瘍，肺腫瘍などによる上大静脈の閉塞・圧排，腎腫瘍による下大静脈塞栓などが原因として考えられる。

● ● ●

中心静脈穿刺にかかわる病歴の聴取を十分に行っておくこと，穿刺前に目標静脈をエコーなどで観察しておくこと，穿刺開始時から可能なかぎりX線透視を使用することなどを行えば，発生しうる状況の予測，早期発見，回避が可能となり，大きなトラブルへの進展を防止できると考えられる。

文献

1. Wang HE, Sweeny TA. Subclavian central venous catheterization complicated by guidewaire looping and entrapment. J Emerg Med 1999 ; 17 : 721-4.
2. Kitagawa N, Oda M, Totoki T, et al. Proper shoulder position for subclavian veinpuncture : a prospective randomized clinical trial and anatomical perspectives using multislice computed tomography. Anesthesiology 2004 ; 101 : 1306-12.
3. Tan BK, Hong SW, Huang MH, et al. Anatomic basis of safe percutaneous subclavian venous catherization. J Trauma 2000 ; 48 : 82-6.

（飛田 俊幸）

深追いせずにやり直す

■ガイドワイヤーが迷走するのは，外筒からガイドワイヤーが出る部位と，内頸静脈・鎖骨下静脈合流部である

ガイドワイヤーがどこに向かって進んでいるかは，X線透視装置でも使わないかぎりわからない。最近は経食道心エコー法（TEE）がさまざまな場面で応用され，中心静脈カテーテルの位置確認にも使用される場合がある。しかし，結局ガイドワイヤーが上大静脈に入らない場合は，やはりガイドワイヤーはどこにいるのかわからない。

ガイドワイヤーを進めるにあたり抵抗を感じやすい，すなわち，本来進んでほしい道筋からガイドワイヤーがそれてしまう部位は大きく二つある。外筒よりガイドワイヤーが出る部位と，内頸静脈・鎖骨下静脈合流部である。

現在，さまざまな中心静脈穿刺キットが市販されており，外筒の長さもさまざまだが，自分が使用するキットの外筒の長さは把握しておいたほうがよい〔ちなみに，当院で使用しているエドワーズライフサイエンス社製のMulti-Medカテーテルの穿刺針の長さは2インチ（＝5.08cm），アロー社製の中心静脈カテーテルキットは6.35cmであり，メーカーによって微妙に違う〕。

■コラム：成功のためのちょっとしたコツ

内頸静脈穿刺の場合には，気胸の発生を避ける目的もあって穿刺針を皮膚に対して30〜45度程度の角度をつけて穿刺するよう指導されることが多いと思う。そして血液の逆流を見たら針を寝かせて内筒と外筒の差の分（大体2〜3mm）穿刺針を進める。そこでもう一度血液の逆流を確かめて，逆流があれば外筒も血管内にあると思われる。この針を寝かせて少し進めることができるかどうかが，中心静脈穿刺の成否分かれ目の一つであるし，末梢静脈穿刺，動脈カテーテル挿入においても重要であると思う。

■外筒よりガイドワイヤーが出る部位でのトラブル

ガイドワイヤーが外筒から出てすぐの長さで抵抗がある場合，外筒の固定が不十分なため，外筒が血管から外れてしまった場合がほとんどである。だが，まれに外筒は血管内にあるにもかかわらずガイドワイヤーが外筒を貫いてしまい，なお悪いことに血管外に出てしまっている場合がある。

前者の場合は，ガイドワイヤーを抜いてもう一度外筒を確実に血管内に留置する（**コラム**）。後者の場合は，外筒・ガイドワイヤーをともにやさしく抜去し，穿刺のやり直しとなる。

■内頸静脈・鎖骨下静脈合流部でのトラブル

ガイドワイヤーが外筒の長さまでは抵抗なく進むが，その先で抵抗を感じる場合は，内頸静脈と鎖骨下静脈の合流部で先あたりしている可能性が高いと思われる。

まずは落ち着いてガイドワイヤーを数cm引き抜いて優しく回転を加えながら抵抗なくガイドワイヤーが進む場所を探してみる。この時には当然ながら無理な力を加えてはいけない。数回この操作を繰り返してもガイドワイヤーが進まない場合は，深追いせずにやり直したほうがよいと思われる。

内頸静脈穿刺はカテーテルが直線的に右房へ進みやすいというのがメリットの一つといわれるが，中心静脈の解剖にはさまざまなバリエーションがあるので注意を要する。通常の患者の約30％で頸静脈の走行異常が認められるという記載[1]もある。

当院で施行されるのは，消化器外科・呼吸器外科・心臓血管外科手術のみであるので術前に胸部造影CTが撮影されていることが多く，また，心臓手術の術前では頸動脈エコーがルーチンに施行されているので，それらの画像を参考にするようにしている。

文 献

1. Hensly FA, Martin DE, Gravlee GP（新見能成監訳）．心臓手術の麻酔．第3版．東京：メディカル・サイエンス・インターナショナル，2004．

（井上　洋）

17 カテーテルを挿入するために，本穿刺針からワイヤーを挿入したが，途中から進みにくくなったため，ワイヤーを抜こうとしたが抜けなくなった

ワイヤーのループ形成では引いてはだめ，むしろ進める

Seldinger 法を用いた中心静脈穿刺時に，挿入したガイドワイヤーが抜去困難となることは中心静脈カテーテル挿入時のまれな合併症である。しかし，対処を誤ると大掛かりな外科的処置が必要となることもある，重大な合併症である。その原因としては，①ワイヤーの屈曲・損傷，②ワイヤー先端の迷入または組織との絡まり，③ワイヤーのループ形成が考えられる。

■ガイドワイヤーの屈曲・破損

ガイドワイヤーの屈曲・損傷の発生頻度や程度は，ワイヤーの材質・太さ，ワイヤーの挿入方法によっても異なる。一般にガイドワイヤーは細いものほどコシが弱く，中途で屈曲しやすく，いったん曲がるとスムーズに引き戻せなくなる。この場合無理に引き抜こうとする行為はワイヤーが破損し[1]，最悪の場合は断裂して体内に遺残するという結果を生むことになるので厳に慎まなければならない。

小児用カテーテル以外でも最近は，より低侵襲に中心静脈穿刺を行えるよう，穿刺針もワイヤーも細いキットを用いることが多いので注意が必要である[2]。このような合併症を減らすため，より屈曲・破損の少ない構造のガイドワイヤーも開発されている[3,4]。

また，外套カニューレを用いずに，直接金属穿刺針を通してガイドワイヤーを挿入する穿刺法は，血管穿刺後に外套留置や内針抜去を必要としないので，針先がズレない分，有利である。だが，ワイヤーがスムーズに挿入できず引き戻す場合は注意しなければならない。先端が鋭利な分，針先にワイヤーが引っ掛かりやすく，引き抜こうと無理に力を入れるとワイヤーの断裂を生じる可能性が高い。ガイドワイヤーを引き抜く際に抵抗を感じたら，必ず穿刺針ご

とワイヤーを引き抜かなければならない。

　確かな統計があるわけではないが，内頸静脈穿刺に比べ，鎖骨下静脈穿刺時にワイヤー屈曲が生じる可能性が高いと思う。鎖骨下静脈穿刺ではガイドワイヤーは鎖骨と第一肋骨の間を通るため，その間でワイヤーは挟まれた状態になり，屈曲しやすいものと考えられる。特に，細目のワイヤーを用いるときは要注意である。対して，内頸静脈穿刺では骨性の要因はないため，屈曲は比較的生じにくいのであろう。さらに鎖骨と第一肋骨の間隙が狭い人の場合，ワイヤーは挿入できたものの，ダイレータがスムーズに進まないこともしばしば経験するところであり，こんなとき無理やりダイレータを押し込むと，ワイヤー屈曲の原因となる。

　対処法として，われわれの施設では鎖骨下静脈穿刺の際は，背中の中央にタオルを丸めて敷いて，胸を反らすような体位を取り，できるだけ鎖骨と第一肋骨の間隙が広くなるよう工夫している。

■ガイドワイヤーの迷入

ガイドワイヤーの迷入も抜去困難の原因となりえる。X線透視下で挿入する際はワイヤーの迷入はすぐに発見できるが，通常手術室で行うような非透視下での手技で問題となる可能性がある。穿刺針で血液の逆流があったが，ガイドワイヤーを挿入する際に動いてしまい，ワイヤーが血管外に迷入することがある。外套を通してガイドワイヤーを挿入する場合は，外套の先端をワイヤーが少し越えたぐらいの深さで外套をさらに進め，いったんワイヤーを引き抜いて，注射器で血液の逆流をもう一度確認し，外套が確実に血管内に留置されていることを確認するやり方が安全である。

　ガイドワイヤーが血管内に挿入されたとしても頭側や細い血管に迷入することもある。先端が三尖弁腱索に絡まり抜去困難になった例や，ワイヤー先端のJ-tipの部分が，肺血栓塞栓予防に挿入されていたIVCフィルターに絡まったという珍しい症例も報告[5]されている。

　いずれにしてもガイドワイヤーを進める時，少しでも抵抗を感じたらそれ以上進めない，必要以上にガイドワイヤーを深く挿入しないことがポイントである。初心者はワイヤーが抜けてしまうのを恐れるあまり深く入れすぎる傾向がある。深く挿入しすぎると，ワイヤーの迷入以外にも，不整脈の発生や血管や心臓の壁を損傷する可能性がある。そして引き戻す時に抵抗を感じたなら，無理をせず，すみやかにX線透視装置を用意し，原因を突き止めることが肝要である。

■ガイドワイヤーのループ形成

中心静脈穿刺時にガイドワイヤーが結び目を形成し，抜去困難になった報告[6]もある。筆者もガイドワイヤーではないが，肺動脈カテーテルがループを形成し，肝を冷やした経験がある。

　ICUで右鎖骨下静脈からSwan-Ganzカテーテルを挿入しようと試みた。静脈穿刺，シース挿入まではよかったのだが，なかなか右室に入らない。先端の圧波形を指標にカテーテルを入れたり出したりしているうちに，あるところから抜けなくなった。シースごと抜去しようと試みたがダメで，慌ててイメージを取りに走って，透視してみると，見事にループが形成されていた。

　透視下に試行錯誤のうえ，何とか結び目が解けて事なきを得たが，そのとき学んだことは，ループができた時は絶対に引っ張る力を加えてはいけないということである。引き抜こうとすると結び目が小さく堅くなり，ますます解けなくなる。そうなると，外科的処置以外には解決法がなくなり大変なことになる。逆にカテーテルを進めることで結び目が大きくなり，そのうち解ける

ようになる．筆者の場合は肺動脈カテーテルであったが，ガイドワイヤーでも同様のことがいえると思う．

■ 対処のポイント

1) 中心静脈穿刺の際，ガイドワイヤーを挿入しようとして抵抗を感じたなら，決してそれ以上進めない．スムーズに進まないということは，ワイヤーが正しい場所または位置に進んでいないということを示している．
2) 抵抗を感じた場合，盲目的にガイドワイヤーを進めたり，引き戻したりしない．特に，金属穿刺針に直接ガイドワイヤーを通している場合は，ワイヤーの断裂を引き起こす可能性があるので，必ず穿刺針ごと引き抜く．
3) そして，少しでもおかしいと感じたなら，X線透視装置を用意するのを躊躇しない．
4) 自分1人で頑張らずに，応援を呼ぶ．1人より多数のほうがよいアイデアも浮かぶはずである．
5) 透視でガイドワイヤーがループ形成していたら，ワイヤーを進めて結び目を大きくする．結び目が解けるまでは絶対に引き戻さない．
6) それでもダメな場合，放射線科医や血管外科医など専門家にコンサルトする．

■ 文献

1. 岡本健太郎，井上裕美，薄井佳子ほか．中心静脈カテーテル挿入時のガイドワイヤー断裂．日小外会誌 2002；38：1096-9．
2. 長谷川 純，鈴木利保，西山純一ほか．中心静脈カニュレーションに用いる金属針とガイドワイヤーの使いやすさの検討―22G セーフガイドと20G セーフガイド―．日臨麻会誌 2002；22：130-4．
3. Suzuki T, Ito K, Nishiyama J, et al. Development of a safe guidewire. J Anesth 2006；20：64-7.
4. 小名木広行．より安全，確実に留置できるカテーテルキットを目指して．LiSA 2006；13：1032-3．
5. Duong MH, Jensen WA, Kirsch CM, et al. An unusual complication during catheter placement. J Clin Anesth 2001；13：131-2.
6. Wang H, Sweeney TA. Subclavian central venous catheterization complicated by guidewire looping and entrapment. J Emerg Med 1999；17：721-4.

（小川 幸志）

まず，ワイヤーのみでなく，金属針もいっしょに抜く

本トラブルへの対処法について，一般的な原因からまれな原因に関するものについて順に論を進めていく．

■ 一般的な原因と対処法

まず，最も考えられる原因としては，ガイドワイヤーを進める際に金属針も同時に進めてしまうことがある．このとき，金属針が血管壁にあたる，あるいは血管の外に出るためにガイドワイヤーが折れてしまうのである．これは，ガイドワイヤーの構造に起因すると考えられる．

ガイドワイヤーは，芯となるワイヤーの周囲に別の細いワイヤーがスプリング状に巻きつけられた構造をしている．ガイドワイヤーが屈曲することで，スプリング状の細いワイヤー間の隙間が広がり，そこに金

属針の先端が引っかかると，ガイドワイヤーを進めるのにも抜いてくるのにも抵抗を感じるようになる[1]*[1]。このときに力ずくでガイドワイヤーを引き抜こうとするとワイヤーが切れて先端が血管内に残る可能性があるため，注意が必要である[2]。

このガイドワイヤーの構造上の問題を克服するため，最近ではガイドワイヤーの先端の形状や巻き方の工夫によって，血管外への逸脱や変形が起こりにくくなっているものが考案されている[3]。これら新考案のガイドワイヤーでも，この現象が皆無となるわけではないので，ガイドワイヤーが抜けなくなったときの対処としてはワイヤーの種別に変わりなく同様である。

中心静脈カテーテルキットの製造会社は，本症例への対処法をどのように考えているかを検討したい。それには，キットの添付文書の記述を確認するのがよい。一例として，エドワードライフサイエンス社の中心静脈カテーテルの添付文書[4]には禁忌として，『穿刺器具を介してガイドワイヤー挿入後，抵抗を感じ容易に抜去できない場合はガイドワイヤーを無理に引っ張らず，穿刺器具とともに抜去すること［ガイドワイヤーを無理に引っ張ると破損又は切断が起こる原因となるため］。』とある。

ガイドワイヤーを進めることも抜くこともできなくなった場合にも，金属針と一緒にガイドワイヤーを引き抜くことは通常は容易にできる。抜いたところでワイヤーが切れていないことを確認し，ガイドワイヤーの変形の程度を調べる。抜いたあとで金属針の穿刺からやり直すのであるが，必要に応じてガイドワイヤーの交換を考慮すべきである。また，穿刺針についても，複数回の穿刺により針の性能が低下するため，交換を考慮すべきである。

本症例のような現象は，静脈留置針を用いた場合よりも，金属針を用いた場合に多い。この点のみに注目すると，本穿刺に静脈留置針を用いてガイドワイヤーを静脈留置用カニューレを通して挿入することで，ガイドワイヤーの操作中に多少カテーテルを動かしてもこの現象は起こりにくいので初心者に勧められる方法である。ただし，金属針と静脈留置針の選択については，針の特性や施術者の経験など，多くの要素を勘案すべきで，一概にどちらが優れているとはいえない。

以上が，本症例に対する一般的な対処法であるが，金属針と一緒にガイドワイヤーが抜けない，あるいは静脈留置針を使っていてガイドワイヤーが抜けないという現象も発生する可能性がある。この原因と対処法についてさらに論を進めよう。

■まれな原因と対処法

文献による症例報告では，深部静脈血栓の肺への移動を予防するための下大静脈フィルターにガイドワイヤーが引っかかった症例が複数報告[5,6]されている。この場合，ガイドワイヤーを無理に引っ張ると下大静脈フィルターを損傷する可能性がある。このような事態を避けるために，下大静脈フィルターが留置されている患者では特に，ガイドワイヤーを深く進めすぎないということが大切である。また，必要に応じて，X線透視下での操作などガイドワイヤーの可視化についても考慮する。

ほかに典型的ではない例としてガイドワイヤーが静脈弁に引っかかった，あるいはガイドワイヤーが静脈内で結び目を作ってしまったという報告[7]もある*[2]。これらの場合も下大静脈フィルターのときと同様，抜けないという状況だけで何が原因かを特定することは難しい。

一般的に考えるべきこととしては，まず超音波装置，単純X線撮影，透視などの手法を用い，何に引っかかっているのか，先端がどこにあるのかを見きわめることが大切である。最近は多くの手術室で中心静脈穿刺のための携帯用超音波装置が導入さ

*[1] 文献1は，血管穿刺に関して，穿刺針，ガイドワイヤーなどについて，豊富なデータと深い考察により論が展開されている。一読に値する。第1章7（50ページ）を参照。

*[2] 結び目の例に関しては，必ずしもガイドワイヤーが進みにくくなるわけではなく，カテーテルを入れたあと，ガイドワイヤーを引き抜くときに抵抗があって初めて異常に気づく場合もある。

*3 頭位の上げ下げ，左右の傾き，頭の向きなど．

れてきており，ガイドワイヤーの可視化は容易になってきている．ただし，ガイドワイヤーの先端部や引っかかりを検索するには，実際には難しいと考えられる．

超音波医用画像装置としては，経食道心エコーがあり，これに熟達していれば，ガイドワイヤーが引っかかっている構造物を特定できる可能性が高くなるであろう．

そのほか，手術室で実施可能な可視化方法として，単純X線撮影および透視がある．これらすべての手法を用いても診断が難しいときにはCTの撮影も検討する．ただし，患者の搬送には，衛生管理も含め，細心の注意を払う必要があることはいうまでもない．

このような可視化方法を用いて，問題点が特定できたところで，どのように対処すべきかについては，まれな合併症であることもあり一つの正解はない．それぞれの状況に応じた，医師としての判断が求められるが，いくつかの方法を示すこととする．

体位の変化*3 によって静脈径やガイドワイヤーの引っかかりの角度が変化することによって，抵抗なく抜けるようになる可能性がある．この場合も経食道心エコーやX線透視装置を使ってリアルタイムにガイドワイヤーを可視化したうえで操作すればより確実に行うことができよう．

それでも難しい場合には，放射線科医によるインターベンションや，血管外科医による手術など，他の領域の専門家にも意見を求めるべきである．ただし，あくまでも当事者に最終責任があり，判断を他人任せにすることなく，総合的に最も合理的と考えられる方法を選択すべきである．いうまでもないが，ガイドワイヤーを無理に操作すると体内構造物を破壊する可能性があり，二次的に傷害を拡大することになりかねないので，抵抗のあるときには慎重な判断が求められる．

● ● ●

合併症への対処法について熟知することはもちろん大切ではあるが，合併症の予防を念頭に置いて実践することがさらに重要であることを強調したい．繰り返しになるが**ガイドワイヤーが進みにくい時にはまず抜くことを考慮すべきであり，ガイドワイヤーのみを抜くのに抵抗がある場合には，無理に抜くことをしてはならない．**

外科医や周りのスタッフからのプレッシャーであせって操作し，さらに大きな合併症を作ってしまっては医療者としての資質が疑問視される．合併症の発生を最小限に抑えることを常に念頭に置き，一つひとつの操作を確実・丁寧に行うように心掛けるべきである．

文 献

1. 鈴木利保．穿刺器材から見た血管穿刺の安全性．LiSA 2006；13：1094-100．
2. 岡本健太郎，井上裕美，薄井佳子ほか．中心静脈カテーテル挿入時のガイドワイヤー断裂．日小外会誌 2002；38：1096-8．
3. Suzuki T, Ito K, Nishiyama J, et al. Development of a safe guidewire. J Anesth 2006；20：64-7．
4. 医療機器添付文書 EWL-140-380 《http://ht.edwards.com/resourcegallery/japan/dfu/EWL-140-380.pdf》
5. Haut E, Kamal K, Reilly P et al. Successful percutaneous retrieval of a Swan-Ganz catheter entrapped in an inferior Vena Cava filter. J Trauma 2007；62：1507-10．
6. Munir M, Chen S. An in situ technique to retrieve an entrapped j-tip guidewire from an inferior Vena Cava filter. Anesth Analg 2002；95：308-9．
7. Wang H, Sweeney H. Subclavian central venous catheterization complicated by guidewire looping and entrapment. J Emerg Med, 1999；17：721-4．

（川上 裕理・澤 智博）

第 2 部

動脈穿刺 編

第4章

動脈穿刺の基礎知識

18. 動脈カテーテル，術式別部位の選択と合併症
　　〜循環動態と危険・合併症のモニタリング〜　　　　　（金　徹・坂本 篤裕）……120

19. 動脈カテーテルの挿入と感染管理
　　〜感染防止対策の重要ポイント〜　　　　　　　　　　　　　　（川村 隆枝）……127

20. 動脈カテーテル挿入に必要な解剖
　　〜エコーによる画像を中心として〜　　　　　　　（齋藤 啓一郎・鈴木 利保）……132

21. 穿刺器材からみた動脈留置カテーテル
　　〜理想的な動脈留置カテーテルとは？〜　　　　　　　　　　　（鈴木 利保）……137

18 動脈カテーテル，術式別部位の選択と合併症

循環動態と危険・合併症のモニタリング

動脈カテーテル留置による血圧測定に期待されることは，継続的かつ同時的血圧測定，頻回の採血，圧波形から得られる診断的情報などである[1]。すなわち，神経反射や出血などに迅速に対処するために不可欠な，正確かつ即時的な圧のモニタリングである。同時に求められているのが，危険・合併症の予兆のモニタリングである。この意味でのモニタリングの対象は，循環変動とは異なるものに起因する圧・圧波形の変化である。

動脈カテーテル留置部位の選択に際しては，体循環のモニタリングと危険・合併症の予兆のモニタリングが最大限に可能となるようにすることはもちろん，合併症に関する知識も重要となる。

■動脈カテーテルの留置部位

動脈カテーテルを留置するのはどこか。臨床的（あるいは経験的）に多く留置されるのは橈骨動脈である。尺骨動脈，上腕動脈，腋窩動脈，大腿動脈，足背動脈，後脛骨動脈も選択される。しかし，その選択に明快な基準はない。最も一般的に選択されるのが橈骨動脈であり，血圧に左右差がある場合は高いほうの上肢を選択する，というのが広く受け入れられる基準である[2]。高いほうを選択するのは，偽性低血圧を避けるためである。

では，術式によりどのように選択していけばよいか。急激な循環変動が予想される心大血管手術を中心にみてみよう。そのほかの術式についても参考になるはずである。

◎心大血管手術の場合

原則的として，上肢に留置する。一般には第一選択を橈骨動脈，次いで大腿動脈，上腕動脈，腋窩動脈の順に選択する[3]。

大動脈置換術（大動脈解離，大動脈瘤）

第一選択は，橈骨動脈あるいは上腕動脈である。胸腹部大動脈瘤患者は，アテローム性動脈硬化や閉塞性動脈疾患を合併していることが多く，術前に両上肢の血圧をマンシェットで測定し，圧の高いほうに動脈ラインを留置すべきである[4]。ただし，状況に応じて両側橈骨動脈のカニュレーション

が必要なこともある（上腕動脈を選択してよい）。その際には，術前の左右の動脈圧差を把握しておく。

考慮すべきことは，大動脈解離や大動脈瘤の範囲，手術計画である。人工心肺を用いるか否かも考慮する。大動脈の遮断部位，人工心肺の送血管の挿入部位などにより留置部位が決まる。緊急時には外科医と十分な打ち合わせができないまま患者が手術室にきてしまうこともあるし，ショック状態になっている場合もある。このような時は，（傍目にはセンスがなく映るが…）四肢のすべてや大腿動脈でカニュレーションをすることも躊躇しない。大腿動脈のカテーテルは，送血管を挿入する際に役立つかもしれない。

大動脈遮断を左鎖骨下動脈よりも近位側で行う場合

右橈骨動脈あるいは右上腕動脈を選択する。

脳分離体外循環を行う場合

脳分離体外循環を行う場合には送血管を挿入する可能性があるので腋窩動脈は避ける。

大動脈遠位側の分離循環を行う場合

大動脈遠位側の分離循環を行う場合，あるいは血流がシャントなどによって供給される場合には，大腿動脈あるいは足背動脈でも灌流圧をモニターする[4]。大動脈に送血管が挿入される場合には反対側でモニターする。

冠動脈バイパス術

off-pump，on-pump，いずれも原則として上肢が第一選択である。ただし，橈骨動脈をグラフトとして用いる場合には採取部位とは反対側の上肢を選択する。上肢の次は下肢となるが，伏在静脈を採取する可能性を考慮して大腿動脈ではなく反対側の足背動脈を選択する。

port-access cardiac surgery

これは，経皮的体外循環下に行う心臓手術

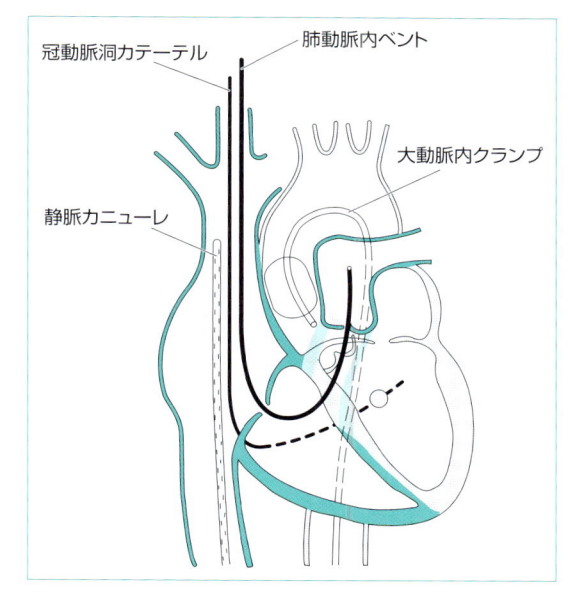

■図1 port-access cardiac surgery における心臓内のカニュレーション
(Siegel LC, et al. Monitoring considerations for port-access cardiac surgery. Circulation 1997 ; 96 : 562-8. より)

のことである。右橈骨動脈が第一選択である。図1に示すように，経皮的に各カテーテルが挿入される。

大動脈には大腿動脈から balloon aortic occlusion catheter を挿入し，大動脈内遮断を行う。図1からわかるようにバルーンの位置は腕頭動脈を閉塞しないようにしなければならないが，この「位置のモニタリング」は経食道心エコー法（TEE）を用いるのが一般的である。この TEE でのモニタリングに限界がある場合に役に立つのが，動脈圧モニタリングである。第一選択は右橈骨動脈でのモニタリングだが，左橈骨動脈でも同時にモニタリングを行うことにより安全性が増す。

balloon aortic occlusion catheter がずれ，腕頭動脈への血流を阻害すれば，急激な，あるいは不自然な動脈圧の左右差が認められるはずである[5]。したがって，本術式の場合には両側の橈骨動脈で動脈圧をモニタリングするのが賢明である。体循環のモニタリングと危険・合併症の予兆のモニ

■表1　動脈カテーテル留置部位を選択する際に留意する事項

1) 体位を考慮する
　坐　位：大腿動脈など屈曲する可能性のある部位を避ける。
　砕石位：下肢の動脈は選択しない。
　腹臥位：術中管理の容易さから橈骨動脈を選択する。
2) 術野は選択しない
　たとえば，大動脈内ステント留置術の場合，下肢の動脈は選択しない。
　四肢の手術では患肢は選択しない。ただし，全身熱傷など全身が術野となる場合には可能な部位を選択する。実際には大腿動脈を選択せざるを得ないことが多い。
3) ショック患者
　大腿動脈，上腕動脈など触知可能な動脈を選択する。
4) 血流に問題がある動脈は選択しない
　透析患者でシャントがある場合には，シャントされている動脈は選択しない。
　以前に cut-down が行われた動脈の遠位側は避ける。

タリングの両者を行う1例である。

その他

その他弁膜症の手術の場合には，以上の記述を参考に留置部位を選択する。

◎胸部手術の場合

第一選択は上肢であり，その基準は心大血管手術の場合と変わらない。縦隔手術の場合，腕頭動脈への術操作により右頸動脈や腋窩動脈への血流が遮断される可能性があるので，そのモニタリングを兼ねて右上肢を選択する[6]*[1]。万全を期するのであれば術式によっては port-access cardiac surgery の場合と同様に両側でモニタリングすべきであろう。

側臥位では，マンシェットを用いた間接法では健側の血圧が患側よりも高くなるが，直接法ではトランスデューサの位置が「心臓の高さ」にあれば左右差はない[1]。実際の臨床においては健側の上肢を選択する。体位あるいは術操作に起因する血管障害が反映されるからである（腋窩の圧迫による腋窩動脈の閉塞なども知ることができる）[6]。

◎その他の手術

閉鎖循環下骨盤内抗癌剤灌流療法*[2]

腹部大動脈と下大静脈を血管内バルーンで遮断し，両側大腿をターニケットで駆血する。大腿動脈は体循環を反映しない。したがって，動脈カテーテルは上肢に留置する。

そのほか，動脈カテーテル留置部位選択の際に留意する事項を表1に示す。

■カテーテルのサイズと長さ

◎カテーテルのサイズ

カテーテルのサイズは，幼児では22〜24ゲージ，小児では20〜22ゲージ，成人では18〜20ゲージとされている[2]が，これは橈骨動脈についてのものである。橈骨動脈では18ゲージよりも20ゲージのほうが血管閉塞の可能性は低い。これは動脈内径をカテーテルが占める割合が高いほど閉塞の危険性が高くなるためで，体格を考慮すると日本の成人の橈骨動脈では20〜22ゲージを選択するのが妥当ではないかと考える。

幼児，小児についても同様に欧米のテキストよりもサイズを一つ下げたほうがよいだろう。成人の場合，橈骨動脈を基準に，同等の内径の動脈には20〜22ゲージを，それより細い動脈には22〜24ゲージを，太い動脈には18〜20ゲージを選択する。

◎カテーテルの長さ

カテーテルの長さについての明確な基準は提起されていない。皮膚の刺入点から動脈の穿通点までの距離を考慮して決定する。橈骨動脈について15.2 cm と 4.45 cm のカテーテルを比較すると，挿入時の動脈貫通と血腫は15.2 cm のカテーテルで有意に多く認められたが，抜去後の血栓は有意に少なかった[7]。これをもって15.2 cm のほうがよいとするのは短絡的であるが，忌避する必要はない。

しかし，筆者の知るかぎり，橈骨動脈を選択する場合にこの長さのカテーテルを選択するのは一般的ではない。比較的長いカ

*[1] これは，『MGH 麻酔の手引』原著第5版以降の記述である。原著の第4版では，腕頭動脈への術操作によるモニタリングへの影響を避けるために左上肢を選択したほうがよいと解釈できる記載がされている。モニタリングの目的が，体循環の正確なモニタリングのみならず危険・合併症の予兆のモニタリングをも含むようになってきた，と考えさせられる変化である。

*[2] 閉鎖循環下骨盤内抗癌剤灌流療法とは，腹部大動脈と下大静脈を血管内バルーンで遮断し両下肢をターニケットで駆血することにより骨盤腔内の循環を体循環から独立させ，骨盤腔内循環に体外循環回路を接続したうえで高用量の抗癌剤を骨盤腔内に投与する治療法である。

■表２　各動脈における合併症別平均発生率（case/n）
(Scheer B, et al. Clinical review : complications and risk factors of peripheral arterial catheters used for haemodynamic monitoring in anaesthesia and intensive care medicine. Crit Care 2002 ; 199-204. より，一部改変)

	永久的な虚血性障害（%）	一時的な閉塞（%）	敗血症（%）	局所感染（%）	仮性動脈瘤（%）	血腫（%）	出血（%）
橈骨動脈	0.09 (4/4217)	19.7 (831/4217)	0.13 (8/6245)	0.72 (45/6245)	0.09 (14/15623)	14.40 (418/2903)	0.53 (2/375)
大腿動脈	0.18 (3/1664)	1.45 (10/688)	0.44 (13/2923)	0.78 (5/642)	0.3 (6/2100)	6.1 (28/461)	1.58 (5/316)
腋窩動脈	0.20 (2/989)	1.18 (11/930)	0.51 (5/989)	2.24 (16/713)	0.1 (1/1000)	2.28 (17/744)	1.41 (10/711)

テーテルが必要となるのは大腿動脈である。大腿動脈と腋窩動脈には18ゲージ，15.2cmがよい[2]。研究によっては大腿動脈に14～16ゲージ，16cmのカテーテルを留置しているものもある[8]ので，体格に応じて柔軟に対処する。緊急時には大腿動脈に肺動脈カテーテルのシースなどを挿入することもある。

素材に関しては，感染予防の観点からテフロンが勧められている[9]。

動脈カテーテル留置に伴う合併症

動脈カテーテル留置に伴う合併症の頻度は低く，安全な手技と一般に考えられている[1]。重篤な合併症，たとえば永久的な虚血性障害，敗血症，仮性動脈瘤などの発生率は１％未満であり，それは橈骨動脈，大腿動脈，腋窩動脈のいずれでもほぼ同様である[9]。Pittmanら[10]によれば，最も多い合併症は，装置の誤った使用とデータの誤った解釈である。

ここではScheerらのレビュー[9]を中心に説明する。コンパクトによくまとまっているので一読をお勧めしたい。このレビューでは主に橈骨動脈，大腿動脈，腋窩動脈について調べている。合併症の一覧を表２に，その予防と対処を表３に示した。

◯動脈別合併症
以下，動脈ごとに説明する。

橈骨動脈
最も多くみられるのが一時的な閉塞，次いで血腫である。多くの場合，橈骨動脈の閉塞はカテーテル抜去後５日まで続くが，30日目には回復する[11]。閉塞がそのまま重篤な虚血に陥ることは少ないが，壊疽となり指の切断を余儀なくされることもある（このような合併症は，0.1％未満と見積もられている）。しかも，橈骨動脈の閉塞を治療したあとでも壊疽となることがある。そのような症例では，手掌動脈や尺骨動脈の血流が低下あるいは途絶しており，スパスム，血栓によるものと考えられている[12]。

そのほかの合併症として，膿瘍，蜂巣炎，正中神経麻痺，手根管症候群などがある。きわめてまれな合併症としてコンパートメント症候群や脳塞栓などがある。

大腿動脈
最も多くみられるのが出血と一時的な閉塞である。輸血を必要とする場合や後腹膜からの大量出血による死亡報告もあるので，慎重な手技が要求される。

腋窩動脈
血腫と局所感染が多い。腕神経叢の障害による知覚異常が起こりうる。右腋窩動脈は腕頭動脈から起始しているので総頸動脈を介した脳塞栓の可能性が左より高い。したがって，右腋窩動脈にカテーテルを留置するのは避けたほうがよいという考えもある。

■表3 合併症の予防とその対処

合併症	予防	対処
永久的な虚血性障害 一時的な閉塞	適切な手技，複数穿刺の忌避，側副血行路の確認※1，適切なカテーテルサイズの選択，長期留置をしない（48時間以内），カテーテル抜去後の適切な止血，フラッシュデバイスの内容液充填の確認，フラッシュデバイスの圧の確認，維持（300 mmHg）	内科的処置（ベラパミルの動脈内投与，ジルチアゼム，ヘパリンの静脈内投与） 外科的処置（血腫除去，血管再建，壊死部切断）※2
局所感染/敗血症	無菌操作によるカテーテル留置，抗菌薬コーティングされたカテーテルの使用，炎症部位にカテーテルを留置しない，長期留置をしない（96時間以内），テフロンカテーテルの使用，cut-downをしない，カテーテル抜去後の適切な止血（血腫が原因となる）	局所の消毒，一般的な感染症の治療
仮性動脈瘤	適切な手技，複数穿刺の忌避	保存的療法，外科的処置（血管再建）
血腫/出血	適切な手技，複数穿刺の忌避，カテーテル抜去後の適切な止血	保存的療法，外科的処置（血腫除去）
動静脈瘻	適切な手技，複数穿刺の忌避，カテーテル抜去後の適切な止血	保存的療法，外科的処置
末梢神経障害	適切な手技，複数穿刺の忌避，適切なカテーテル留置，カテーテル抜去後の適切な止血	保存的療法
フラッシュデバイスによる血液などの動脈近位側への逆流	手動のフラッシュを避ける，手動の場合，ゆっくりとフラッシュする（3 mL/sec 未満）	

※1 Allenのテストの有効性は議論の分かれるところである（Barone JE, et al. Should an Allen test be performed before radial artery cannulation? J Trauma 2006；61：468-70.）
※2 内科的処置と外科的処置の間に治療効果の差はない．内科的処置のほうが予後がよいとの意見[12]もある．

Scheerら[9]によれば，腋窩動脈で起こりうる重篤な合併症は橈骨動脈，大腿動脈とほぼ同様であり，カテーテル留置部位として安全である．

上腕動脈
知覚異常などの報告はあるが，合併症は少ない（0.2％）．重篤なものとして，仮性動脈瘤に起因する感染などがある．

足背動脈
留置されることが少ないためか，合併症の報告は少ない．血栓や感染の危険性は橈骨動脈と差はない[13]．

尺骨動脈
橈骨動脈と同等に考えてよい．ただし，橈骨動脈のカニュレーションがうまくいかなかった場合に選択するべきではない．橈骨，尺骨両動脈の閉塞が起こる可能性がある．

後脛骨動脈
大きな合併症は少ないが，小児において，閉塞により足の切断を余儀なくされた報告がある．

側頭動脈
外頸動脈から連なる動脈で，重篤な合併症の可能性があることから，カテーテル留置は避けられる．小児において脳塞栓の合併症の報告がある．

◎フラッシュデバイス
フラッシュデバイスに起因する合併症もあ

る。閉塞・感染の原因となりうると同時に採血後のフラッシュによる脳循環への血液逆流が懸念される。

　橈骨動脈の場合，手動で 10 mL を 1 mL/sec 以上の速度でフラッシュした場合には，腋窩動脈，上腕動脈への逆流が認められる[14]。また，気泡生成とその逆流も懸念されるが，3 mL/sec の速度で 10 mL のフラッシュは脳循環への気泡の逆流は起こさない[15]（**コラム 1，2**）。

◉合併症のリスクファクター

合併症予防に必要な知識としてリスクファクターを挙げておく。

血栓・閉塞のリスクファクター

- 血管の完全性が保たれないこと：異物であるカテーテルを留置することにより血管の「構造」は変化する。血管内径に対するカテーテル外径の比が大きくなるほど閉塞の可能性が大きくなる。
- 低心拍出量（橈骨動脈では閉塞の危険性が高い。しかし，「低血圧」では問題がない）。
- 複数回の穿刺
- 血腫の存在：これはカテーテル抜去後にできた血腫による閉塞の可能性を含む。
- カテーテル留置時間：48〜72 時間以上の留置は血管閉塞の危険性が高くなる。
- ヘパリン起因性血小板減少症
- 血管収縮薬の投与

感染のリスクファクター

- カテーテル留置時間：96 時間以上の留置は感染の危険性が高くなる。
- cut-down によるカテーテル留置
- 穿刺部位の炎症
- 血腫の存在：抜去後の血腫は感染，壊死の原因となりうる。

■コラム 1：フラッシュデバイス—合併症の原因となりうるデバイス「ヘパリンが必要か？」

動脈圧ラインを維持するためにフラッシュデバイス（あるいは，それに準ずる仕組み）が不可欠なのはいうまでもない。かつてはヘパリン加生理食塩液を用いるのが常識であったが，その必要はないという意見[16]は 10 年以上前からあり，最近も同様の論文[17]がある。動脈閉塞のリスクファクターはカテーテルの留置時間，年齢（65 歳未満がリスクファクター），留置部位の血腫であり，ヘパリン加の有無は関係がない[17]。

　また，ヘパリン加生理食塩液の有用性として，動脈圧の正確性が生理食塩液より高い，という報告[16]がある（正確性の評価はマンシェットを用いた間接法で測定した上腕動脈圧と比較して行っている）。これがいまだにヘパリン加生理食塩液が廃れない理由であろうか。

■コラム 2：エア抜きは十分か？

フラッシュデバイスから動脈カテーテルを通して動脈内に送られた空気が原因と考えられる空気塞栓の報告[18]がある。術後突然の意識障害を起こし発見された。状況からフラッシュデバイスからの空気迷入（?）が最も疑われる症例であるが，「常識的には」考えられないことである。基本的な準備，手技を怠ると思わぬ合併症を引き起こすことを示している。

　体重 7 kg のサルに橈骨動脈から 2 mL の空気を投与しただけで脳循環に空気が認められる[19]。単純に換算して体重 50 kg のヒトなら約 14 mL である。フラッシュデバイスでは 300 mmHg の圧がかかっているので，血圧が 100 mmHg の体内に入れば，その容積は 1.23 倍になる。逆算すれば，フラッシュデバイス内の約 12 mL の空気が体内に入れば約 14 mL となる。これを多いと考えるか少ないと考えるか，ありうると考えるか，ありえないと考えるか，どうだろうか…。

文　献

1. Mark JB, Slaughter TF. 心臓血管モニタリング. In : Miller RD（武田純三監修）. ミラー麻酔科学. 東京：メディカル・サイエンス・インターナショナル, 2007：983-1057.
2. Tokarczyk AJ, Sandberg WS. Monitoring. In : Dunn PF. Clinical Anesthesia Procedures of the Massachusetts General Hospital. 7th ed. Philadelphia : Lippincott Williams & Wilkins, 2007 : 148-71.
3. Mashour GA, Avery EG. Anesthesia for Cardiac Surgery. In : Dunn PF. Clinical Anesthesia Procedures of the Massachusetts General Hospital. 7th ed. Philadelphia : Lippincott Williams & Wilkins, 2007 : 401-40.
4. Levine WC, Lee JJ, Black JH, et al. Thoracoabdominal aneurysm repair : anesthetic management. Int Anesthesiol Clin 2005 ; 43 : 39-60.

5. Hultman J. Anaesthesia and monitoring for minimally invasive cardiac surgery with special reference to minimally invasive direct coronary artery bypass surgery. Perfusion 1998 ; 13 : 259-64.
6. Viola JD, Alfille PH. Anesthesia for thoracic surgery. In : Dunn PF. Clinical Anesthesia Procedures of the Massachusetts General Hospital. 7th ed. Philadelphia : Lippincott Williams & Wilkins ; 2007 : 362-82.
7. Dahl MR, Smead WL, McSweeney TD. Radial artery cannulation: a comparison of 15.2- and 4.45-cm catheters. J Clin Monit 1992 ; 8 : 193-7.
8. Mignini MA, Piacentini E, Dubin A. Peripheral arterial blood pressure monitoring adequately tracks central arterial blood pressure in critically ill patients : an observational study. Crit Care 2006 ; 10 : R43.
9. Scheer B, Perel A, Pfeiffer UJ. Clinical review : complications and risk factors of peripheral arterial catheters used for haemodynamic monitoring in anaesthesia and intensive care medicine. Crit Care 2002 ; 6 : 199-204.
10. Pittman JA, Ping JS, Mark JB. Arterial and central venous pressure monitoring. Int Anesthesiol Clin 2004 ; 42 : 13-30.
11. Hoencamp R, Ulrich C, Verschuren SA, et al. Prospective comparative study on the hemodynamic and functional consequences of arterial monitoring catheters in intensive care patients on the short and long term. J Crit Care 2006 ; 21 : 193-6.
12. Valentine RJ, Modrall JG, Clagett GP. Hand ischemia after radial artery cannulation. J Am Coll Surg 2005 ; 201 : 18-22.
13. Martin C, Saux P, Papazian L, et al. Long-term arterial cannulation in ICU patients using the radial artery or dorsalis pedis artery. Chest 2001 ; 119 : 901-6.
14. Murphy GS, Szokol JW, Marymont JH, et al. Retrograde blood flow in the brachial and axillary arteries during routine radial arterial catheter flushing. Anesthesiology 2006 ; 105 : 492-7.
15. Murphy GS, Szokol JW, Marymont JH, et al. Retrograde air embolization during routine radial artery catheter flushing in adult cardiac surgical patients : an ultrasound study. Anesthesiology 2004 ; 101 : 614-9.
16. Kulkarni M, Elsner C, Ouellet D, et al. Heparinized saline versus normal saline in maintaining patency of the radial artery catheter. Can J Surg 1994 ; 37 : 37-42.
17. Tuncali BE, Kuvaki B, Tuncali B, et al. A comparison of the efficacy of heparinized and nonheparinized solutions for maintenance of perioperative radial arterial catheter patency and subsequent occlusion. Anesth Analg 2005 ; 100 : 1117-21.
18. Dube L, Soltner C, Daenen S, et al. Gas embolism : an exceptional complication of radial arterial catheterization. Acta Anaesthesiol Scand 2004 ; 48 : 1208-10.
19. Chang C, Dughi J, Shitabata P, et al. Air embolism and the radial arterial line. Crit Care Med 1988 ; 16 : 141-3.

（金　徹・坂本 篤裕）

19 動脈カテーテルの挿入と感染管理
感染防止対策の重要ポイント

近年，動脈カテーテル，中心静脈カテーテル，肺動脈カテーテルなどの血管内カテーテルが臨床において多用されるようになり，血管内留置カテーテルによる血流感染が注目されている。なぜなら，重症カテーテル感染は，患者のQOLを落とすのみならず生命予後を左右する重大な問題となるからである。また，院内感染対策上からもきわめて重要な問題である。カテーテル挿入，カテーテル留置の手技は，皮膚というバリアーを突き抜けて直接血管と外界とを連絡づけることであり，管理上の不備は病原体の直接の侵入を許すことになる。したがって，清潔な挿入方法とドレッシングが必要とされる。

血管内留置カテーテル感染発症のメカニズムには，①カテーテル挿入部の皮膚常在菌がカテーテルの外壁を伝って侵入する，②輸液中に増殖した菌や三方活栓などの連結部から侵入した菌が管腔内を通って遊走してくる，の二つのパターンが挙げられる。侵襲の大きい手術や高齢者，新生児，糖尿病，心疾患などの基礎疾患合併症例，ステロイド，免疫抑制薬の投与中の患者は，カテーテル感染の要注意者である。

本稿では，米国疾病管理予防センター（centers for disease control and prevention：CDC）のガイドライン[1]を参考に，動脈カテーテルの感染防止対策における重要ポイントを述べる。

■ドレッシングや挿入部の処置
◎清潔な挿入方法

CDCガイドラインは，エビデンスおよび実用性を考慮して決定された勧告，推奨度（recommendation）を明確に提示している。そのなかで特に挿入時の注意点としては，マキシマルバリアプレコーションが強く勧められている。

マキシマルバリアプレコーションというのは，十分広い範囲の消毒を行って，滅菌手袋をはめ，ガウンとマスクをつけ，滅菌覆い布をかけて徹底的な無菌操作を行うことである。中心静脈カテーテル挿入時はマキシマルバリアプレコーション下に行うべきであるが，短い末梢カテーテル挿入時は，適切な無菌テクニック（手指の衛生や皮膚

透明ドレッシング

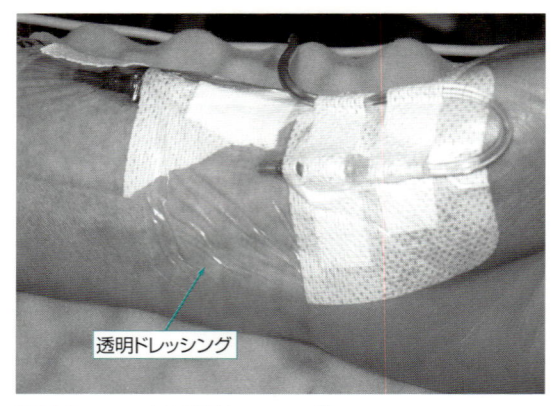

■図1　フィルム型ドレッシング

の消毒，滅菌手袋）で感染防御対策を行う。手指の衛生はアルコールをベースとした製剤，または抗菌薬入りの石鹸を使用する。米国では，ポビドンヨードが動脈カテーテルの挿入部の清潔に最も広く用いられている[2]。

しかし，2％水性グルコンサンクロルヘキシジンによる処置は，10％ポビドンヨードや70％アルコールによる処置と比較して血流感染の頻度を低下させたとの報告[3]や，クロルヘキシジンアルコールのほうがポビドンヨードに比較してグラム陽性球菌に対しては感染率を半減させたとの報告[4]もある。日本ではクロルヘキシジンの濃度は0.5％であり，海外の検討で用いられている2％のものとは異なっている。0.5％クロルヘキシジンの有効性がポビドンヨードより高いかどうかに関しては，Humarらによるとcatheter-related blood stream infection（CRBSI）発生に有意差はなかったが，局所の感染についてはポビドンヨードで多い傾向がみられた[5]。現行では皮膚の消毒薬は，クロルヘキシジンが推奨される。ポビドンヨードを使用する場合には，十分な乾燥を待って使用する。

◎ドレッシング方法

ドレッシングは，カテーテル皮膚挿入部を密封することによって消毒した状態を保つ目的で用いられる。フィルム型（図1）とガーゼ型に分けることができる。

フィルム型は，カテーテル挿入部観察が容易で交換間隔を長くすることができるためスタッフの時間を節約でき，多用されるようになった。感染予防効果に対してどちらが優れているかは，結論が出ていない。使い易さと費用を考慮して選択すればよい。ただし，フィルム型ドレッシングは，血液や汗を吸い取る力が弱いのが欠点である。カテーテル挿入部から血液が染み出している場合や多汗症の患者では，フィルム型の使用は避けたほうがよい。

ドレッシングの交換頻度は，種類，費用，感染率などから検討されている。動脈カテーテル挿入部のドレッシングの交換については，24時間ごとと72時間ごとの比較で挿入部およびカテーテル先端の培養陽性率には差がなかったことから[6]，ドレッシングの交換は週1～2回，曜日を決めて定期的に行うほうがよいと思われる。ただし，濡れたり汚れたりしていたらただちに交換しなくてはならない。

当然のことながら，ドレッシングの交換時は滅菌手袋を装着するなど，清潔操作下で行う。挿入部への抗菌薬軟膏の適応の是非については，まだ結論が出ていない。

■感染予防法

◎動脈カテーテルの感染頻度は留置期間と関連する

末梢動脈カテーテルは，中心静脈カテーテルや末梢静脈カテーテルに比較して感染率が低いことが知られている。その理由は明らかではないが，留置する血管の血圧が高いため細菌が定着しにくいのではないかといわれている[6]。感染率は，留置期間と関連があることが報告されている。動脈カテーテルではCRBSIは発生しないといわれており，59±6時間の留置でカテーテルに細菌が定着したものはなかったという報告[7]がある。

Bandらは，動脈カテーテルの長期留置が必要な場合4日ごとに入れ替えることを勧めている．Thomasら[8]は，感染率自体が非常に低いので感染予防を目的とした定期的交換は必要ではなく，少なくとも4日以内であれば入れ替える必要はない，と述べている．

　留置部位に関しては，末梢静脈カテーテルとは異なり，下肢と上肢での差はないことが明らかにされている．これは，橈骨動脈と大腿動脈に留置した場合カテーテルの細菌培養陽性率には差がみられなかった，というThomasらの報告[8]にもとづいている．

　以上より感染予防を目的とした場合には，末梢動脈カテーテルの4日以内の入れ替え，挿入部位変更の必要はない．また留置部位による感染リスクに差はなく，どこを用いてもよい．

◎ 感染予防法（図2）

CDCからは，すでに「血管内留置カテーテル感染予防のためのガイドライン」が出ている．そのなかで，特に挿入時のマキシマルバリアプレコーションが強く勧められている．前述の理由から，末梢動脈カテーテル挿入時はそこまでの必要はないが，手洗いや手指消毒，手袋着用を重視した"スタンダードプレコーション（標準予防策）"を遵守する．

　ラインの連結部からの汚染防止にも努め，ラインセットは72時間ごとに交換する．さらに，不必要となった三方活栓はただちに除去し，カテーテル感染が疑われればただちに抜去し血液とカテーテル先端を細菌培養検体として提出し，原因菌を検索する．抗菌薬の予防投与がカテーテル感染の発生頻度を下げることは証明されておらず，抗菌薬の乱用はむしろ高度耐性菌の助長につながるため，過信してはいけない．

　カテーテルの感染予防対策は挿入時のスタンダードプレコーション，挿入部の入念

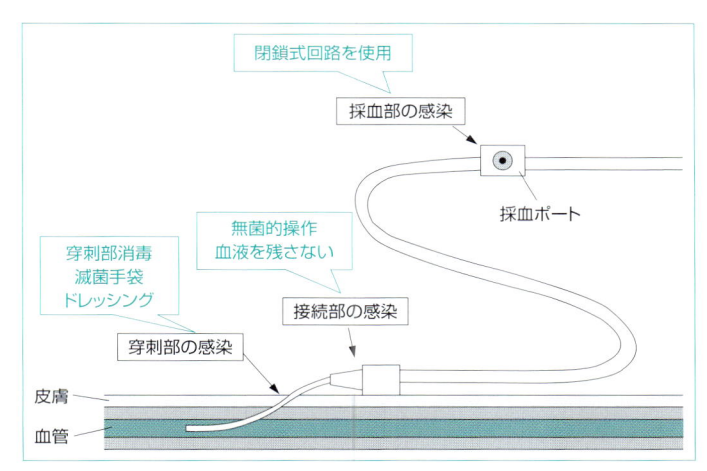

■図2　動脈カテーテルの微生物侵入経路と防止対策

な消毒，ドレッシング固定法などカテーテル管理に関する基本を押えることが重要である．

■ カテーテル交換の必要性，感染が疑われる場合の処置

CDCガイドラインによると，末梢動脈カテーテルではカテーテル感染を予防するために定期的にカテーテルを交換する必要はない．Eyerらの報告[9]では，カテーテル交換を「定期的」に行った場合と，「必要時のみ」に行った場合の感染率に差はみられなかった．したがって現時点では，末梢動脈カテーテルを留置した場合には，患者およびカテーテルの状態を注意深く観察し，感染が予見される場合や疑われる場合などに，必要に応じてカテーテルを交換するのが最善であると考えられる．

　一方，カテーテル以外の使用器材には明確な交換時期の基準があり，CDCガイドラインでは圧モニタリング器材一式[*1]を96時間ごとに交換することが推奨されている（表1）．

　麻酔や集中治療で使用する動脈カテーテルの感染リスクはまれである．しかし，穿刺時や留置期間中の感染リスクは皆無ではなく[10, 11]，実際に感染した場合には重篤な症状を呈することがある．カテーテル感

[*1] トランスデューサ，チューブ，フラッシュ器材，フラッシュ溶液

■表1 カテーテル，ドレッシング，輸液ライン，輸液の交換頻度に関する勧告のまとめ
(O'Grady NP, et al. Guidelines for the prevention of intravascular catheter-related infections. MMWR Recom Rep 2002 ; 51 : 1-29. より，一部改変)

交換および挿入部位の変更	挿入部位のドレッシング交換	輸液ライン交換	輸液剤の吊り下げ時間
成人では，カテーテル由来感染を防ぐ目的でルーチンにカテーテルを交換しない。 　小児患者では，カテーテルの交換頻度に関する勧告はない。 　使い捨て，または，滅菌再使用可のトランスデューサは96時間ごとに交換する。 　トランスデューサ交換時には持続フラッシュ器具も交換する。	カテーテル交換時，ドレッシングの緩み，汚れ，濡れ，および挿入部位の観察が必要な場合にドレッシング交換を行う。	トランスデューサの交換時（96時間ごと）に，輸液ラインの交換を行う。	トランスデューサの交換時（96時間ごと）に，フラッシュ溶液の交換を行う。

染の原因は，穿刺時の不潔操作による皮下への細菌押し込みやカテーテルの皮膚出口からの感染である。感染が成立した場合，その病態は局所では感染性深部感染症および感染性仮性動脈瘤，全身的には菌血症であり，カテーテル留置後，数日～数週間後に発症する。

穿刺部周囲の発赤・腫脹や硬結が現れたときには穿刺部位の感染症を疑い，すみやかにカテーテル抜去・抗菌薬の投与を行う。感染症の再燃および感染性仮性動脈瘤形成予防のため，感染巣の除去が大切である。また，カテーテル抜去後数日間は穿刺部位の観察を行い，動脈瘤発見のため穿刺部位の血管の聴診や超音波検査を行う[12]。カテーテル抜去後の経過が不良な場合には，感染巣の除去，動脈瘤の治療に外科的アプローチを考慮する。

一方，発熱や白血球増加など，菌血症を疑った場合には，ただちにカテーテルだけではなく圧モニタリング器材一式を交換する。この時，器材のコストやカテーテル交換などの手間を惜しんでカテーテル抜去の時期を遅らせないようにすることが重要である。菌血症の治療は感染源となっているカテーテルの抜去が第一であり，その後の治療はカテーテルの抜去が大前提となっている。カテーテルの抜去なしにはどんな治療も奏功せず，無駄な治療を続けることになってしまうためである。また，菌血症を疑った場合には血液培養で細菌の同定を行い，確定診断を行う。必要に応じてカテーテル培養など追加検査を行い，培養結果にもとづいた化学療法を行う。

文　献

1. O'Grady NP, Alexander M, Dellinger EP, et al. Guidelines for the prevention of intravascular catheter-related infections. MMWR Recom Rep 2002 ; 51 : 1-29.
2. Clemence MA, Walker D, Farr BM. Central venous catheter practices : results of a survey. Am J Infect Control 1995 ; 23 : 5-12.
3. Maki DG, Ringer M, Alvarado CJ. Prospective randomised trial of povidone-iodine, alcohol, and chlorhexidine for prevention of infection associated with central venous and arterial catheters. Lancet 1991 ; 338 : 339-43.
4. Mimoz O, Pieroni L, Lawrence C, et al. Prospective, randomized trial of antiseptic solutions for prevention of central venous or arterial catheter colonization and infection in intensive care unit patients. Crit Care Med 1996 ; 24 : 1818-23.
5. Humar A, Ostromecki A, Direnfeld J, et al. Prospective randomized trail of 10% povidoneiodine versus 0.5% tincture of chlorhexidine as cutaneous antisepsis for prevention of central venous catheter infection. Clin Infect Dis 2000 ; 31 : 1001-

7.

6. Samsoondar W, Freeman JB, Coultish I, et al. Colonization of intravascular catheters in the intensive care unit. Am J Surg 1985 ; 149 : 730-2.
7. Ducharme FM, Gauthier M, Lacroix J, et al. Incidence of infection related to arterial catheterization in children : a prospective study. Crit Care Med 1988 ; 16 : 272-6.
8. Thomas F, Burke JP, Parker J, et al. The risk of infection related to radial vs femoral sites for arterial catheterization. Crit Care Med 1983 ; 11 : 807-12.
9. Eyer S, Brummitt C, Crossley K, et al. Catheter-related sepsis : prospective, randomized study of three methods of long-term catheter maintenance. Crit Care Med 1990 ; 18 : 1073-9.
10. Kluger DM, Maki DG. The relative risk of intravascular device related bloodstream infections in adults. In : Abstracts of the 39th Interscience Conference on Antimicrobial Agents and Chemotherapy. San Francisco : American Society for Microbiology 1999 : 514.
11. Raad II, Umphrey J, Khan A, et al. The duration of placement as a predicator of peripheral and pulmonary arterial catheter infections. J Hosp Infect 1993 ; 23 : 17-26.
12. 山崎 圭,遠藤晃夫.動脈穿刺.In:高崎眞弓ほか編.麻酔科診療プラクティス 14. 麻酔偶発症・合併症.東京:文光堂,2004 ; 24-7.

〈川村 隆枝〉

【Coffee Break】2011 年版 CDC 血管内留置カテーテル関連感染予防ガイドライン

2011 年 4 月に,最新のガイドラインが発表された。2011 年 2 月の日本環境感染学会のときには 6 月の発表と明言されていたのが 2 か月前倒しで発表された。しかし,最初に断り書きがある。「CDC のガイドライン作成の方法論は新しくなったが,このガイドラインは古い方法論で作られた。更新された方法論を使って次の改訂がなされる」と書かれている。

その内容ので強調されているのは,①カテーテルを挿入し維持する医療従事者を教育し訓練する,②中心静脈カテーテル挿入時のマキシマル滅菌バリアプレコーションの使用,③消毒剤としてアルコール加の 0.5%以上のクロルヘキシジンを使って皮膚消毒をする,④感染を防ぐための戦略として中心静脈カテーテルのルーチンの入れ替えはしない,そして⑤その他の戦略(すなわち,教員と訓練,マキシマル滅菌バリアプレコーション,皮膚消毒にアルコール加の 0.5%以上のクロルヘキシジン)を順守しても感染率が減らない場合は,短期の抗菌薬/消毒剤含有中心静脈カテーテルとクロルヘキシジン含有スポンジ被覆材を使う,である。また,①〜④のバンドルの実施によるパフォーマンス改善,質保証とパフォーマンス改善のためのベンチマークとしてバンドルすべての構成要素への順守率の記載と報告を強調している。

新しい勧告では,①大腿静脈は使わない(カテゴリー IA),②閉鎖回路を勧めているがアクセスポートの消毒を強調(カテゴリー IA)し,2010 年に FDA が問題にした機械弁使用による感染リスクにも言及している(カテゴリー II),③挿入にはエコーガイドを用いたほうが合併症は少ないが,訓練された人が行う(カテゴリー IB),③消毒には 0.5%以上のクロルヘキシジンを用いる(カテゴリー IA)(2%の記載が消えた)など,がある。

気になるところでは,透析カテーテル以外の挿入部位への抗菌薬軟膏とクリームは使用しないとしているが,透析カテーテルでは許されると書かれている。抗菌薬軟膏はいかなる場合にも耐性菌と真菌の問題があるので使用する必要はない。一方,消毒剤軟膏は最初のガイドラインからも記載があるように(もちろん今回のガイドラインにも 15 ページ記載)透析カテーテルに使用すると感染率は下がる。また,耐性菌と真菌の問題も発生しない。材質に問題がなければ使用することによる問題はない,と書かれている。

その他,大きな変更はない。次の新しい方法論による改訂版が待たれる。

〈市川 高夫〉

文献
CDC. Guidelines for the Prevention of Intravascular Catheter-Related Infections. 2011. ≪ http://www.cdc.gov/hicpac/pdf/guidelines/bsi-guidelines-2011.pdf ≫

20 動脈カテーテル挿入に必要な解剖
エコーによる画像を中心として

動脈カテーテルを末梢動脈内に挿入し，圧トランスデューサと接続する観血的動脈圧測定は，動脈圧の連続的モニタリングや血液のサンプリングを可能にし，重症患者や，循環変動が予想される患者の管理に不可欠なモニターである。われわれの施設でも麻酔科管理症例の約25%にこのモニターが使用されている。観血的動脈圧測定に関する研究では，カテーテルを介した血圧の歪みや周波数特性の劣化，あるいはその改善法に関する報告[1~3]は多いが，選択する動脈の解剖的特徴や使用する器材に関する報告は少ない。

そこで本稿では，穿刺部位として最も使用され，われわれが日常臨床で何気なく挿入しているこの橈骨動脈の解剖的特長に焦点をあてて，理想的な橈骨動脈穿刺について論じる。

■末梢動脈カニュレーションに用いられる動脈とその特徴

◎橈骨動脈

末梢動脈カニュレーションに用いられる動脈として橈骨動脈が最も一般的である。橈骨動脈は手の側副血液循環が良好な部位であることもあり，カニューレが技術的に容易に実施でき，合併症もほとんど起こらないことから，麻酔下にある患者や集中治療室の患者における観血的血圧モニタリングとして最も多く利用される部位である。

穿刺部位は脈を最も触知できる部位となるが，屈筋支帯上を走行する部位は比較的固定されており[4]，穿刺に適した部位と思われる。これより近位では橈骨動脈が深くなるため穿刺が困難となる。また，動脈塞栓や感染などの合併症が発生する可能性も否定できないので，利き腕は避けるべきであろう。

◎上腕動脈

上腕動脈のカニュレーションでは，肘部での伸展が重要で，カテーテルが肘関節をまたいで走行する必要があるため，若干長め

のカテーテルを使用することが望ましい。また、上腕動脈の内側（尺側）には正中神経が走行しているため、神経損傷の合併症には注意すべきである。

○**大腿動脈**

大腿動脈のカニュレーションでは、刺入点は鼠径靱帯より2〜3cm遠位側で動脈拍動を最も強く触れる点とする。また、動脈の走行が比較的深いことから貫通法で行われることが多い。そのため動静脈瘻の形成や大腿神経損傷などの合併症の発生に注意が必要である。

○**足背動脈**

足背動脈穿刺では、刺入点は中足骨上で動脈拍動を強く触れる点とする。しかし皮膚の直下に走行しており他の動脈に比べ細く、カニュレーションは比較的に困難と考えられる。さらに近年、肺動脈血栓塞栓症の予防のため術中より間欠的空気圧迫式の装置を下腿に装着するため、足背動脈は選択されないケースも多い。

○**浅側頭動脈**

浅側頭動脈は脳循環のモニタリングとして利用される。耳介前方で動脈拍動を強く触れる点を触知し、穿刺にあたっては、後壁貫通による血腫形成はカニュレーションを困難にさせるため、貫通法によらないことが必要である。

■橈骨動脈がよく選択される理由

橈骨動脈が末梢動脈カニュレーションにしばしば選択される理由としては、サンプリングルートが術野をまたぐことなく麻酔科医により近いため、血液のサンプリングが容易であるということであろう。

さらに、上記で述べた通り、他の動脈に比べ合併症が少なく、穿刺が容易であることから、麻酔下にある患者や集中治療室の患者における観血的血圧モニタリングとして最も多く利用される部位である。

■橈骨動脈穿刺の特徴

静脈穿刺と異なり、①皮膚から血管、および血管の走行を可視できない、②穿刺角度が静脈穿刺と比べ浅い、③複数回穿刺の可能性がある、などの特徴がある。いずれにしても盲目的な手技にならざるを得ない。拍動点を触知しておき、その位置を覚えておく必要がある。

深さや径など、おおよその値を予想しながら穿刺を行うわけであるが、橈骨動脈が、どの程度の径や深さにあるかといった具体的な数値に関する報告[5]は少ない。そこで、橈骨動脈の径と皮膚からの距離を測定した。

■橈骨動脈の解剖的特長と用いる動脈留置カテーテルの至適サイズ

104名の健常者を対象に、超音波診断装置を使用して橈骨動脈内径と皮膚からの距離、男女差、左右差を調べた。

○**方法**

手関節を背屈30度とし大菱形骨結節頭側2cm付近で左右の橈骨動脈を描出した。計測したのは、ドプラーで描出される橈骨動脈内径と皮膚からの距離を超音波診断装置（日立メディコ社製EUB-6500™）で計測した。使用したプローブはEUB-リニア34T（7.5〜13.0MHz）である。**図1**に橈骨動脈の測定方法と得られたエコー像を示す。

○**橈骨動脈内径と皮膚からの距離**

表1に橈骨動脈内径と皮膚からの距離を示す。男性で右2.13±0.35mm、左2.06±0.46mm、女性で右1.93±0.38mm、左1.77±0.38mm、皮膚からの距離は、男性で右2.46±0.57mm、左2.37±0.57mm、

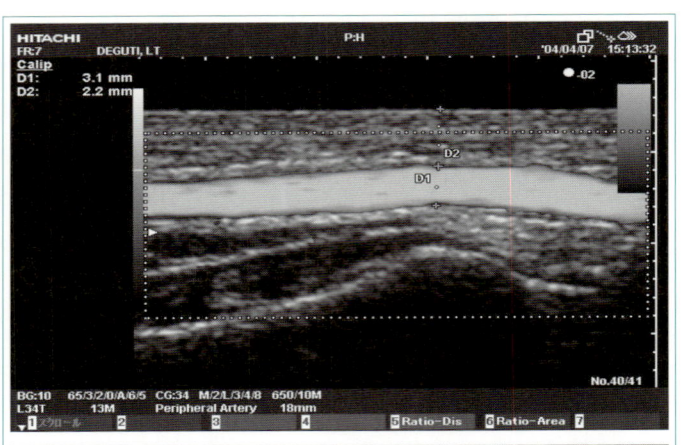

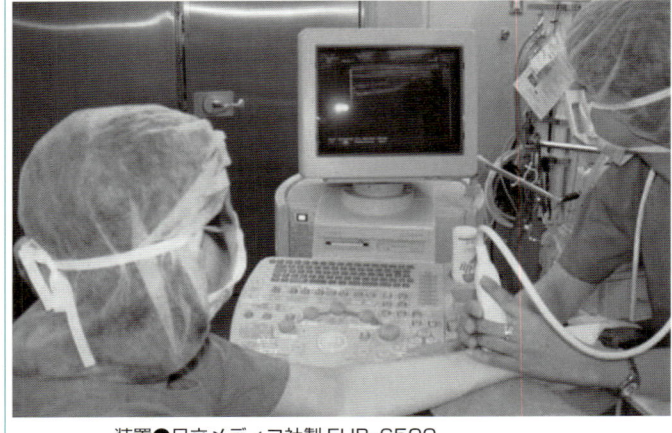

■図1　橈骨動脈の測定方法（上）と得られたエコー像（下）

■表1　超音波で計測した皮膚からの距離と血管内径

	女性	男性
距離（右）	2.70 (±0.69)	2.46 (±0.57)
距離（左）	2.53 (±0.68)	2.37 (±0.57)
径（右）	1.93 (±0.38)	2.13 (±0.35)
径（左）	1.77 (±0.38)	2.06 (±0.46)

女性で右 2.7±0.69 mm，左 2.53±0.68 mm であった。

◎橈骨動脈内径のヒストグラム

図2，3は男女の橈骨動脈内径（左，右）のヒストグラムである。左右含めて，1.3 mm 以下の値は，全体の5％未満だった。

◎橈骨動脈内径と皮膚からの距離の左右差（図4）

左右間では右の内径が有意に太かった。皮膚からの距離に左右差はなかった。

◎橈骨動脈内径と皮膚からの距離の男女差（図5，6）

男女間では男性の内径が有意に太く，皮膚からの距離は女性で有意に深かった。

◎体格差と橈骨動脈内径と皮膚からの距離の関係

体格から得られるデータで橈骨動脈内径の予測を試みた。しかし BMI および BSA と橈骨動脈内径はほとんど相関しなかった（相関係数は 0.3 前後）。

◎カテーテル径と橈骨動脈内径の関係（至適サイズ）

橈骨動脈穿刺に用いる静脈留置カテーテルは，われわれの施設では 20，22 ゲージを用いているが，18 ゲージを用いる報告もある。理論的には動脈圧の歪みや周波数特性の劣化などを考慮するとより太いカテーテルが理想的であろう。そこで橈骨動脈とカテーテルサイズとの関係を調べた。

Angiocath® の外径は 22 ゲージ，20 ゲージ，18 ゲージで，それぞれ約 0.9 mm，約 1.1 mm，約 1.3 mm である。今回の橈骨動脈径の測定結果から内径 1.3 mm 以下の値は全体の5％未満であった。さらに，0.9 mm 以下の値は全体の1％未満だった。

このことは，18 ゲージの Angiocath は5％の患者には挿入できないこととなり，22 ゲージ，20 ゲージを用いるほうが無難である。

■左右どちらの橈骨動脈を選択すべきか？

合併症が比較的少ない橈骨動脈カニュレーションで，最も多いとされているのが動脈

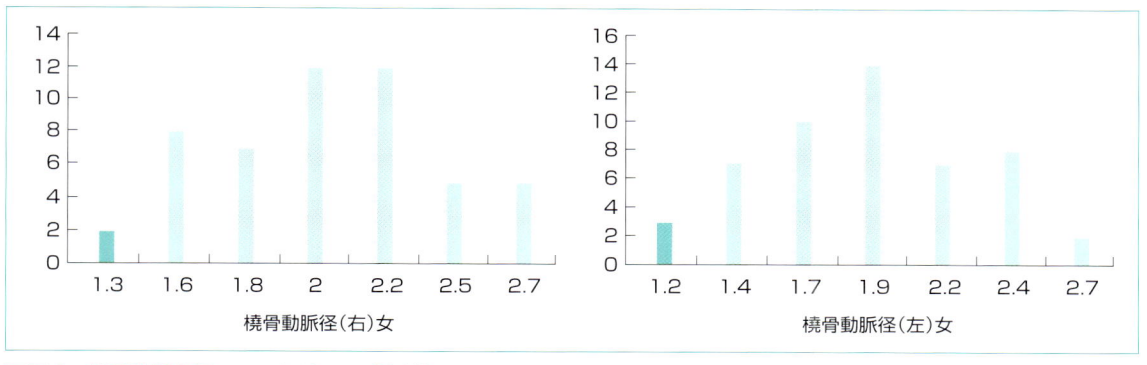

■図2　橈骨動脈内径のヒストグラム（女性）

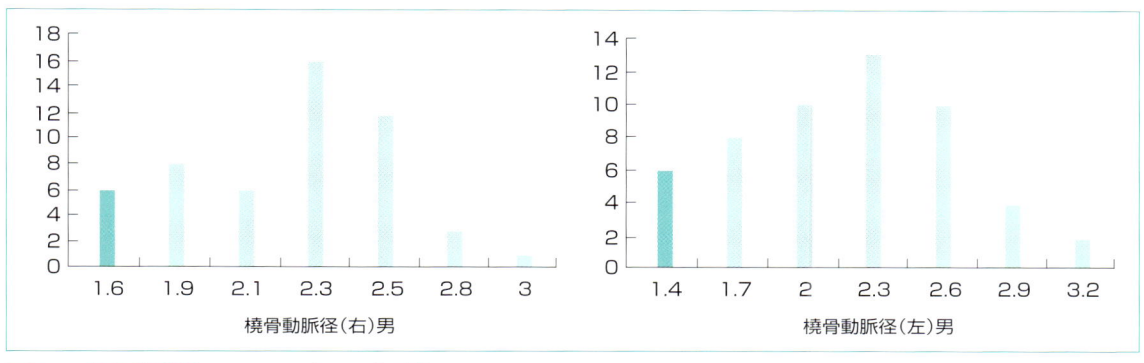

■図3　橈骨動脈内径のヒストグラム（男性）

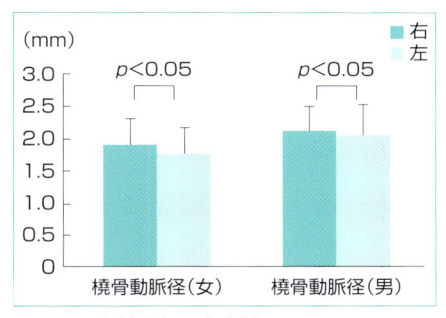

■図4　血管内径の左右比

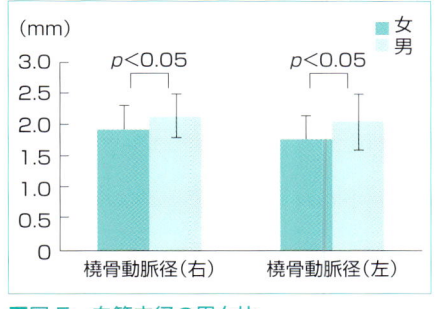

■図5　血管内径の男女比

塞栓である[6]。そこで，穿刺を行う前にAllenテストは必ず行い，術式にもよるが，左を選択することが多い。その理由として利き腕である右を避けること，生理食塩液フラッシュ時の空気塞栓を避けることなどが挙げられる。動脈塞栓の発生は，男性より女性で発生しやすく，また，新生児では，左に発生しやすいといわれている[7, 8]。今回の調査では，女性で細く，左で細いとい

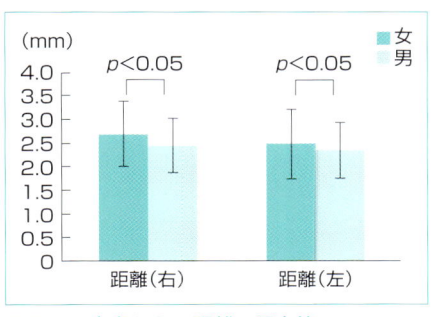

■図6　皮膚からの距離の男女比

第4章●動脈穿刺の基礎知識　135

う結果が得られ，より細い動脈で塞栓が，発生しやすいということを裏づけているように思われる．どちらの橈骨動脈を選択すべきかは，上記のことを認識したうえで選択すべきであろう．

● ● ●

橈骨動脈穿刺の際は，橈骨動脈径は男性で太く，右で太く，皮膚からの距離は女性の右で深いということを覚えておくと便利である．成人では，理論的に20，22ゲージを用いればほぼ100%カニュレーションが可能であろう．以上の知識を念頭に置き，日常臨床に役立てていただければ幸いである．

文　献

1. Hipkins SF, Rutten AJ, Runciman WB. Experimental analysis of catheter-monometer systems in vitro and vivo. Anesthesiology 1989 ; 71 : 893-906.
2. Gardner RM. Direct blood pressure measurement-dynamic response requirements. Anesthesiology 1981 ; 54 : 227-36.
3. Kinefuti Y, Suzuki T, Takiguti M, et al. Evaluation of dynamic response of catheter-monometer systems for pulmonary arterial pressure. J Appl Physiol 1994 ; 77 : 2023-8.
4. 津崎晃一．動脈カテーテル挿入困難．In：稲田英一ほか編．麻酔科診療プラクティス 7．周術期の危機管理．東京：文光堂，2002：106-9.
5. Bedford RF. Radial arterial function following percutaneous cannulation with 18 and 20 gauge catheters. Anesthesiology 1977 ; 47 : 37.
6. Bedford RF, Wollman H. Complication of percutaneous radial artery cannulation : an objective prospective study in man. Anesthesiology 1973 ; 38 : 228.
7. Slogoff S, Keats AS, Arlund C. On the safety of radial artery cannulation. Anesthesiology 1983 ; 59 : 42.
8. Barne PA, Summers J, Wirtschafter E, et al. Percutaneous peripheral arterial cannulation in the neonate. Pediatrics 1977 ; 57 : 1058.

（齋藤 啓一郎・鈴木 利保）

21 穿刺器材からみた動脈留置カテーテル

理想的な動脈留置カテーテルとは？

ガイドワイヤー内臓型の末梢動脈留置カテーテルを除くと，末梢動脈留置に用いる穿刺器材は，静脈留置カテーテルを代用して使用することが多い。しかし，これらの器材が動脈留置に適しているとはいい難い。そこで本稿では，動脈留置に適した器材の構造について言及する。

■静脈留置カテーテルの使用目的と特徴

静脈留置カテーテルの使用目的とその特徴を表1に示す。静脈留置カテーテルは，末梢静脈穿刺，中心静脈カテーテルのイントロデューサ，末梢動脈穿刺などのさまざまな目的で使われる[1]。

末梢動脈穿刺では，末梢静脈穿刺と異なって，目的とする動脈径や走行を可視できないために，触診によってのみ血管の位置や走行を知ることになる。そのため非貫通法では，カテーテルを挿入できない場合がある。

最も多用される橈骨動脈では，動脈径は約2mm，皮膚から動脈までの距離が2〜3mmと短いことが特徴である[2, 3]。末梢静脈穿刺や中心静脈穿刺と比べて穿刺角度は浅く，非貫通法では30度以下の場合が多い。また，末梢静脈穿刺と異なって複数回穿刺の可能性があることが特徴である。しかし，それぞれの特徴にあった器材はなく，既製の静脈留置カテーテルを代用として使用している。

■静脈留置カテーテルの構造

◎静脈留置カテーテルの形状

静脈留置カテーテルは，内針とカテーテルからなり，内針は刃先，刃面，針管で構成されている。同じ太さの静脈留置カテーテルでも製品間でその形状は異なっている。

図1は6種類の18ゲージ静脈留置カテーテルの投影図だが，内針の外径，研磨法，刃面長，カテーテル先端の形状，内針-カテーテル間の段差などに違いがある。

◎内針の研磨法

内針の研磨法にはランセットとバックカットの二つがある。

■表1　静脈留置カテーテルの使用目的とその特徴

	血管の走行の可視	血管径	血管までの距離	穿刺角度	複数回穿刺
末梢静脈穿刺 （主に手掌）	可能	3〜5 mm 前後	浅い （2〜3 mm前後）	30〜45度	まれ
中心静脈穿刺 （主に内頸静脈）	不可能	10〜20 m 前後	深い （1 cm前後）	30〜45度	可能性あり
末梢動脈穿刺 （主に橈骨動脈）	不可能	3 mm 前後	浅い （2〜3 mm前後）	30度以下 （非貫通法）	可能性あり

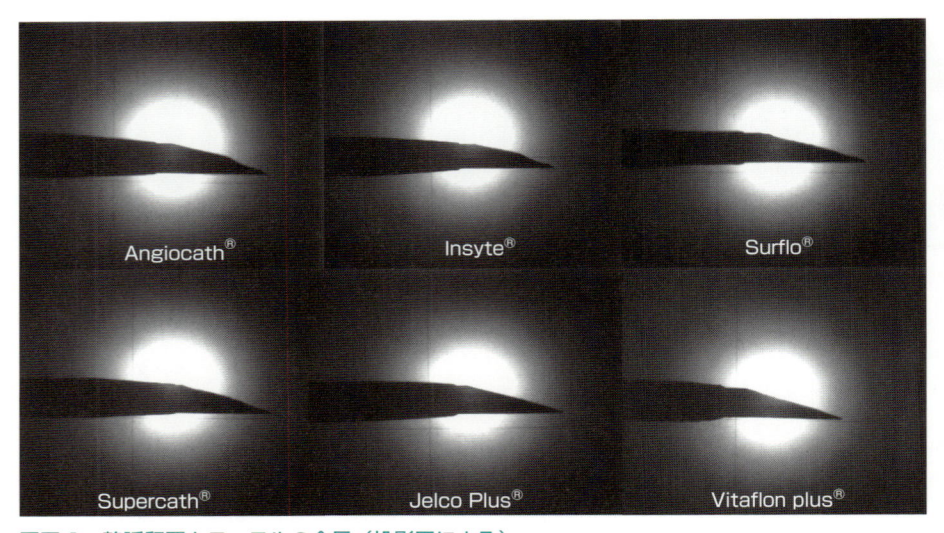

■図1　静脈留置カテーテルの全景（投影図による）
内針の外径，研摩法，刃面長，カテーテル先端の形状，内針-カテーテル間の段差などに違いがある。

　図2に静脈留置カテーテルの研磨法の比較を示す。左はランセットと呼ばれる方法で研磨されている針である。刃面の特徴は大きな刃面（第1刃面）の前方の左右に小さな二つの刃面（第2刃面）をもっており，楕円形を呈している。

　右はバックカットという手法で研磨された針である。この針は大きな刃面（第1刃面）と先端の底面の左右に二つの小さな刃面を有している（第2刃面）。万年筆のような形状を呈しており，刃面の先端部分が鋭く角張っているのが特徴である。

■挿入しやすい動脈留置カテーテルとは

　橈骨動脈のように対象とする動脈の径が細い場合では，刃面が小さく，小さい穿刺力で血管確保ができ，複数回穿刺しても，穿刺力特性が変わらない動脈留置カテーテルが理想である。穿刺力が小さいことは，患者の痛みも軽減できる。静脈留置カテーテル挿入時の疼痛は in vivo での穿刺力に相関があり，穿刺力の小さい静脈留置カテーテルが望ましいとの報告[4]がある。われわれは以前より，静脈留置カテーテルの研磨法に注目し，穿刺角度が浅い動脈留置にはバックカットが適していることを報告[5,6]している。

　そこで，内針にランセットとバックカットを搭載した22ゲージ静脈留置カテーテルの，内針とカテーテルの最大穿刺力を測定した。プッシュプルゲージで30度，4.5 mm/secで刺通したときの穿刺力を1回，3回，5回，10回穿刺時に測定し，その際の穿刺孔のダメージの変化を光学顕微鏡で観察した。対象とする穿刺モデルは人の

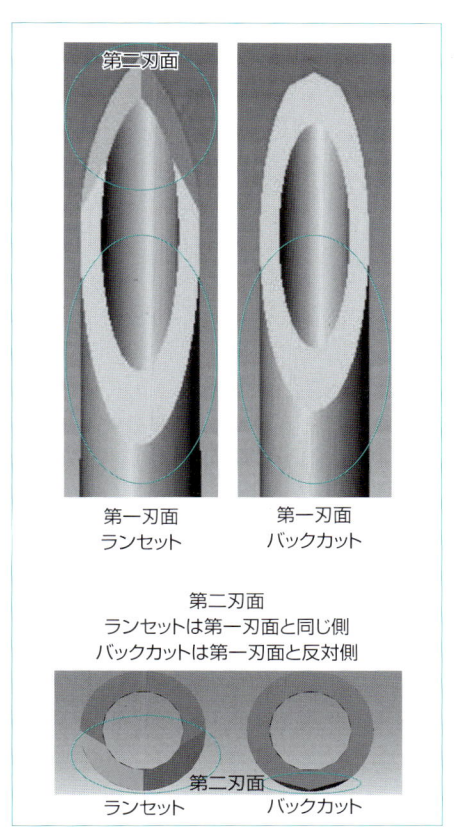

■図2 静脈留置カテーテルの研磨法の比較

■図3 内針の穿刺力と複数回穿刺による穿刺力の劣化

皮膚とほぼ同様の穿刺力をもつとされる、羊皮と1cmの厚さの豚肉を用いた[7]。

◎**内針の穿刺力と複数回穿刺による穿刺力の劣化（図3）**

22ゲージ静脈留置カテーテルの内針のみを取り出して、穿刺力を測定した。横軸が時間、縦軸が穿刺力（N）である。実線がランセット、点線がバックカットを有する静脈留置カテーテルである。

穿刺パターンは先端通過時と顎が通過時にピークを示す二相性となる。グラフからも明らかなように、バックカットはランセットより常に最大穿刺力が小さい。また、ランセットは穿刺回数が増えるにつれ、その穿刺力が大きくなる傾向があるのに対し

て、バックカットではその変化率が小さい。最大穿刺力は、ランセット、バックカットそれぞれ1回目（1.7 N, 0.6 N）、3回目（2.8 N, 0.7 N）、5回目（3.5 N, 1.5 N）、10回目（3.8 N, 1.6 N）となった。

図3左は異なるブランドの2種類の静脈留置カテーテルの最大穿刺力を示すが、バックカットの最大穿刺力はランセットより小さく、複数回穿刺による、穿刺特性の劣化が少ない傾向は同じである。

◎**カテーテルの穿刺力と複数回穿刺による穿刺力の劣化（図4）**

22ゲージ静脈留置カテーテルの穿刺力を測定した。静脈留置カテーテルの場合、カテーテル通過時に、最大穿刺力となる。実

線がランセット，点線がバックカットを有する静脈留置カテーテルの穿刺力パターンである。

カテーテルの最大穿刺力はランセット，バックカットそれぞれ1回目（2.8 N, 1.3 N），3回目（2.8 N, 1.4 N），5回目（3.9 N, 1.5 N），10回目（4.8 N, 1.5 N）となった。

カテーテルの最大穿刺力を比較すると，内針と同様バックカットはランセットより常に小さい。また，ランセットは穿刺回数が増えるにつれ，その穿刺力が大きくなるのに対して，バックカットではその変化率がきわめて小さいことが観察される。

◎静脈留置カテーテルの穿刺孔の形状（図5）

バックカットの穿刺特性が優れている理由[*1]は，穿刺孔にある。穿刺力の静脈留置カテーテルは内針の通過によって作られた穿刺孔をカテーテルが押し広げて，血管内に留置される。そのため穿刺力は穿刺孔の形状によって異なる。穿刺孔の形状は内針の研磨法によって異なる。

そこで穿刺孔の変化を光学顕微鏡（175倍）で観察した。上段がバックカット，下段ランセット通過後の穿刺孔である。バックカットの孔の形状はY字状であり，ランセットの作る形状は楕円形である。初回の穿刺では穿刺針に塗布されたシリコンオイルの量が多く，以後穿刺回数が増すにしたがって，その量が少なくなることが観察

[*1] ①内針，カテーテルの最大穿刺力が小さい。②複数回穿刺でも穿刺特性があまり変わらない。

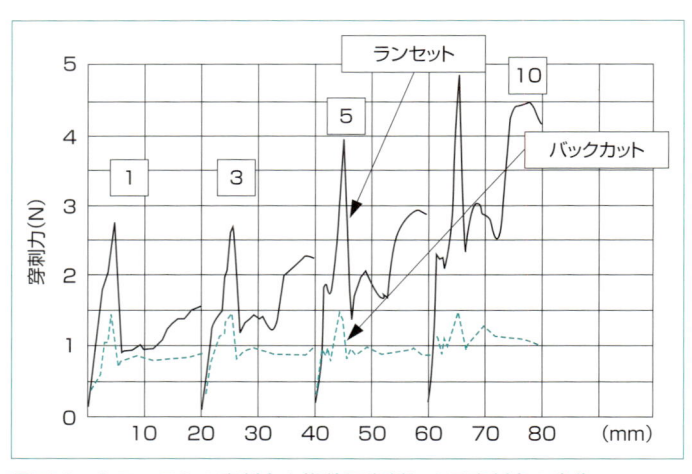

■図4 カテーテルの穿刺力と複数回穿刺による穿刺力の劣化

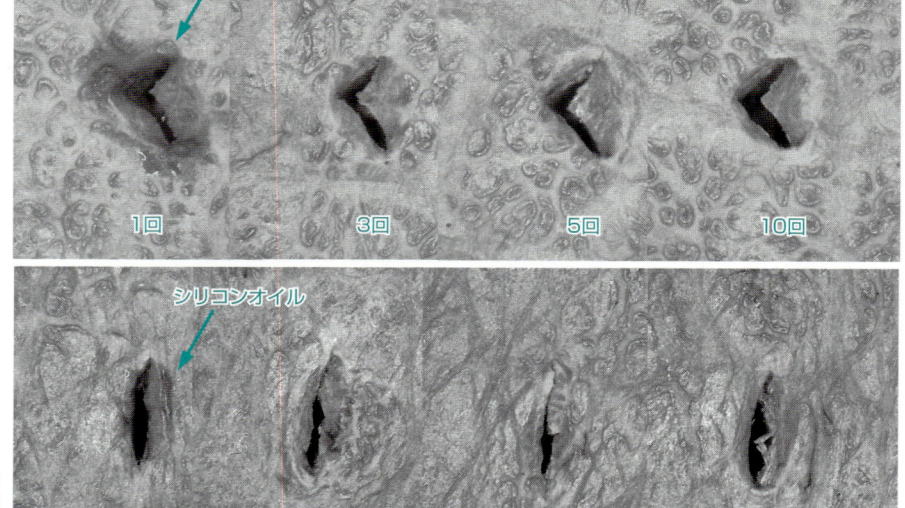

■図5 静脈留置カテーテルの穿刺孔の形状（上：バックカット，下：ランセット）

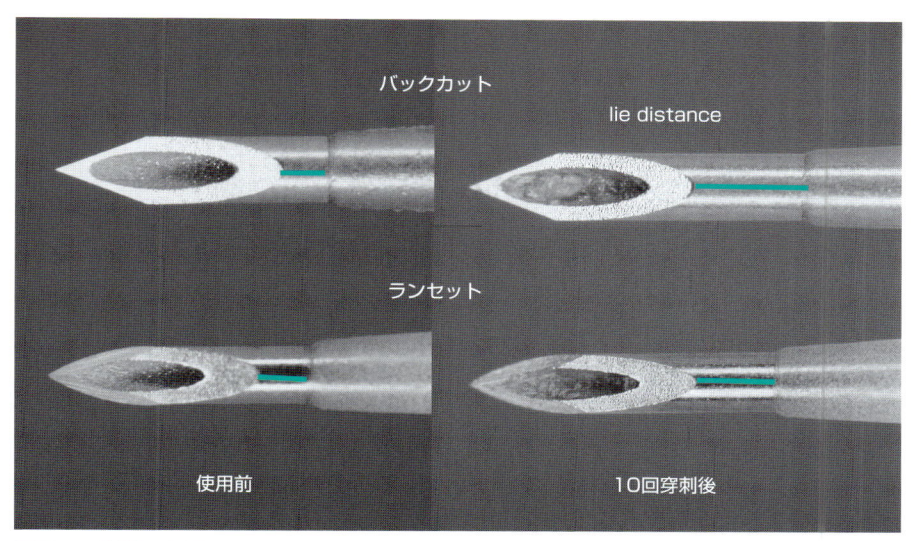

■図6　複数回穿刺による lie distance の延長

される。バックカットの穿刺孔の形状は穿刺を重ねても、形状通りにV字に切られている。一方、ランセットでは1回目の穿刺跡の形状は刃先の形状通りに切られているが、3回目以降では穿刺跡の挫滅が深部にまで及んでいることが観察される。

　バックカットの最大穿刺力が小さい理由は、穿刺孔がフラップ状に切れており有効断面積が大きいために、カテーテル通過の影響を受けにくい、と考えられる。

　一方、ランセットでは、バックカットに比べて有効断面積が小さいために、カテーテル通過時の穿刺力が大きいと考えられる[1, 5]。

◎ 複数回穿刺による静脈留置カテーテルの形状的変化

静脈留置カテーテルの内針はカテーテルの先端よりも若干突き出ている。そのために末梢静脈穿刺のみならず末梢動脈穿刺においても、カテーテルの内針の顎部からカテーテル間の距離（lie distance[*2]）を考慮しないと、カテーテル留置に失敗する場合がある。血液の逆流が得られたら、カテーテルが血管内に入るまでゆっくり数ミリ先進させる手技が必要である。

■コラム：新生児にはバックカットを使用

当院では、静脈留置カテーテルは Angiocath®（ランセット）の器材を用いている。しかし、24 ゲージだけは Jelco Plus®（バックカット）を採用している。特に新生児の動脈カテーテル挿入には、圧倒的に Jelco Plus の支持者が多い。不思議に思い、小児科医や懇意にしている小児麻酔専門医に尋ねたところ、やはり同じ答えだった。

　理由は、複数回穿刺していると動脈血の逆流があってもカテーテルを挿入できない例が多いというものであった。血管が細く、軟部組織が厚く、複数回穿刺を余儀なくされる新生児の動脈穿刺には、ランセットよりバックカットのほうが優れているかもしれない。この結果は、われわれの主張を裏づけるものと考えている。

　図6は、未使用の静脈留置カテーテルと10回使用後の静脈カテーテルの拡大写真を示す。複数回穿刺によって、lie distance が延長していることが観察される。複数回使用した静脈留置カテーテルを用いる場合、カテーテルの送りを通常より若干長くする必要がある。

　また、動脈留置カテーテル挿入時、内針の先端が血管内に入っても、カテーテルが血管内に挿入できないことがある。図7は、

* lie distance
臨床的には、血液の逆流が得られてから、カテーテル先端が通過するまでの距離。

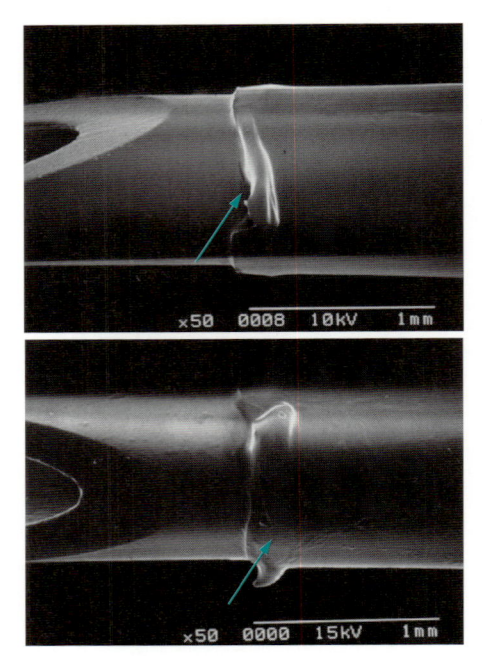

■図7　静脈留置カテーテル先端部のダメージ（矢印）

血管内に挿入できなかった静脈留置カテーテルの電子顕微鏡像を示す。カテーテル先端部がダメージを受けて，内針との段差が大きくなっている。このような例は，複数回穿刺例に多いと考えられるが，術者側の因子や患者側因子[*3]などにも影響されると思われる。

[*3] 皮膚，皮下の厚み，血管の硬さ

● ● ●

末梢動脈穿刺に用いる穿刺器材の理想的な条件について解説した。元来，静脈留置カテーテルは末梢静脈を対象とした製品であり，動脈留置にはそぐわない面もある。今回の結果からバックカットを搭載した静脈留置カテーテルは，①穿刺力が小さい，②複数回穿刺しても穿刺特性や穿刺孔の形状の変化が少なく穿刺角度が浅い動脈穿刺に適している，と考えられる。その理由は，バックカットが後方に二つの刃面をもっているためであろう。手術患者年齢の上昇とリスク症例の増加により，われわれの施設での観血的動脈圧測定の頻度は年々増え続けている。今後，患者の安全を守り，医療従事者にとって使いやすい末梢動脈穿刺に適した器材の開発が求められる。

文献

1. 鈴木利保. 麻酔科医がもっておくべき針の知識. 日臨麻会誌 2006；26：92-107.
2. Bedford RF. Radial artery function following percutaneous cannulation with 18 and 20 gauge catheters. Anesthesiology 1977；47：37.
3. 長谷川啓一郎. 動脈カテーテル挿入に必要な解剖（エコーによる画像を中心に）. LiSA 2007；14：646-9.
   第4章20（132ページ）を参照.
4. Kinast P. Einsteckkrafte medizinischer Kanulen in Labor und Praxis. Feinwerktechnik & Messtechnik 1983；91：109-10.
5. Suzuki T, Tanaka A, Fukuyama H, et al. Differences in penetration force of intravenous catheters：effect of grinding method on Inner needles of intravenous catheters. Tokai J Exp Clin Med 2004 29：175-81.
6. Suzuki T, Fukuyama H, Nishiyama J, et al. Comparison of penetration force and catheter tip damage of intravenous catheters among different catheter tip designs. Circ Cont 2003；24：39-45.
7. Eriksson EN, Larsson PN, Nitescu L, et al. Penetration forces in cannulation of the dorsal veins of the hand：A comparison between polyurethane (Insyte R) and polyetrafluorethylene (Venflon R). Acta Anaethesiol Scand 1991；35：306-14.

（鈴木 利保）

第5章

動脈穿刺の実際

22. 静脈留置カテーテルを用いた橈骨動脈穿刺におけるコツと注意点
　　　〜成人の場合〜　　　　　　　　　　　　　　　　　　　　　（内田　整）……144
23. 動脈留置カテーテルを用いた橈骨動脈穿刺におけるコツと注意点
　　　〜小児の場合〜　　　　　　　　　　　　　　　（清水 一好・森田　潔）……149
24. Insyte-A の穿刺成功率と問題点
　　　〜動脈留置の新しい手技〜　　　　　　　　　　（庄司 詩保子・野村　実）……154
25. Insyte-A のカテーテル長の改良について
　　　〜カテーテル留置成功の秘訣がわかった〜　　　　　　　　　（垣花　学）……157
26. Insyte-A のガイドワイヤー改良
　　　〜理想的なガイドワイヤーとは〜　　　　　　　（鈴木 利保・齋藤 啓一郎）……162
27. アロー社製ガイドワイヤー付き動脈留置カテーテルの成功率と問題点
　　　〜汎用性に富むガイドワイヤー部がもたらす高い留置成功率〜
　　　　　　　　　　　　　　　　　　　　　　　　　（羽場 政法・水本 一弘）……169

22 静脈留置カテーテルを用いた橈骨動脈穿刺におけるコツと注意点
成人の場合

橈骨動脈は動脈穿刺の部位として最も一般的である。橈骨動脈カニュレーションは決して難度が高い手技ではないが，他の手技同様，施行経験が少ないと習得するまでに期間を要することも事実である。本稿では，カテーテルの仕様に関する理解や穿刺方向のコントロールなど，いくつかのポイントを挙げながら，橈骨動脈カニュレーションを確実に行うためのコツと注意点を解説する。

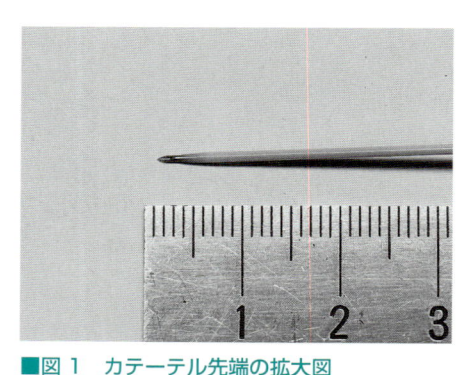

■ 図1　カテーテル先端の拡大図
内針の先端とカテーテル本体の先端の間には2mm程度の距離がある。

■ カテーテルの仕様を理解する

動脈穿刺にかぎらず，器材を使う手技を習得するには，適切な器材を選ぶこと，そして器材の仕様やその特徴を理解して使用することが重要である。

多くの場合，静脈留置用カテーテルを流用して動脈穿刺が行われているが，これらのカテーテルは金属の内針にテフロンやポリウレタンのカテーテル本体を被せた構造になっている[1]。カテーテル先端に注目すると，内針の先端とカテーテル本体の先端の間には2mm程度の距離があることがわかる（図1）。この距離を意識して，カテーテルがどの部分まで動脈内に入っているかをイメージしながら穿刺することが動脈カニュレーションのポイントである。

特定のブランドのカテーテルが動脈穿刺用として特に優れているということはないが，筆者は刃先のカットが鋭く剛性が高い，言い換えれば"切れがよくて硬い"カテーテルが好みである。これは，刺入時の抵抗が小さく，また，たわみにくいため，針先を意図した方向と深さにコントロールできるからである。カテーテル本体の材質では，

ポリウレタン系よりもテフロン系のほうが，柔らかすぎず，操作をしやすい。

一般に，成人の橈骨動脈カニュレーションでは 20〜22 ゲージのカテーテルを使用する。適切な固定と管理を行えばサイズは 22 ゲージで十分である。動脈拍動が弱い場合や動脈硬化が強い患者に対して，無理に 20 ゲージのカテーテルを選択する必要はない。

■ 貫通法と非貫通法，手技の比較

動脈カニュレーションには複数の手技がある[*1]。以前は貫通法が行われていたが，最近はカテーテルの性能が向上し，また，動脈壁の損傷を最小限にする理由から，動脈の後壁を貫かない非貫通法が主流である。Miller の教科書[2]にも非貫通法が記載されている。

◉貫通法（図 2）

いったん，動脈を串刺しにするようにやや深く穿刺を行い，その後，内針を抜いてカテーテルを引き戻す。そして，血液の逆流が認められた位置でカテーテルを挿入する方法である。カテーテル本体を進める際に，先端の全周が動脈内にあることが成功の条件となる。貫通法でカテーテルを挿入するには，テフロンのようにやや腰が強い材質のカテーテルが使いやすい。

◉非貫通法（スライディング法）（図 3）

内針の先端が動脈内に達したことをカテーテルのハブ内への血液の逆流で確認する。次に，皮膚とカテーテルの角度を小さくして，ちょうど静脈にカニュレーションを行う要領で，カテーテル全体を数 mm 進める。カテーテル本体が確実に動脈内に入ったら，内針を抜いて，カテーテル本体のみを動脈内に挿入する。

[*1] ガイドワイヤーを使用する Seldinger 法もあるが，本稿ではカテーテルのみを使用する穿刺法を解説する。

a：動脈を貫通するようにカテーテルを深く穿刺する。

b：内針をカテーテル本体から外して 1/3〜1/2 程度引き抜き，カテーテルを引き戻す。カテーテル先端が動脈内に入ると血液の逆流が認められる。

c：カテーテルと皮膚の角度を小さくしてカテーテルを動脈内に進める。

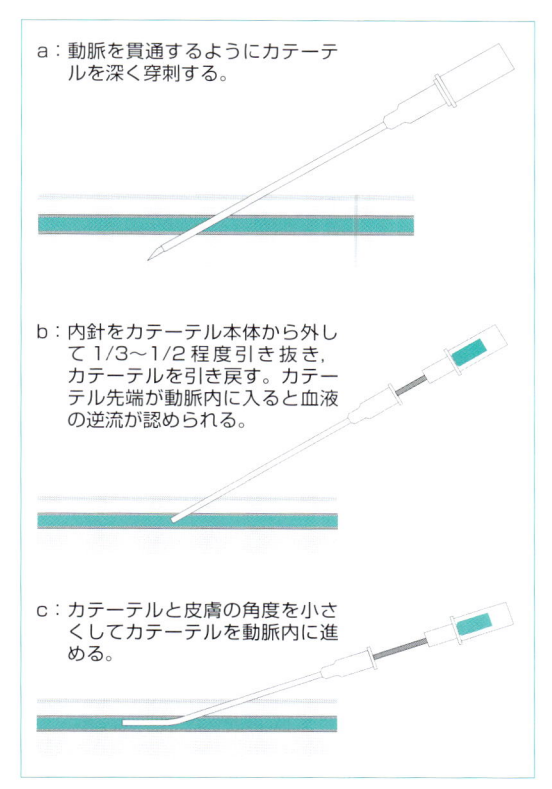

■図 2　貫通法

a：カテーテルが動脈の前壁を貫くと血液の逆流が認められるが，この段階では金属の内針の先端のみが動脈内にある。

b：カテーテルと皮膚の角度を小さくして，カテーテル本体が確実に動脈内腔に位置するまでカテーテル全体を進める。

c：内針を 1〜2 cm 程度抜いて血液の逆流を確認し，カテーテル本体のみを動脈内に挿入する。

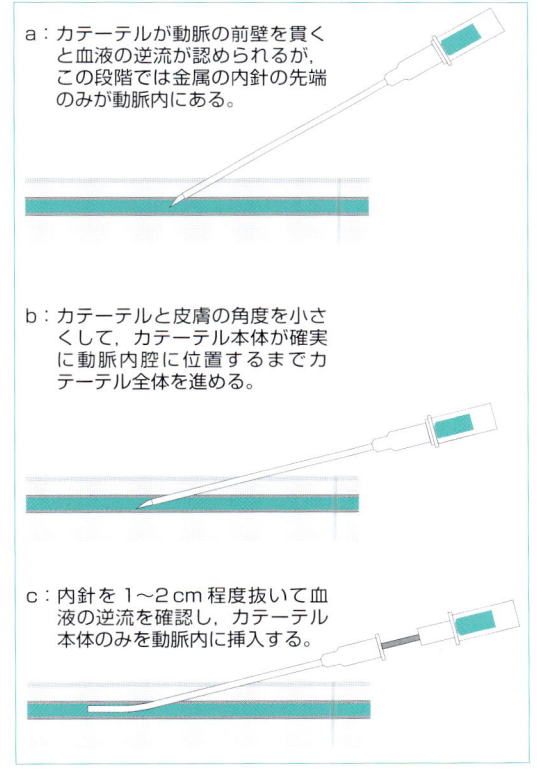

■図 3　非貫通法

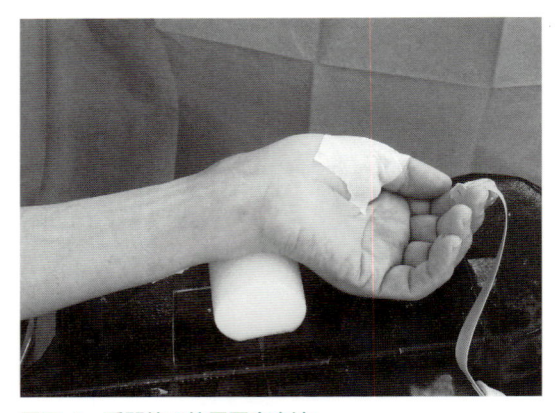

■図4　手関節の伸展固定方法
手関節の背側に枕を挿入して、テープなどで手掌を固定する。固定は母指球を軽く引っ張るのみで十分である。

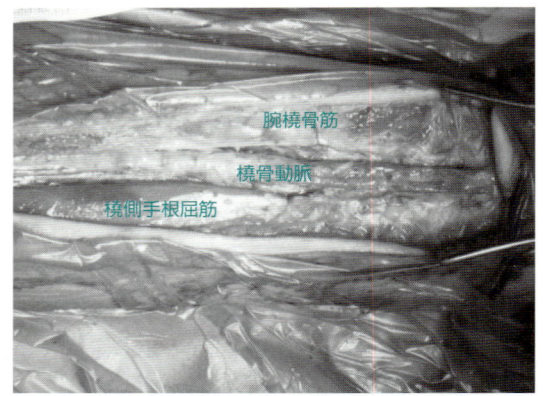

■図5　左前腕の橈骨動脈と周辺の筋肉の位置関係
右が末梢側。動脈カニュレーションの刺入点は皮膚切開の右端よりも1〜2cm末梢側である（橈骨動脈グラフト採取時に撮影）。

手掌の尺側よりも橈側のほうが高くなる。手掌の固定は、母指球をテープなどで軽く引っ張ることで十分である（図4）。手関節を過度に伸展すると、皮膚の緊張により動脈が触れにくくなることがある。手掌を固定する際は、尺側と橈側を結ぶ線が手台に対してほぼ平行になるように注意する。

◎垂直面をイメージして穿刺を行う

橈骨動脈は、腕橈骨筋 m. brachioradialis と橈側手根屈筋 m. flexor carpi radialis の間を腕橈骨筋の内側に沿って、ほぼ直線で走行している（図5）。穿刺を行う前に、橈骨動脈の拍動の強さ、動脈の弾性、蛇行の程度などを頭に入れる。そして、橈骨動脈の走行を捉え（拍動だけでなく、筋肉や腱の位置も参考になる[4]）、橈骨動脈を含む垂直面をイメージする。

一般に、橈骨動脈穿刺の刺入点は橈骨茎状突起を通る横断線と橈骨動脈の交点を起点として、その点から中枢よりの1〜2cmの範囲が適している（図6）。これより中枢側では、皮膚から橈骨動脈までの距離が長くなる。逆に、刺入点が手関節に近づきすぎると、動脈と橈骨の距離が短くなり、穿刺角度によっては内針が橈骨にあたってしまう。

カテーテルは鉛筆を持つ要領で保持する方法が、針先のコントロールをしやすい。術者の右手小指球あるいは第5指で患者の手掌を引っ張るような力を加えると、動脈の緊張度を適切に調節することができる（図7）。また、術者の右手小指球を患者の手掌に置く操作により、その部位が支点となるため、カニュレーションを安定して行うことができる。

穿刺は内針のベベルを上に向け、皮膚に対して30〜45度の角度でゆっくりと針を進める。その際、穿刺の方向と加える力の方向を同じにして、穿刺針が"しならない"ように注意する。橈骨動脈カニュレーションのコツは、橈骨動脈を含む垂直面でカ

■非貫通法による橈骨動脈カニュレーションのコツ

◎手関節を適度に伸展する

血管を緊張させることは、すべての血管穿刺に共通するコツである。静脈穿刺では術者の左手の指で血管を緊張させることができる[*2]。しかし、動脈拍動を触れながら穿刺を行う動脈カニュレーションでは、指で動脈を緊張させることが難しい。そこで、器具を使用して手関節を伸展・固定し、動脈を緊張させる[*3]。

手関節を伸展する方法として、手関節の背側に枕[*4]を挿入するのが一般的である。仰臥位で上肢を外旋した場合、自然位では

[*2] 本稿では右利きの術者が右手でカテーテルを持つことを前提として記載している。左利きの読者は、適宜、読み替えていただきたい。

[*3] 術者の手で手関節を伸展・固定する方法[3]もあるが、手技に習熟するまでは器具を使用する方法が推奨される。

[*4] 筆者の前施設ではAライン枕（サンエス化成、代理店：MEサイエンス）を使用していた。この商品は、発泡プラスチック製で大・中・小の3種類がある。

テーテルを操作することである。カテーテルがこの垂直面にあれば，穿刺の角度にかかわらずカテーテルを動脈に当てることができる（図8）。

◎内針の先端とカテーテル本体の先端の距離を意識して針を進める

内針が動脈の前壁を貫くとハブ内に血液が逆流する[*5]。注意すべき点は，この段階ではカテーテル本体はまだ動脈内に入っていないことである。次に，カテーテルと皮膚の角度を小さく（10〜20度）して，継続的な血液の逆流を確認しながら，カテーテル全体を3〜5mm進める。動脈の貫通を恐れて，カテーテルを進める距離が短い人がいるが，角度が小さければ動脈を貫通する確率は低い。穿刺が深い場合は貫通法でリカバーできることが多いが，カテーテル本体が動脈内に到達していない場合はカニュレーションができないだけでなく，カテーテルを引き戻した際に出血し，動脈穿刺の再施行に支障をきたすことがある。

カテーテルを進めた位置で血液の逆流が確実であれば，抵抗がないことを確認しながらカテーテル本体のみを動脈内に進める。この操作では，筆者は内針を1〜2cm抜いて逆流の再確認を行い，カテーテル本体を進める。逆流が確実でない場合や挿入抵抗がある場合はカテーテルを進めてはいけない。カテーテルを動脈内に挿入したら圧測定ラインを接続し，圧波形を確認する[*6]。

■ カニュレーションが不成功の場合

◎動脈を貫通してしまった（と思われる）

カテーテルを進める途中で血液の逆流が止まった場合は，カテーテルが動脈の後壁を貫通した可能性がある[*7]。このような状況では貫通法でカニュレーションを試みる。貫通法では，内針をカテーテル全長の1/3〜1/2程度引き抜き，カテーテルと皮膚の角度を10〜20度にして，カテーテルを

[*5] ハブ内への血液の逆流が見やすいようにカテーテルを持つことがコツ。

[*6] カテーテルを圧測定ラインに接続する際に出血させないコツは，カテーテルの先端に相当する部位を圧迫することである。それより末梢側の動脈を圧迫しても出血は止まらない。

[*7] カテーテルを進める速度が速いと，血液の逆流が認められる前に動脈を貫通することがある。カテーテルを抜いてくる際は，動脈にあたっている可能性を考えて，常にゆっくりと操作を行うのがよい。

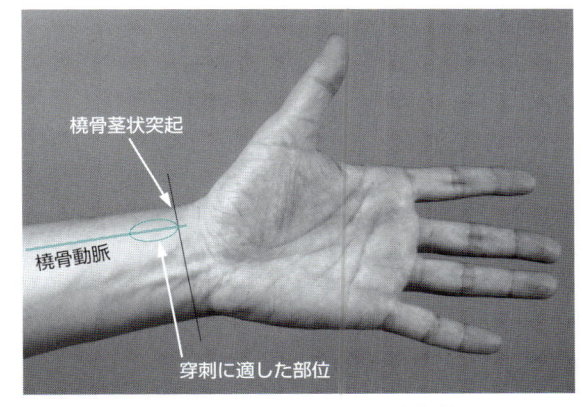

■図6 橈骨動脈カニュレーションの穿刺部位
橈骨動脈穿刺の刺入点は橈骨茎状突起を通る横断線と橈骨動脈の交点を起点として，その点から中枢よりの1〜2cmの範囲が適している。

■図7 カテーテルの持ち方
鉛筆を持つ要領がカテーテルの操作をしやすい。術者の小指球を患者の手掌に置くと，それが支点となるため，安定したカニュレーションができる。

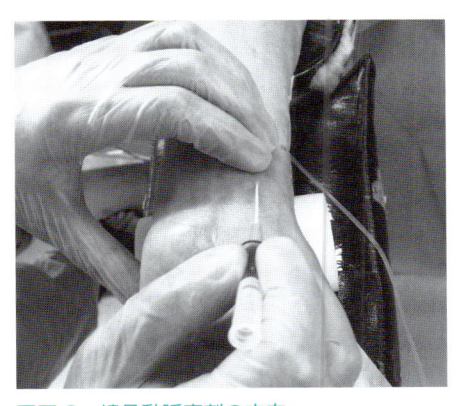

■図8 橈骨動脈穿刺の方向
橈骨動脈を含む垂直面をイメージして，その面にカテーテルが含まれるようにカニュレーション操作を行う。術者の目線で見ると，カテーテルは橈骨動脈の延長線上にある。

ゆっくり引き戻してくる．途中で十分な血液の逆流があれば，その位置でカテーテル本体を挿入する．その際，刺入点より末梢側の皮膚を動脈の長軸方向に引っ張り，動脈に緊張を加えると挿入できる確率が高くなる．抵抗なくカテーテル本体を進めることができればカニュレーションされているはずである．

◎ ハブ内に血液の逆流はあるが
　　カニュレーションできない

これは，カテーテル先端の一部が動脈壁にあたっている場合が多い．このような状況への対応として，血液の逆流が十分にある位置で，内針を"軸"としてSeldinger法の要領でカテーテル本体を進めるとカニュレーションできる場合がある．しかし，数回繰り返してもカニュレーションできない場合は，手技を中断してカテーテル全体を抜去し，時間をおいて再施行するのがよい．

同一部位で再施工する場合は，動脈穿刺部（皮膚の刺入点ではなく，カテーテルが動脈を貫いた部位）を圧迫して血腫の発生を予防することが重要である．血腫ができると，熟練者であってもカニュレーションが困難になる．再施行の際に動脈拍動が触れにくくなっている場合は，刺入点を少し中枢側に移動する．

血液の逆流が微量の場合は，カテーテルが動脈の中心から外れている可能性がある．この状況では，皮下までカテーテルを引き戻し，方向を少し変えて再穿刺を行ってもよい．注意点として，穿刺手技中に内針をいったん抜いたら，それをカテーテル内に再挿入してはいけない．内針がカテーテルを損傷し，最悪の場合，異物として体内に残存することがある．

◎ 動脈にあたらない

この場合は，動脈拍動を再確認し，カテーテルの方向が正しい面を捉えているかどうかチェックする．カテーテルと皮膚の角度を少し大きくすると，刺入点から動脈までの距離が短くなり，また，穿刺抵抗が減少するためカテーテルの方向のずれが小さくなり，成功率が向上することがある．

動脈拍動が弱い，あるいは触診上動脈が細い症例では，22ゲージのカテーテルやガイドワイヤーを使用したテクニック（In-syte-A^{TM}など）を用いると成功率が高くなる．また，超音波エコーで動脈の位置と血流を確認する方法も有用である[5]．超音波エコーで橈骨動脈の血流低下や閉塞が認められる場合は，他の動脈へのカニュレーションに切り替える．

文　献

1. 鈴木利保．麻酔科医がもっておくべき針の知識．日臨麻会誌 2006；26：92-107.
2. Mark JB, Slaughter TF. 心臓血管モニタリング．In：Miller RD（武田純三監修）．ミラー麻酔科学．東京：メディカル・サイエンス・インターナショナル，2007：983-1057.
3. 倉田二郎．絶対後壁を貫かない A-line 留置．In：貝沼関志編著．麻酔・救急・集中治療専門医のわざ．東京：真興交易医書出版部，2000：58-63.
4. Lanier WL. An alternative technique for locating the radial artery. Anesth Analg 1993；77：1082-3.
5. Sandhu NS, Patel B. Use of ultrasonography as a rescue technique for failed radial artery cannulation. J Clin Anesth 2006；18：138-41.

（内田　整）

23 動脈留置カテーテルを用いた橈骨動脈穿刺におけるコツと注意点
小児の場合

岡山大学病院では年間約350例の小児心臓手術が行われており，そのほとんどで動脈カテーテルの留置が行われている。動脈ラインは，不安定な術前・術中・術後管理を行ううえで欠かせないものである。持続的な血圧のモニターとしてだけでなく，頻回の血液ガス測定の際にも力を発揮する。本稿では，当院での方法をベースに，小児における橈骨動脈穿刺のコツと注意点を述べる。

■3 kg 以上の患児には22ゲージ

当科で使用する留置カテーテルは，原則として患児が3 kg以上あればAngiocath® 22ゲージを第一選択とし，それ以下では24ゲージも考慮に入れている。血管径を考慮した場合，カテーテルの径が細いほうが刺入部から遠位側の阻血の可能性は低いと考えられる。しかし，これまで2000例を超える症例を経験したが，22ゲージを挿入したのちに血行不良から重篤な合併症を引き起こしことはない。

22ゲージ挿入の利点としては，

①カテーテルに適度なコシがあり，皮下組織への刺入の際にもスムーズである
②圧ライン内の凝固の可能性が少ない
③血液採取の際にも抵抗が少ない
などが挙げられる。

固定はいたってシンプルで，刺入点や接続部を明確にする目的で透過性のよいテガダーム®をカテーテルの上から貼付するだけである。この方法の場合，固定しているテープが1枚だけであり，張り替えの際にも事故抜去の危険性が少ない。

■橈骨動脈穿刺の実際：成功するための技術と心得

小児の橈骨動脈穿刺が成人と異なる点として，「径が小さい」，「弾力に富む」などが挙げられ，成人と比べ困難を強いられる場合が少なくない[1]。精度の高いカテーテルの穿刺および留置のためのポイントは，実際に穿刺を行うまえに，「穿刺前」，「穿刺中」，「穿刺後」の3過程について，その方法と手技を頭のなかで再確認しておくことである。

■表1 ロイヤルチルドレン病院PICUガイドライン（抜粋）

動脈ライン留置
- 小さい子供には決して尺骨動脈にラインを留置すべきではない。
- 橈骨動脈のほうが上腕動脈や大腿動脈よりは好ましい。
- 挿入部より遠位側にチアノーゼを認めた場合は，ラインを抜去すべきである。
- 遠位側の虚血を認めた場合は，可及的速やかに形成外科にコンサルトし，適応とならないかぎりはヘパリン化すべきである。
- ラインの死腔から吸引した血液を急速に返血した場合，逆行性の血流に伴い脳塞栓を引き起こす可能性が十分にある。

動脈ラインから採血する際には
① 三方活栓のふたを外し，清潔に保つ。採血前に三方活栓部に血栓などがあれば清潔な綿棒で除去する。
② 2 mLのシリンジを用いて死腔の血液を吸引する。希釈されていないサンプル採取のためには最低0.7 mLが必要である。ラインを注意深く観察し，血栓があれば除去する。
③ 必要な分だけ採血する。必要な検査に必要な血液量以上に採取するべきではない。新生児の場合は特に留意する。
④ 吸引した死腔分の血液を，血栓などがないことを確かめてゆっくりと返血する。その際10秒に1 mLの速さを超えるべきではない。抵抗を感じた場合は原因を検索する。多くの場合は血栓，血管攣縮，位置異常，折れ曲がりである。強引な返血は有害である。
⑤ その血液を返血してしまえば，ライン内はヘパリン化されるはずであり，余分なフラッシュは不要である。
⑥ 清潔な綿棒で三方活栓内の血液を完全にぬぐい，ふたをする。

■表2 左橈骨動脈ライン留置が適応外となる条件
- Blalock-Taussigシャントなど，明らかな体肺シャントが存在する場合
- 大動脈弓に及ぶ手術の場合
- 感染創が存在する場合
- Allenテストなどにより血行不良が明らかな場合

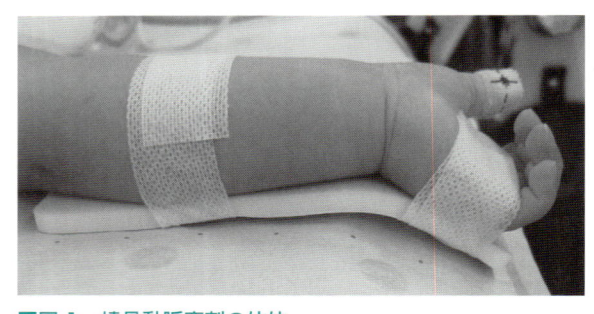

■図1 橈骨動脈穿刺の体位
手を背屈させ，緩みなく固定することがポイント。

いまま，単に採血が簡便だから，などと考えて入れるべきではない。

私が以前に研修したオーストラリアのメルボルンにあるロイヤルチルドレン病院小児集中治療部（PICU）においても，管理が楽だからという理由でカテーテルを挿入しようとしていると，コンサルタントに「動脈ラインは本当に必要なのか？」と詰め寄られたことがある。適応を非常に絞っていた印象がある。

表1にロイヤルチルドレン病院PICUにおける動脈ライン留置のガイドライン[2]を示す。動脈ライン留置の必要性があると判断した段階でAllenテストを行い，穿刺が可能か否かを判定する。また，左右どちらの橈骨動脈を用いるかは，左側が適応外となる場合（表2）を除き，左側を選択する。これは，血栓形成時に脳への事故流入を回避するためである。

◎いざ，穿刺！

ここからがまさに臨床的な技術・経験が必要となるところである。「穿刺」にも成功のカギを握るいくつかのポイントがある。特にわれわれが重要であると考えるのは，
① 体位
② 標的となる橈骨動脈の位置確認
③ 穿刺部位
④ 穿刺手技
⑤ カテーテル外筒の動脈内挿入
である。この①～⑤は，いずれも欠かすことのできない条件であることを認識することが，成功への第一歩となる。以下，ポイントを順番に述べていく。

体位

最も重要なこと，といっても過言ではないのがこの行程である。手を背屈させ，緩みなく固定することが重要である（図1）。「上手な人ほど準備に時間をかけるものだ。よい視野があって初めて手術が可能となる」。これは，ある高名な心臓血管外科医

の言葉である。急ぐあまりに「まぁ，いいか」でこの行程をないがしろにして穿刺をして入らず，揚げ句，血腫のため部位を変更せざるを得なくなった経験は誰しもあるのではないだろうか。

また，橈骨動脈穿刺に失敗した場合，上腕動脈に移行しやすいように腕全体をシーネ固定する方法もある。実際，当院では橈骨動脈への動脈ライン挿入が不成功に終わった場合，第二選択部位は上腕動脈もしくは大腿動脈である。上腕動脈へのライン挿入は回避したほうがよいとの報告もあるが，新生児，低体重児の場合は合併症の危険性よりも臨床上の有用性が上回る場合があることも無視できないと考える[1]。

標的となる橈骨動脈の位置確認

動脈の拍動を正確に触知する。動脈は「点」でなく「線」でとらえる。利き手の反対側の手指，第2指〜第4指の指腹で動脈の走行を触知する。ここで重要なのは，指のできるだけ先端，爪に近い指腹で感じることである。広い範囲の指腹で漫然と拍動を感じても正確さに欠けることが少なくない（図2）。

なお，ドプラー血流計やエコーによる動脈の同定も有用な場合があり，乳幼児には手首に明るい光を透過させる方法を使用する施設もある。

穿刺部位

穿刺を試みる第一選択位置は，手関節に近いできるだけ末梢側である。これは，皮膚から動脈までの距離が体幹方向にいくに従って遠く，深くなるためである。

穿刺手技

当然のことながら，術者は手洗し，清潔にアプローチをする。同定した穿刺部位に局所麻酔を行い18ゲージ針で小切開を加え刺入する方法もあるが，むやみにやりすぎると穿刺距離を深くし，動脈の拍動が弱くなる可能性があるので注意する。穿刺は約30度傾け，適度な一定のスピードで行う。早すぎると血流の返りがわかりにくく，遅すぎると動脈が逃げてしまう可能性がある。0.5〜1.0mmずつカテーテルを進め，血液の逆流があれば次の行程に移る。

また，ここでは触れないが，エコーガイド下に穿刺を行う方法もある。

カテーテル外筒の動脈内挿入

二つの方法が施行されている。一つの方法は，「内筒である針ごとゆっくり血液の逆流を確認しながら0.5mm程度進め，外筒を動脈内に滑り込ませる方法」である。針を約10度までやや寝かし，そのまま進める方法が一般的である。しかしこの場合，針先が動脈の後壁を貫いている可能性がある。針のベベルを上向きから下向きにすることでこれが防止できることがある。もう一つの方法は，「一気に1〜2mmカテーテルを進め動脈を"串刺し"にし，内筒を抜去し外筒をゆっくり血液の返りがみられるところまで引き抜き，動脈内に滑り込ませる方法」である。

われわれが多用しているのは後者の方法である。内筒を抜去した際には外筒に2mLのシリンジを接続し，程よい陰圧をかけながら血液の逆流が最大となるポイントまでゆっくり引き抜き，そこで外筒を押し

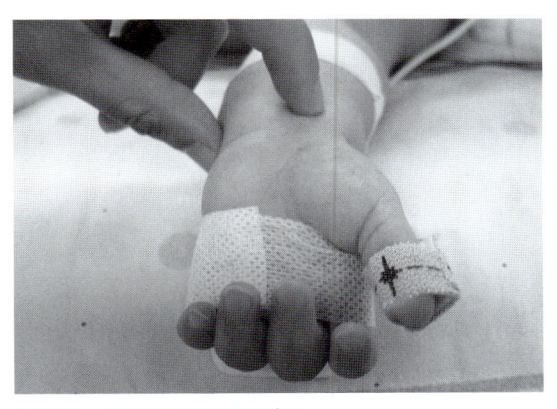

■図2 橈骨動脈の位置の確認
動脈の走行は，利き手の反対側の第2指〜第4指の爪に近い指腹で触知する。

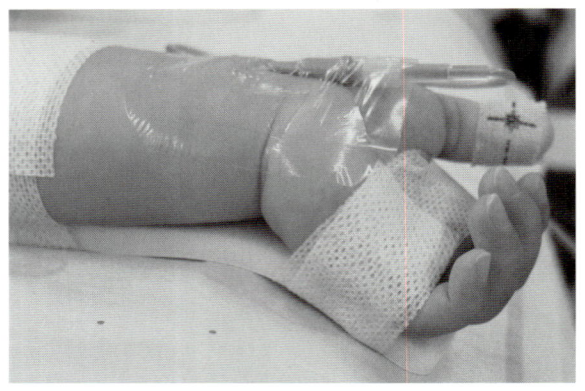

■図3 テガダームを用いた留置カテーテルの固定
固定のポイントは，刺入部が見えることと簡潔に作業を済ますこと。

進めるとよい。ここで難渋した場合，ガイドワイヤーを用いる方法もある。当院では動脈ライン専用のガイドワイヤーがないため，ガイドワイヤー付きのカテーテル（アロー社製，22ゲージ，3.49 cm）を使用する場合もある。

アロー社製のカテーテルは，長くコシがないため，刺入部から動脈までの到達距離が長いと外筒がスムーズに進まず折れてしまう可能性がある。また一度折れてしまうとクセがついてしまったり，カテーテル自体の使用法にある程度慣れが必要であるなどの欠点はあるもののガイドワイヤーさえきちんと入ればゴールは近い。

◎そして，固定！

ラインが入り安心しても，固定をおろそかにしてしまうと，その後，ラインの接続や固定がキチンとされていなかったことに気づき慌てることになる。それは避けなければならない。「血圧が正確ではない」，「血液が逆流しにくい」，「手術が始まり，ライントラブルを解消できない」などの状況は，本来の目的と相反するものである。重要なポイントは，「ライン確保の状態の維持」と「ライントラブルの回避」の2点である。

ライン挿入成功後は，それで喜んで気を緩めず，固定に集中するべきである。固定の要点は「刺入部が見えること」，「簡潔に

固定の作業が済むこと」である。前述のとおりテガダームを用い，最後にシーネを用いて手指を固定する（図3）。

■その他の考慮すべきポイント

一般的に動脈ラインに接続する圧ラインにおいて，100 mmHgの圧では1 mL/hrのヘパリン加生理食塩液[*1]，150 mmHgでは1.5 mL/hrのヘパリン加生理食塩液が患児の体内に入る計算となる。

小児，特に心臓手術後など厳重な水分管理を必要とする場合や低体重児の場合は，この水分量も無視することはできない。また，ヘパリン量に関してもしかりである。前述のとおり「ヘパリン加生理食塩液1 mL/hr＝ヘパリン4単位/hr」となり，低体重児の場合は全体のヘパリン投与量に加味すべきである。

たとえば，開心術後の2 kgの患児の必要水分量を8 mL/hrとした場合，術後の循環モニターとして動脈ライン・肺動脈ライン・左房ラインが入っている場合，圧ラインからのヘパリン加生理食塩液量が全水分量の約40％を占め，かつヘパリン投与量も6単位/kg/hrとなってしまう計算となる。低体重児にかぎらず頻回の採血を必要とする場合，そのたびにヘパリン加生理食塩液をフラッシュしていると水分量，ヘパリン量ともに莫大になる可能性があるため注意を要する。

また，近年注目されているヘパリン起因性血小板減少症（heparin induced thrombocytopenia：HIT）の場合は，ヘパリンの代替としてアルガトロバンの使用が勧められる。当院ではアルガトロバン3 mgを生理食塩液500 mLに混入している。また，臨床経過のなかで説明のつきにくい血小板減少や血栓形成のエピソードがあった場合はHITを疑い，上記のような迅速な対応が必要とされる場合があることを念頭に置くべきである。

[*1] 当院では，ヘパリンNa 2000単位を生理食塩液500 mL中に混入している。

「たかが動脈ライン，されど動脈ライン」である。決して雑にすることなく，きっちり体位をとり，狙いを定め，「1回でカテーテルを留置するんだ！」という強い気持ちとここ一番の集中力をもって穿刺する。最終的には日々の精進であるが，本稿が読者のお役に立てれば幸いである。

文献

1. Ehrenfried S, Bernd K, Heino S, et al. Catheterization of the radial or brachial artery in neonates and infants. Pediatr Anesth 2005 ; 15 : 677-82.
2. Shann F, Henning R, Butt W, et al. Paediatric Intensive care Guidelines. 2nd ed. 2003 : 50.
3. Tegtmeyer K, Brady G, Lai S, et al. Placement of an Arterial Line. N Engl J Med 2006 ; 354 : e13.
小児の動脈ライン挿入に関する文献はいくつかあるが，そのなかでも文献3は動脈ライン留置の全行程をビデオで閲覧可能であり，一読をおすすめする（英語の解説のみ）。

（清水 一好・森田 潔）

【Coffee Break】 WHO 手指衛生

WHOは2005年から全世界での患者安全に対する挑戦として「手指衛生」を選んだ。その実施のためのガイドラインとツールを，2009年以降，順次発表している。

忙しいICUなどでは，医療従事者（HCWs）が手を洗うべき瞬間が1時間当たり30回に及ぶこともある。その度に流水と石けんで1回30秒をかけると，乾燥まで含めて，業務のほとんどを手洗いに費やさねばならなくなる理屈である。そこで，目で見て手が汚染されてないという条件で，アルコール基剤の手指擦式剤による手指衛生を推奨することにした。

手指衛生を行う瞬間の確認は，「手指衛生の五つの瞬間」の図に示される。点線が「患者ゾーン」であり，その中に入る時には病原体を持ち込まない。出る時には病原体を持ち出さない。さらに清潔/無菌操作を行う前，体液曝露のリスクのあと，患者の周りに触れて，医療領域から立ち去るときの五つの瞬間を意識し確認する。それ以外の何の目的もなく行う手指衛生は，必要な瞬間に行うべき手指衛生にカウントしない。

手が汚染されるリスクのある一部の採血業務，排泄物の処理，気管吸引などは手袋を着用する。手袋着用の目安となる案内も，これらツールの一つとして提供されているので参考になる。

中心静脈カテーテル留置で最も血流感染を起こす原因となる可能性が高いのが，挿入時である。挿入時の清潔/無菌操作法とともに手指衛生の概念を理解することが血流感染を引き起こさないためにも重要である。

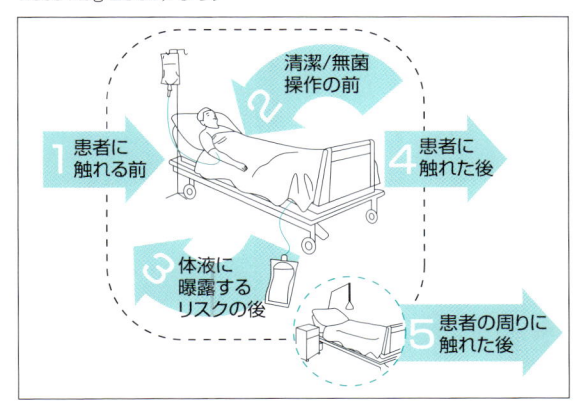

▼図 手指衛生の五つの瞬間
〔WHO. WHO Guidelines on Hand Hygiene in Health Care (revised Aug 2009). より〕

（市川 高夫）

文献
WHO. WHO Guidelines on Hand Hygiene in Health Care (revised Aug 2009). ≪ http://whqlibdoc.who.int/publications/2009/9789241597906_eng.pdf ≫

24 Insyte-Aの穿刺成功率と問題点
動脈留置の新しい手技

Insyte-A™は，ガイドワイヤー内蔵型の動脈留置用カテーテルで，動脈穿刺困難症例に対し留置を容易にするために開発された商品である。比較的曲がりにくい特殊ポリウレタン性カテーテル，ならびに，屈折や断裂などが起こらないように工夫されたスプリング式のガイドワイヤーが使用されている。現在も，カテーテルの長さ，針，ガイドワイヤーの形状などについての改良が進められており，より動脈穿刺の成功率が高まるように工夫がなされている。

しかし，通常の静脈留置針での動脈穿刺に慣れ親しんでいる者が，Insyte-Aを使用すると，はじめは失敗率がかなり高く，静脈留置針による動脈穿刺に戻ってしまうことが少なくない。Insyte-Aによる動脈穿刺を成功させるためには，針の特徴を理解することが重要である。

[*1] ガイドワイヤーを挿入するときに押す部分

■針の特徴を知ろう

- 針先は，バックカット加工で，切れ味はよい。
- ガイドワイヤーがあるため，血液のもどりはゆっくりだが，内針に側孔があるため，内針とカテーテルの間を通って逆血が確認できる。
- ガイドワイヤーの尖端は鈍な構造である。
- 静脈留置針に比べ刃面が小さく，血管後壁穿刺の可能性を低くしている（**図1**）。
- 特殊ポリウレタン性カテーテルを用い，屈折や断裂が起こりにくい。

■使用手順は間違いなく

①**プランジャー操作確認**

使用前にプランジャー[*1]の動きを確認し，カチッと音がするまで引く。このときあまり引きすぎると抜けてしまい使用できなくなるので，注意が必要。

②**カテーテルの確認**

カテーテルは特殊ポリウレタン性のため，内針とカテーテルが密着していることがある。円滑に動くようにカテーテルを回

し密着をとる．密着した状態で挿入するとカテーテル挿入時に力がかかり穿刺位置が動いてしまう可能性がある．

③**動脈穿刺**

針の向きを確認し，約15度から30度の角度でゆっくりと穿刺する．

④**血液の逆流確認**

血管に針先が挿入されると，内針とカテーテルの間に逆血が確認される．

⑤**ガイドワイヤー挿入**

動脈血の逆血が確認されたら，ガイドワイヤーを挿入する．穿刺後に穿刺部位が動いた場合には，皮下にガイドワイヤーが迷入する可能性があるため，ガイドワイヤー挿入時に抵抗がある場合には無理に挿入しない．

⑥**カテーテル挿入**

スムーズにガイドワイヤーが進んだらカテーテルを挿入する．

■有用性と穿刺成功率

◎有用性

- ガイドワイヤーの尖端は，鈍な構造になっている．貫通性の動脈穿刺を行う必要がない．
- 蛇行した動脈の穿刺に有効（**図2**）．先端部が血管内に入った段階でガイドワイヤーを進めるため，蛇行した血管にも留置しやすい．
- 穿刺後は，尖端部はガイドワイヤーであるため安全面でも優れている．

◎穿刺成功率

2004年に行われたInsyte-Aワーキンググループ（IAWG）では，91％の症例で穿刺に成功したとのデータを得ている（**図3**）．

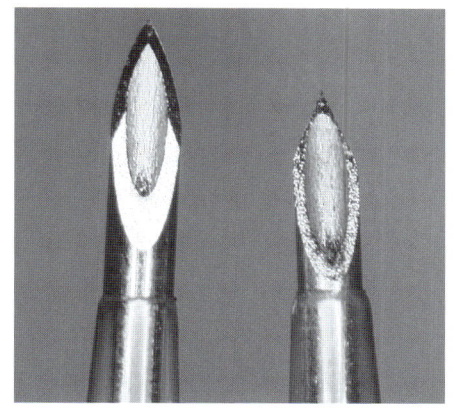

通常の静脈留置針　　　Insyte-A

■図1　通常の静脈留置針とInsyte-Aの針
通常の静脈留置針と比べ刃面も小さく，カテーテルとの距離も近い．

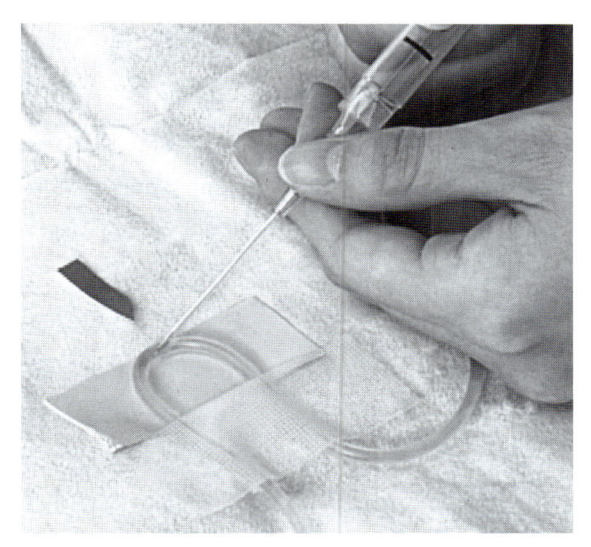

■図2　蛇行した動脈のモデル血管

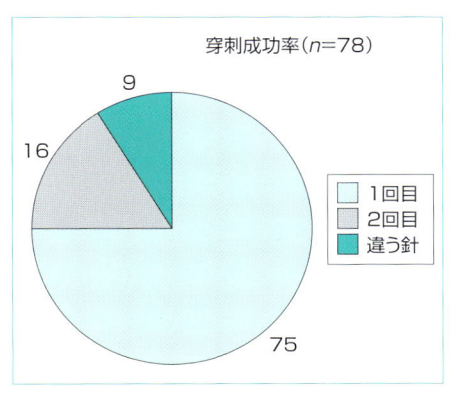

■図3　穿刺成功率
91％の症例で成功している．9％の症例では通常の静脈留置針により成功．

■図4　プランジャーの先端部
シリンジにある線を超えたときにガイドワイヤーが内針から出る。

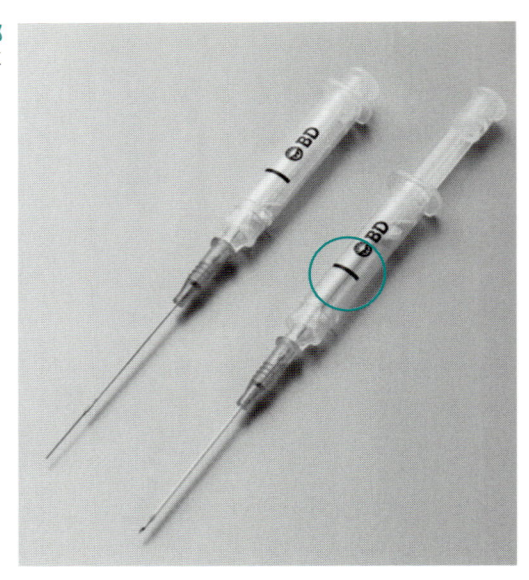

■ 問題点とその対策

●ガイドワイヤーがスムーズに進んだのにカテーテルが進まない。

【対策】
バックフローをわかりやすくするために，カテーテルと内針との段差がある。このため，わずかに全体を進めることでこの段差部分を解消できる。

●バックフローがゆっくりである。

【対策】
内針に側孔があるため，シリンジ内まで逆流を待つ必要はない。内針の周囲をつたって逆流を観察することができる。

●ガイドワイヤーは無理に押すと皮下に迷入する。

【対策】
プランジャーの先がシリンジの線部分（図4）を越えたときにガイドワイヤーが内針から出るので，その線を越えるときに抵抗がないことを確認する。

●ガイドワイヤーによる血管後壁の貫通の可能性

【対策】
15～30度の低めの角度でゆっくりと穿刺を行うことが重要。

● ● ●

以上，その特性を理解し，Insyte-Aを活用することで，動脈穿刺困難症例に対する留置も容易にできよう。

（庄司 詩保子・野村　実）

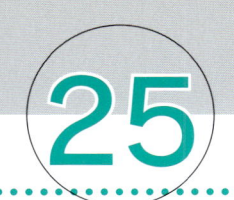

25 Insyte-Aのカテーテル長の改良について

カテーテル留置成功の秘訣がわかった

今や，直接動脈圧測定は周術期管理における重要なモニタリング法の一つになっていることはいうまでもないことである。特に，橈骨動脈へのカテーテル挿入は，麻酔科医であれば必ずやその手技を行わなければならない状況に遭遇していよう。一発でカテーテルを挿入できれば問題はないが，近年の血管病変を有する症例の増加に伴いその成功率は低下していくことは容易に想像できる。最近，ガイドワイヤー付き動脈留置専用カテーテル（Insyte-A™）が発売され，動脈内カテーテル留置の成功率向上に期待が寄せられている。また，このカテーテルも操作が容易となるように，従来の38 mm針以外に30 mm針が製作された。本稿では，38 mm針と30 mm針の両者における麻酔科医の使用感ならびに挿入時の注意点について述べる。

■ガイドワイヤー付き動脈留置カテーテルの登場

近年の医科学の進歩に伴い，周術期管理が集学的アプローチにより行われるようになった。その結果，従来では手術適応にならなかった重症患者の手術症例が増加する傾向にある。重症患者における周術期管理では，患者管理システムは可能なかぎり連続的モニタリングが望まれる。その筆頭となるのが，直接動脈圧測定ではないだろうか。直接動脈圧測定を目的として留置されるカテーテルは，そのほとんどが橈骨動脈に刺入されるが，侵襲的手技となるため当然合併症が起こる。

Scheerら[1]によれば，橈骨動脈へのカテーテル挿入に関連する主な合併症には，一過性閉塞（19.7%）と血腫形成（14.4%）があり（表1），その危険因子として，複数回の穿刺が挙げられている。これらの合併症を減少させるには，複数回穿刺という危険因子を避ける必要があることはいうまでもない。この複数回穿刺を回避する（一発で決める）ために，カテーテルを動脈に留置するテクニックとしていくつかの方法

■表1 橈骨動脈カニュレーションに
　　　関連する合併症

合併症	頻度（%）
一過性閉塞	19.7
血腫形成	14.4
局所感染	0.72
出血	0.53
敗血症	0.13
仮性動脈瘤	0.09
非可逆的虚血障害	0.009

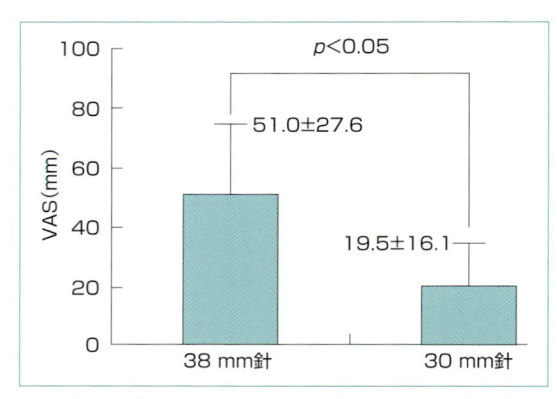

■図1　穿刺時の針長に対する印象（長すぎるか否か）

（図では38 mm針：51.0±27.6、30 mm針：19.5±16.1、$p<0.05$）

が報告[2〜4]されている。

　最近では，動脈留置専用器材としてガイドワイヤー付き動脈留置カテーテル〔Insyte-A（日本ベクトン・ディッキンソン社）〕が2004年に発売され，一発でカテーテルを動脈に留置させ合併症を減少させることに期待が寄せられている。しかし，このカテーテル発売当初は，留置針長が約38 mmと，他社の静脈留置針より長くなっており，多くの施設からもう少し短い留置針への要望が高まっていた。そこで，メーカーは，従来の38 mm針に加え30 mm針を製作した。

■ 38 mm針と30 mm針との比較：38 mm針は長すぎるか？

　38 mm針を使用した当初，使用者のほとんどが「長すぎる」とのコメントを残した。そこで38 mm針と30 mm針とを比較し，その長さに対する使用者の主観について検討した。

◎**方法**

琉球大学医学部附属病院手術部で全身麻酔下に手術を受ける症例のなかから，動脈ライン挿入を必要とする症例を対象とした。動脈ライン挿入は，担当麻酔科医（麻酔歴1〜3年）4名が行い，挿入部位は左右いずれかの橈骨動脈（手関節からおよそ2 cm中枢側を刺入点）とした。留置カテーテルは38 mmと30 mmの留置針を交互に用いた。カテーテル留置成功は，動脈穿刺と判断したあとカテーテル挿入が一度の試技で成功した場合とした。

　評価項目は，カテーテル留置の成功率以外に，穿刺時の針長に対する印象（長すぎるか否か），穿刺時のたわみに対する印象，留置カテーテル挿入時の困難度そしてライン接続時の出血に対する印象について，それぞれ視覚的評価尺度visual analogue scale（VAS）100 mmで評価した。

◎**結果**

症例数は31症例（38 mm針：16例，30 mm針：15例）で，挿入不成功例は5例であった（成功率：87.1%）。不成功5例のうち，1例はガイドワイヤー挿入困難，4例はカテーテル挿入困難であった。カテーテル挿入困難4例のうち，3例は30 mm針でみられた。穿刺時の針長に対する印象（**図1**）は，38 mm針のほうが「長すぎる」という麻酔科医の印象が強かった（38 mm針対30 mm針：51.0±27.6 mm対19.5±16.1 mm，$p<0.05$）。しかしながら，穿刺時のたわみに対する印象，留置カテーテル挿入時の困難度そしてライン接続時の出血に対する印象は，両針間で有意差はみられなかった。

■カテーテル長と逆流速度：長の違いは，逆血時間に影響しない

ガイドワイヤー付き動脈留置カテーテルで

ある Insyte-A の特徴の一つは，穿刺針先端が動脈内に刺入されたとき，内針とカテーテルの間に逆血がみられるということである。この逆血は，毛細管現象と動脈圧によりもたらせると考えられるが，カテーテル長が逆血時間に与える影響を調べた報告はない。そこで，ガイドワイヤー付き動脈留置カテーテルの逆血時間に対する血圧ならびにカテーテル長の影響を検討した。

◎方法
ニプロ社製エクステンションチューブ先端に三方活栓を取り付け，その反対側に点滴セットを接続した。点滴セットに乳酸リンゲル液を装着し，点滴セットならびにエクステンションチューブをリンゲル液で満たし三方活栓をロックした。その後，乳酸リンゲル液ボトルをエクステンションチューブから 135 cm (100 mmHg)，108 cm (80 mmHg)，81 cm (60 mmHg)，60.5 cm (50 mmHg)，54 cm (40 mmHg)，33.5 cm (30 mmHg)，27 cm (20 mmHg)，13.5 cm (10 mmHg) の高低差をつけセットし，回路内圧を規定した。その後，エクステンションチューブに Insyte-A を刺入し，リンゲル液がカテーテルを満たすまでの時間（逆血時間）を検討した。

◎結果
逆血時間は 10 mmHg では約 30 秒，20 mmHg では約 15 秒であったが，30 mmHg 以上では 10 秒以内となった（図2）。また，逆血時間は 38 mm 針と 30 mm 針との間に有意差は認められなかった。動脈圧の平均は，正常では 50 mmHg 以上と考えると，どちらの長さでも逆血時間にほとんど影響はないと考えられる。

■ 針長と刺入角度：
　長いと浅く，短いと深くなる，
　針長と刺入角度の関係

先述した結果のなかで，30 mm 針使用例でカテーテル挿入失敗が多くなっていた（統計学的有意差はないが）。動脈に穿刺できガイドワイヤー挿入も円滑であったにもかかわらず，カテーテル挿入ができなかったのである。これはなぜだろうか。

38 mm 針と 30 mm 針で何か異なる点はないかと観察したところ，刺入角度が異なることに気づいた（図3）。38 mm 針の場合，30 mm 針と同等の刺入角度で穿刺しようとした場合，利き手が浮いてしまう。それを避けるために，おのずと刺入角度を浅くして利き手を固定できるようにするのである。つまり，38 mm 針では刺入角度が相対的に浅くなり（図3a），一方 30 mm 針では刺入角度が深く（図3b）なってしまう。

この刺入角度がカテーテル挿入に何らかの影響を与えているのではないかと考え，Insyte-A による「血管穿刺」，「ガイドワイヤー挿入」ならびに「カテーテル挿入の様子」をブルーファントムと超音波装置を用い観察してみた。

超音波装置で Insyte-A によるガイドワイヤー挿入ならびにカテーテル挿入を観察してみると，血管内に穿刺した針から進められたガイドワイヤーは対側の血管壁に沿って彎曲する（図4）ことが確認できた。つまり，刺入角度が深い場合（30 mm 針），

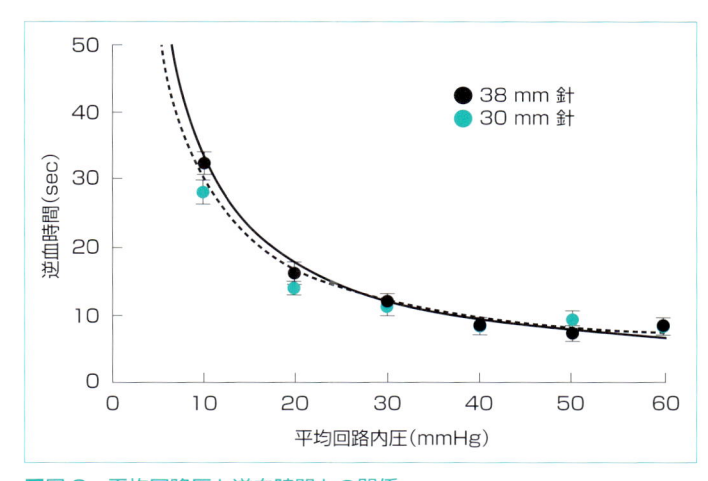

■図2　平均回路圧と逆血時間との関係

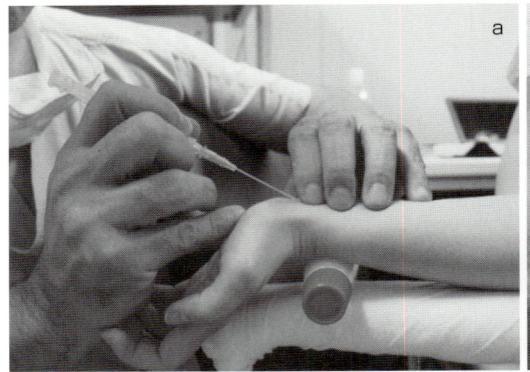

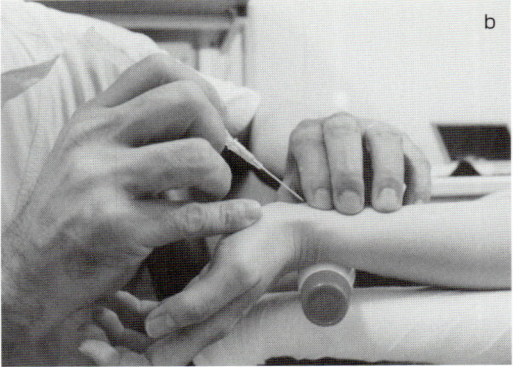

■図3　38 mm 針（a）と 30 mm 針（b）による穿刺
38 mm 針のほうが浅い穿刺角度となることに注意。

■図4　Insyte-A ガイドワイヤー挿入時の彎曲
a：実際の超音波画像
b：超音波画像の解説図

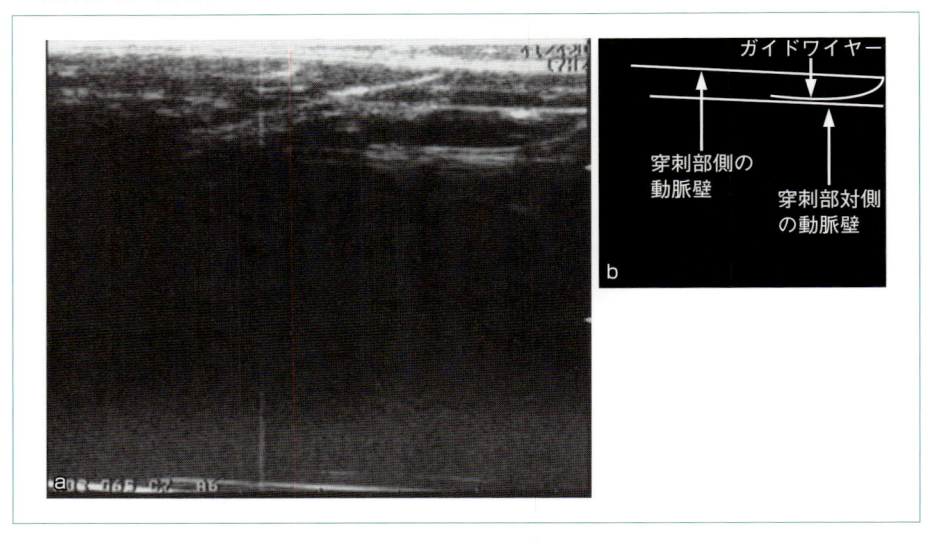

ガイドワイヤーの彎曲度合いは大きくなり，刺入角度が浅い場合（38 mm 針）それは小さくなることが判明した。

　ガイドワイヤーの彎曲が大きい場合，カテーテルを血管内に挿入するときにガイドワイヤーの張力がカテーテルのそれより弱い状況では，ガイドワイヤーは屈曲してしまい円滑にカテーテルを挿入することは困難となる（図5）。このガイドワイヤー付き動脈留置カテーテルを用いてカテーテルを動脈に留置する場合，その穿刺角度に関して注意が必要であると思われる。

Insyte-A の針長に関する検討を行った結果，使用する麻酔科医の印象として 38 mm 針は"長すぎる"という印象が強かった。しかしながら，針のたわみやカテーテル挿入困難度に関して有意差はみられなかった。針長と逆血速度に関する検討では，平均圧が 30 mmHg 以上あれば針の長さにかかわらず 10 秒以内で逆血がカテーテルを充満できることが明らかとなり，逆血時間には影響を及ぼさないことが示唆された。また，超音波装置を用いガイドワイヤーの

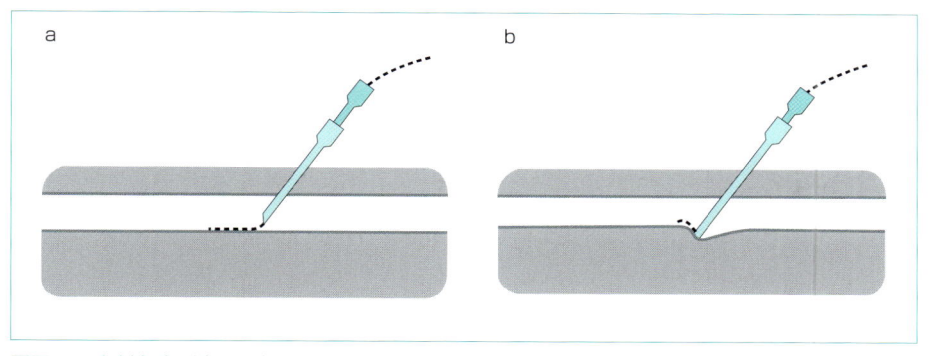

■図5 穿刺角度が大きい場合のガイドワイヤーの走行ならびにカテーテル刺入の予測図
a：ガイドワイヤー挿入時
b：カテーテル挿入時（ガイドワイヤーがカテーテルによって屈曲している様子）

走行を観察した結果，挿入されたガイドワイヤーは穿刺部対側の動脈壁に沿って彎曲するため，穿刺角度が大きい場合その彎曲度は大きくなることが明らかとなった。

したがって，Insyte-Aを用いる場合，針の長さにかかわらずある程度穿刺角度を浅くすることが，カテーテル留置を成功させる秘訣ではないかと思われる。

文献

1. Scheer BV, Perel A, Pfeiffer UJ. Clinical review. Complications and risk factors of peripheral arterial catheters used for haemodynamic monitoring in anaesthesia and intensive care medicine. Crit Care 2002 ; 6 : 199-204.
2. Pearse RG. Percutaneous catheterization of the radial artery in newborn babies using transillumination. Arch Dis Child 1978 ; 53 : 549-54.
3. Kondo K. Precutaneous radial artery cannulation using a pressure-curve-directed technique. Anesthesiology 1984 ; 61 : 639-40.
4. Maher JJ, Dougherty JM. Radial artery canuulation guide by Doppler ultrasound. Am J Emerg Med 1989 ; 7 : 260-2.

（垣花　学）

26 Insyte-Aのガイドワイヤー改良

理想的なガイドワイヤーとは

*[1] 挿入したガイドワイヤーを進めることも，戻すこともできなくなる現象

動脈留置カテーテル Insyte-A™ は，新しいタイプのガイドワイヤー付き動脈留置カテーテルであり，随所に優れた構造をもっている[1,2]。しかしながら，医療安全対策上問題となる点も見受けられる。それはガイドワイヤーの構造にある。中心静脈カテーテルに限らず動脈留置カテーテルでも，金属針を通してガイドワイヤーを挿入するタイプの Seldinger 法では，ガイドワイヤーのロッキング現象[*1]を起こす可能性がある[3,4]。

これはガイドワイヤー挿入時に，針先の固定が不十分なためにガイドワイヤーが血管外で屈曲することが原因である。また，こうしたロッキング状態で無理にガイドワイヤーを引き戻すと，破断したガイドワイヤーの一部が血管内に遺残する例もある[4]。このようなガイドワイヤートラブルは圧倒的に中心静脈カテーテル挿入時に多いが，ガイドワイヤーを用いた末梢動脈留置でも，患者の体内でガイドワイヤーが破損して破片が残留し，外科的処置を必要とした事例が報告[5,6]されている。

そこで本稿では，Insyte-A の構造的特徴を述べ，最も問題となるガイドワイヤートラブルの成因と対策およびダミーアーム試験[5]を通して得られた理想的なガイドワイヤーについて言及する。

■ Insyte-A の構造的利点と問題点

◎特徴

Insyte-A は，内針部，カテーテル，シリンジ型フラッシュバックチャンバー，ガイドワイヤーにて構成されるガイドワイヤー一体型カテーテルである。サイズは22ゲージ，20ゲージの2種類あり，ガイドワイヤーは22ゲージが0.31 mm±0.02 mm，20ゲージが0.44 mm±0.02 mm，カテーテル長は38 mmである。プランジャーを押し出すことで，針先からガイドワイヤーが前進する構造になっており，血管内に留置されたガイドワイヤーを通してカテーテルが挿入できる仕組みになっている（図1）。

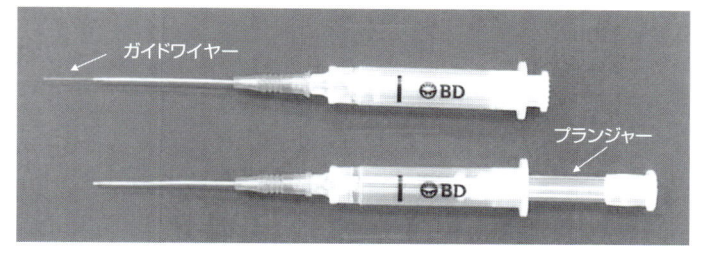

■図1 Insyte-Aの特徴
Insyte-Aは，内針部，カテーテル，シリンジ型フラッシュバックチャンバー，ガイドワイヤーから構成される。プランジャーを押し出すことで，針先からガイドワイヤーが前進する構造になっている。

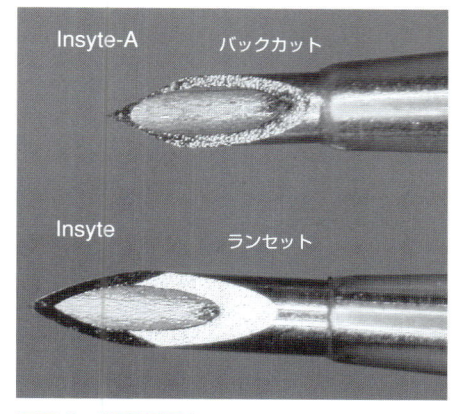

■図2 静脈留置カテーテル Insyte と Insyte-A の構造比較
刃面の性状，大きさ，針管の厚さに違いがある。

◎構造的利点と問題点

Insyte-Aは，動脈留置に適した構造的特徴をもっている。同じ22ゲージのInsyteと比較してみると，刃面の形状，大きさ，針管の厚さに違いがある（図2）。そこで両者の構造的な比較を行った。

比較項目は，①内針の最大穿刺力，②カテーテルの最大穿刺力，③内針-カテーテル間の段差，④刃面長とした。なお，穿刺力の測定はプッシュプルゲージを用いて，厚さ0.08 mmのポリエチレン膜を4.5 mm/secで，30度で穿刺したときの最大値（N）とした。

表1に，構造面からみたInsyte-Aの特徴を示す。Insyte-Aはカテーテルの穿刺力が大きい意外はほぼ理想的な特性をもっている。内針の穿刺力が小さい理由は，Insyte-Aの内針はバックカット加工という手法で研磨されているためである。図3にバックカットの構造を示す。大きな刃面（第一刃面）と先端の底面の左右に二つの小さな刃面（第二刃面）を有している。われわれの研究では，バックカット加工は鋭角に穿刺すると，底面の左右の二つの刃面により，その穿刺力が小さくなることが証明されている。静脈と比較して血管壁の厚い動脈穿刺においてはバックカットは有利な研磨法であると考えられる[7]。

一方，カテーテルの穿刺力が大きいことが欠点である。その理由は，内針-カテーテル間の段差が大きいためと考えられる。

■表1 構造面からみた Insyte-A と Insyte の比較

	Insyte	Insyte A
内針の穿刺力	0.36±0.02 (N)	0.24±0.05 (N)**
カテーテルの穿刺力	0.39±0.02 (N)	0.40±0.02 (N)
刃面長 (D)	1.79±0.03 (mm)	1.55±0.04 (mm)*
刃面角 (C°)	14.4±0.28 (°)	18.6±0.25 (°)*
内針-カテーテルの段差 (B-A)	0.046±0.009 (mm)	0.064±0.004 (mm)*
ライディスタンス (E)	0.39±0.09 (mm)	0.18±0.02 (mm)*

* : $p<0.001$ vs Insyte　　** : $p<0.001$ vs Insyte

① Insyte-A は，内針の穿刺力が小さい
② カテーテルの穿刺力は Insyte とほぼ同程度
③ Insyte-A は，刃面が小さく，刃面角が大きい。

段差が大きいと，たとえガイドワイヤーが血管内に挿入できても，カテーテルを送り込めない可能性がある。この点に関しては改良の余地がある。ガイドワイヤートラブルの成因を知るためには，ガイドワイヤーの構造と金属針の関係を知ることが必要である。

■ガイドワイヤートラブルの成因と対策

ガイドワイヤートラブルを防ぐためには，穿刺針，ガイドワイヤーの両方の改良が必要である。

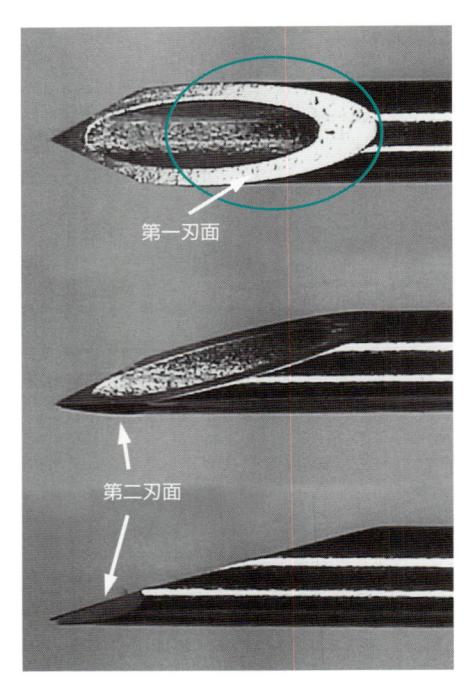

■図3 バックカットの構造
大きな刃面（第一刃面）と先端の底面の左右に二つの小さな刃面（第二刃面）を有している。

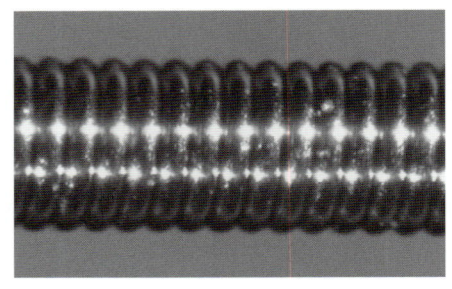

■図4 現行のガイドワイヤーの構造
(Suzuki S, et al. Development of asafe guide wire. J Aneth 2006 ; 20 : 64-7. より，一部改変)

◎ガイドワイヤートラブルを起こしにくい穿刺針とは

一般的に穿刺力を小さくするためには，刃面を大きく，ガイドワイヤートラブルを防ぐためには，刃面を小さくしなければならない[8]。Insyte-Aは，内針の研磨法をランセットからバックカットに変え，刃面を小さく，穿刺力を小さくすることを可能にした。

また，この研磨法は第二刃面が先端の底面にあるので，従来の研磨法（ランセット）に比べてガイドワイヤートラブルも少ないと考えられる。

◎ガイドワイヤートラブルの成因とガイドワイヤートラブルを起こしにくいガイドワイヤーの構造とは

ガイドワイヤー先端の形状の改良

ガイドワイヤー先端の形状には，Jタイプ，アングルタイプの二つの種類がある。金属針を通してガイドワイヤーを挿入するタイプのセルディンガー法の中心静脈カテーテル挿入では，アングル型のほうが血管外への逸脱率が少ない[9]ことが報告されている。血管径が約2mmの橈骨動脈を対象とする末梢動脈穿刺では，アングルタイプにすることが望ましい。

ガイドワイヤーの構造とガイドワイヤートラブル

われわれはすでに金属針を通してガイドワイヤーを挿入するタイプのSeldinger法において，従来のガイドワイヤーの構造がガイドワイヤートラブルの大きな要因になることを報告している。

Insyte-Aの発売時からこの点に大きな危惧を抱いていた。末梢動脈カテーテル挿入でガイドワイヤートラブルが起き，ガイドワイヤーの一部が血管内に遺残する例があれば，いかに有用な器材でも誰も使用しなくなろう。考えただけでもぞっとする話である。そのためには，ガイドワイヤーの改良が必要になる。ガイドワイヤートラブルの主たる成因は以下のとおりである。

Insyte-Aに限らず通常のガイドワイヤーは，ステンレススチールの芯に同じ材質のスプリングが縦に巻かれている（図4）。針先の固定が不十分で，ベベルの一部が血管外にある状態で，ガイドワイヤーが挿入されると，皮下でガイドワイヤーは屈曲する。

図5は，Insyte-Aのガイドワイヤーを90度屈曲させたときの形態的変化と穿刺

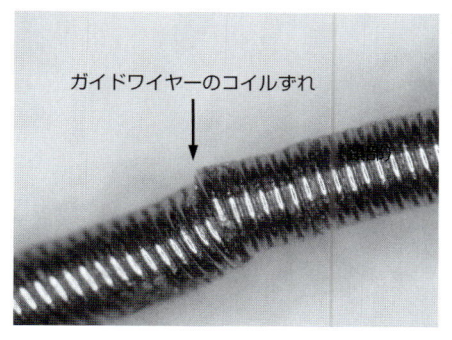

針との関係を示す。図6は，ロッキング現象を起こしたガイドワイヤーの形態的変化を示す。

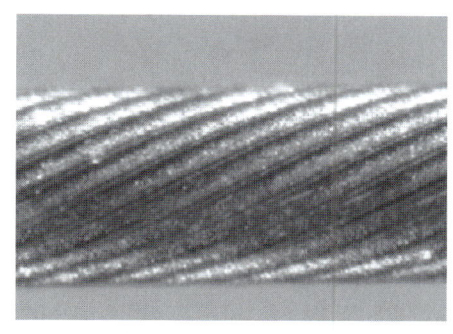

90度に屈曲させた場合，ガイドワイヤーは折れ曲がりやすく，しかも刃先側（外側）のスプリングの間隙が広がる傾向がある。一方顎側（内側）では，ガイドワイヤーが圧縮され不連続面を作る。屈曲してスプリングの間隙が広がったガイドワイヤーは容易に穿刺針のベベル面に引っかかりやすくなり，一方内側では不連続面が顎部に引っかかる。

さらに，ベベルの顎の部分に引っかかったスプリングを光学顕微鏡で観察すると数か所にスプリングの断裂や変形が認められる。こうして断裂したガイドワイヤーが皮膚や皮下に引っかかって抜けなくなることが，ガイドワイヤートラブルの主たる原因である[3]。

ガイドワイヤートラブルを防ぐための対策：ガイドワイヤーの構造の改良（巻き方）

従来のガイドワイヤーの屈曲しやすく，屈曲した際のガイドワイヤーの間隙が広がる欠点を補うには，ガイドワイヤーを縦に巻くのではなく，斜めに巻くことで改善できる。

図7は改良型ガイドワイヤーを示すが，同材質の細いワイヤーを撚り線状に斜めに巻き上げ，1本のガイドワイヤーを形成している（以下，多条撚りガイドワイヤー）。図8左は，この多条撚りガイドワイヤーを90度屈曲させたときの形態的変化と穿刺針との関係を図8左は血管内に挿入できなかったガイドワイヤーの形態的変化を示す。

多条撚りガイドワイヤーは曲がりにくく，スプリングの間隙も広がらないことが示される。図8右より明らかなように，多条撚りガイドワイヤーではスプリング部の変形は1例も見られず，形態学的変化に強いことが示される。多条撚りガイドワイヤーがガイドワイヤートラブルを起こしにくいという事実は，セーフガイドを用いた内頸静脈穿刺でも実証済みであり[3]，安全対策上，現在ではセーフガイドに用いるガイドワイヤーはすべて多条撚りに変更している。

■ 末梢動脈穿刺に適したガイドワイヤーとは

理想的なガイドワイヤーの条件には，①カテーテルを誘導するのに十分な強度をもつ

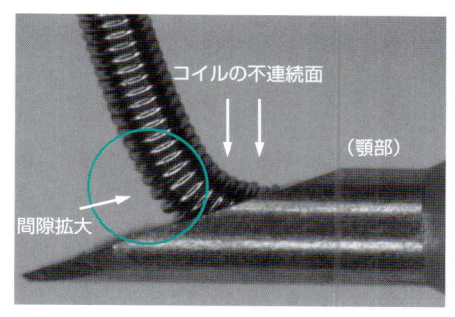

■図5
90度屈曲させたときのガイドワイヤーの形態的変化と穿刺針との関係
(Suzuki S, et al. Development of asafe guide wire. J Aneth 2006；20：64-7. より，一部改変)

■図6
ロッキング現象を起こしたガイドワイヤーの形態的変化
(Suzuki S, et al. Development of asafe guide wire. J Aneth 2006；20：64-7. より，一部改変)

■図7　多条撚りガイドワイヤーの構造

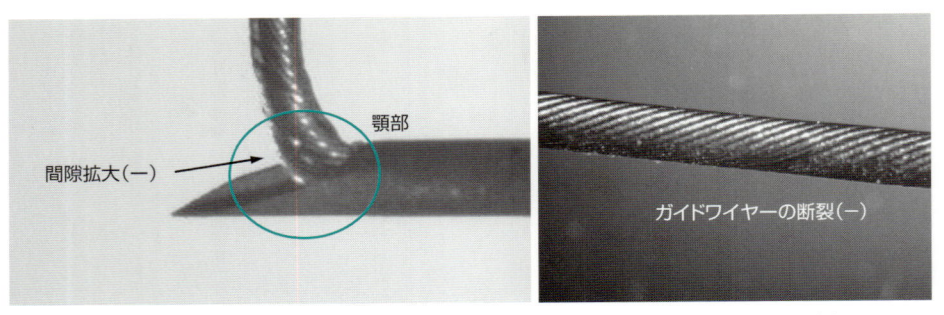

■図8 90度屈曲させたときの多条撚りガイドワイヤーの形態的変化と穿刺針との関係
(Suzuki S, et al. Development of asafe guide wire. J Aneth 2006 ; 20 : 64-7. より，一部改変)

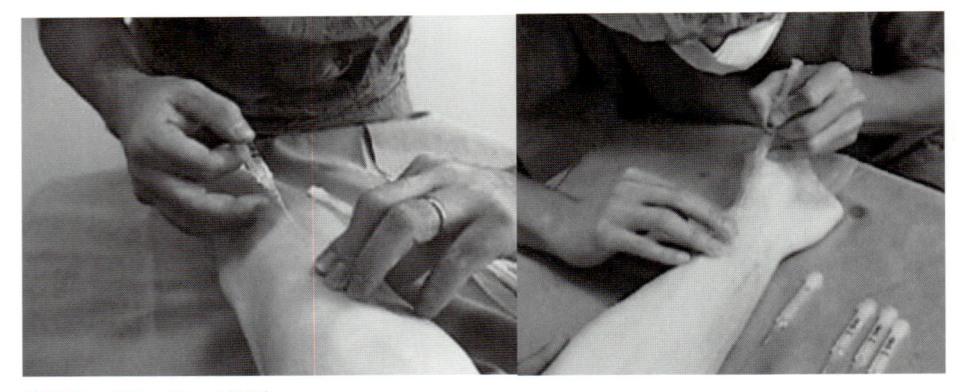

■図9 ダミーアーム試験
従来の20ゲージInsyte-A（縦巻きガイドワイヤー）に加え，硬さの異なる6種類の多条撚りガイドワイヤーを搭載し，ダミーアームを用いて32名の医師による血管内，血管外擬似穿刺を行った。

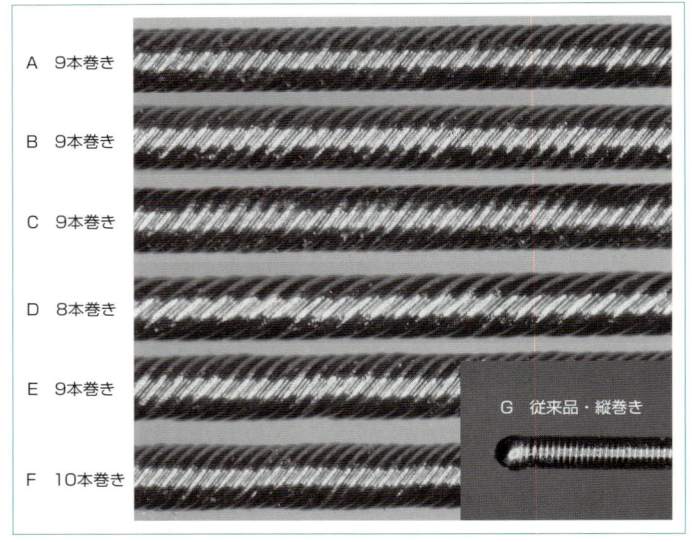

■図10 現行のガイドワイヤー（G）と試作した6種類の用いた多条撚りガイドワイヤーの拡大図
ガイドワイヤーは0.018インチの太さであり，硬さの違いはワイヤーの本数（7本，8本，9本）によって異なる。本数が多いほど柔らかく，少ないほど硬い。ガイドワイヤー先端部分の柔軟部（コアーなし）の長さは標準を15mmとし，8本に関しては4種類作成し，柔軟部の長さを変えた。Aが10mm，B，Eが同一で15mm，Cが19mmとした。

こと，②血管外に誤って留置された際には血管や軟部組織に対して安全に抜去できる柔らかさをもつこと，③抵抗を与えても屈曲しにくいこと，④金属針に引っかけにくい構造であること，などが求められる。しかしながら，どの程度の硬さや腰がよいか，明らかではない。

◎ 32名の医師による擬似穿刺

そこで従来の20ゲージInsyte-A（縦巻きガイドワイヤー）に加え，硬さの異なる6種類の多条撚りガイドワイヤーを搭載し，ダミーアームを用いて血管内，血管外擬似穿刺を32名の医師により行った（図9）。

図10は，用いたガイドワイヤーの拡大写真である。ガイドワイヤー外径は上記に示した通りであり，硬さの違いはワイヤーの本数（7本，8本，9本）によって異なる。本数が多いほど柔らかく，少ないほど硬い。

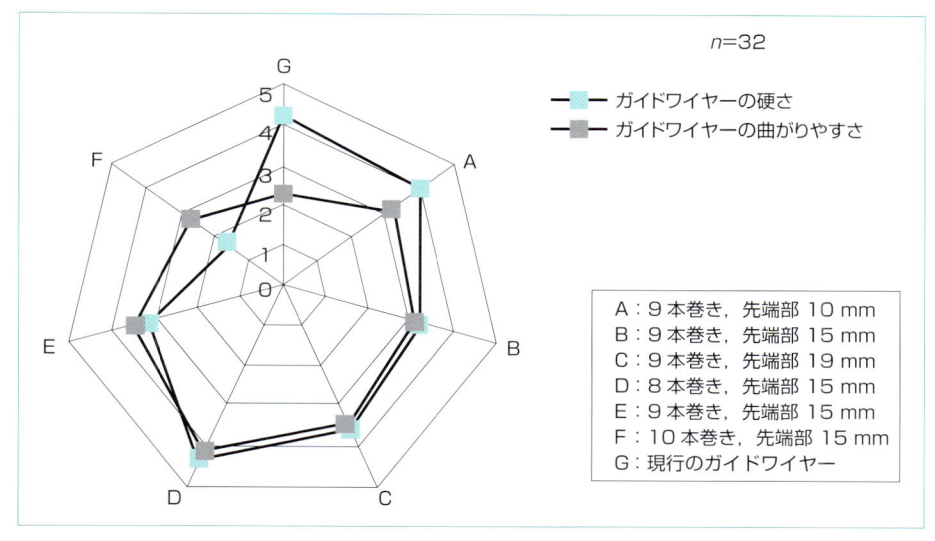

■図11　ガイドワイヤーの硬さと曲がりやすさの主観的評価
現行のガイドワイヤーは先端が硬すぎて，曲がりやすい．8コイル，9コイル（先端柔軟部10 mm）は硬すぎる，逆に10コイルは柔らかすぎるとの評価であった．

ガイドワイヤー先端部分の柔軟部（コアーなし）の長さは標準を15 mmとし，8本に関しては4種類作成し，柔軟部の長さを変えた．Aが10 mm，B，Eが同一で15 mm，Cが19 mmとした．

ダミーアーム擬似穿刺前に9本のガイドワイヤーに対して，①ガイドワイヤーの硬さ，②折れ曲がりやすさを1〜5段階の主観的評価を行った．続いて，擬似血管内にガイドワイヤーが挿入された際，カテーテル挿入成功率，最後に血管外に挿入されたガイドワイヤーの形態学的変化（肉眼的屈曲率，顕微鏡によるワイヤーの断裂の頻度）を調べた．

◯ ダミーアーム試験の結果からみた理想的なガイドワイヤーとは

ダミーアーム試験前のガイドワイヤーの硬さと曲がりやすさに関する主観的な評価

図11左はガイドワイヤーの硬さに関する評価，右は曲がり易さの主観的評価[*1]のレーダーチャートを示す．現行のガイドワイヤーは先端が硬すぎて，曲がりやすいという評価であった．8，9本巻き（先端柔軟部10 mm）は硬すぎる，逆に10本巻きは柔らかすぎるとの評価であった．最も高い評価を得たのは，8本巻き（先端柔軟部15 mm）であった（BとEは同一）．

ダミーアームによる血管内外擬似穿刺

32人の医師にダミーアームによる血管内，血管外擬似穿刺をそれぞれ1回ずつ行い（計2回），ガイドワイヤーが血管内に挿入された例ではカテーテル挿入成功率，また血管外擬似穿刺では，抜去したガイドワイヤー屈曲の頻度を調査した．

● 血管内擬似穿刺：ガイドワイヤーが血管内に挿入された例では，現行のガイドワイヤーを含め今回の7種類のガイドワイヤーはすべてカテーテル挿入が可能であった．

● 血管外擬似穿刺：図12にガイドワイヤーが血管外に挿入された例での，屈曲率を示す．6種類の多条撚りガイドワイヤーの屈曲率は9.4〜12.5％，現行のガイドワイヤーの屈曲率は53.1％であり，両者に有意差を認めた[*2]．

[*1] 評価法は，1〜5段階のアンケート調査とし，ガイドワイヤーの硬さに関しては（1：やわらかすぎる，2：やわらかい，3：丁度よい，4：硬い，5：硬すぎる），ガイドワイヤーの曲がり易さに関しては（1：受けいれられない，5：受けいれられる）とした．

[*2] $p<0.05$，カイ二乗（χ^2）検定

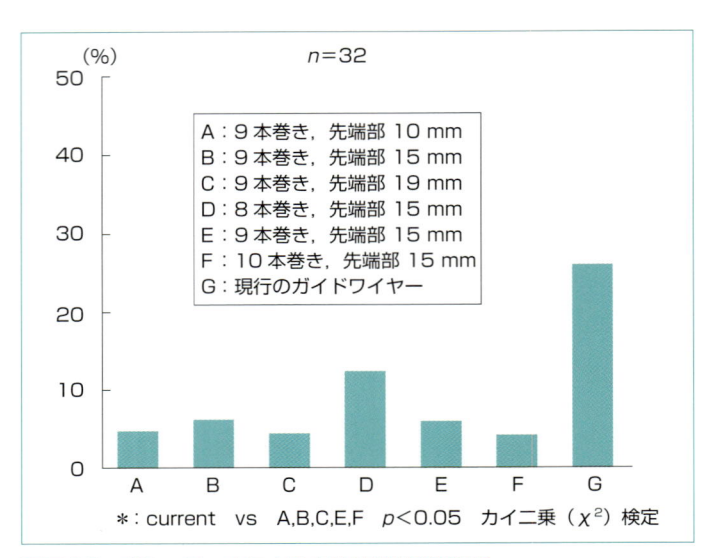

■図12 ダミーアームによる血管外擬似穿刺時の
ガイドワイヤーの屈曲率

A：9本巻き，先端部 10 mm
B：9本巻き，先端部 15 mm
C：9本巻き，先端部 19 mm
D：8本巻き，先端部 15 mm
E：9本巻き，先端部 15 mm
F：10本巻き，先端部 15 mm
G：現行のガイドワイヤー

＊：current vs A,B,C,E,F $p<0.05$ カイ二乗（χ^2）検定

また，特筆すべき点は現行のガイドワイヤーはすべての例でコアずれなどの形態的変化が見られたが，多条撚りガイドワイヤーではそのような変化は見られなかった。

今回の結果を踏まえ，ガイドワイヤー付き動脈留置カテーテル Insyte-A（20 ゲージ）に搭載するガイドワイヤーは操作性，安全性を考慮すると，多条撚りガイドワイヤー（9 コイル，15 mm，柔軟長）が最も優れた特性をもつことが明らかになった。同様の方法を用いて 22 ゲージ Insyte-A で（8 コイル，15 mm，柔軟長）が最も優れていた。このガイドワイヤーの安全性は，イヌを用いた動物実験でも確認された。今後，臨床面での有効性や安全性の研究が待たれる。

● ● ●

現在は医療安全対策の時代であり，新しい器材を導入する際に最も重要なことは安全性である。Insyte-A はガイドワイヤーがカテーテルと一体成型されているために，従来の手技とほとんど変わらない長所があり，早期の習熟が可能であると思う．今後，通常の静脈留置カテーテルを用いた末梢動脈穿刺では困難であると予測される未熟児や出血性ショック，熱傷，動脈蛇行，動脈硬化，浅側頭動脈穿刺など多くの症例に対して適応となるであろう．今回のガイドワイヤーの改良によりこの器材の安全性が確保され，多くの患者に使用されることを願っている．

文 献

1. 鈴木利保，福山東雄，安藤智子ほか．新型末梢動脈測定用カテーテルインサイト A-ガイドワイヤー一体型カテーテルの有用性．臨床麻酔 2004；28：241-4.
2. 鈴木利保．コンシューマー・レポート Insyte-A. LiSA 2007；14：752-4.
3. Suzuki S, Ito K, Nishiyama J, Hasegawa K, et al. Development of a safe guide wire. J Aneth 2006；20：64-7.
4. Suzuki T, Hasegawa J, Nitta M, et al. A case of guide wire trouble using safe guide. Cir Cont 2000；21：201-4.
5. Cookings JGL, Webb RK, Klipper ID, et al. Blood pressure monitoring-Applications and limitations：an analysis of 2000 incident reports. Anaeth Intens Care 1993；23：563-9.
6. Garey C, Spnung J, Thomas P. Unusual complication of arterial catheterization. Aneth Analg 1993；76：668.
7. Suzuki T, Tanaka A, Fukuyama H, et al. Differences in penetration force of intravenous catheters：Effect of grindinding method on inner needles of intravenous catheters. Tokai J Exp Clin Med 2004；29：175-81.
8. 西山純一，鈴木利保，長谷川純ほか．セルディンガー法に用いる金属穿刺針の改善．日臨麻会誌 2000；20：S395.
9. Suzuki T, Nishiyama J, Hasegawa J, et al. Modification of guide wire for SAFE-Guide. Tokai J Exp Clin Med 2001；26：63-70.

（鈴木 利保・齋藤 啓一郎）

27 アロー社製ガイドワイヤー付き動脈留置カテーテルの成功率と問題点

汎用性に富むガイドワイヤー部がもたらす高い留置成功率

周術期管理において動脈ライン留置は，観血的動脈圧測定のみならず血液ガス分析や血糖測定目的の採血ラインとしても有用である。しかし，カテーテルを留置することは決して容易ではない。本稿では，ガイドワイヤー付きの動脈留置カテーテルの問題点と解決法に関して述べる。

■アロー社製ガイドワイヤー付き動脈留置カテーテルの特徴

このキットは，穿刺針と保護チューブ付きガイドワイヤーからなる（図1）。穿刺針の外筒（留置部）はポリウレタン製で，ガイドワイヤー非使用時には挿入困難な場合もあるが，留置後は体温でさらに軟化するため屈曲による内腔の閉塞が起こりにくい特徴をもつ（図2）[1]。

付属のガイドワイヤーは，切れ込みのある透明チューブに保護された単純な構造である。穿刺時に，留置針の後部に接続して使用することが可能である（図3）。

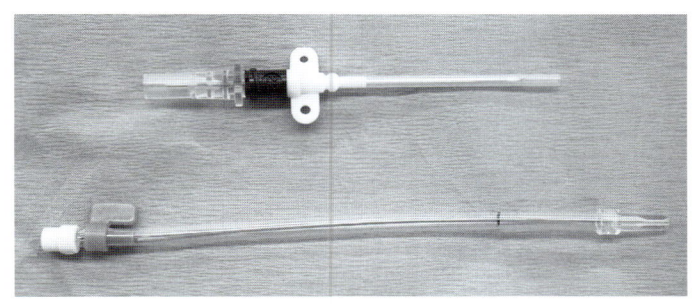

■図1 アロー社製ガイドワイヤー付き動脈留置カテーテル
ポリウレタン製の外筒からなる穿刺針と保護チューブ付きガイドワイヤー

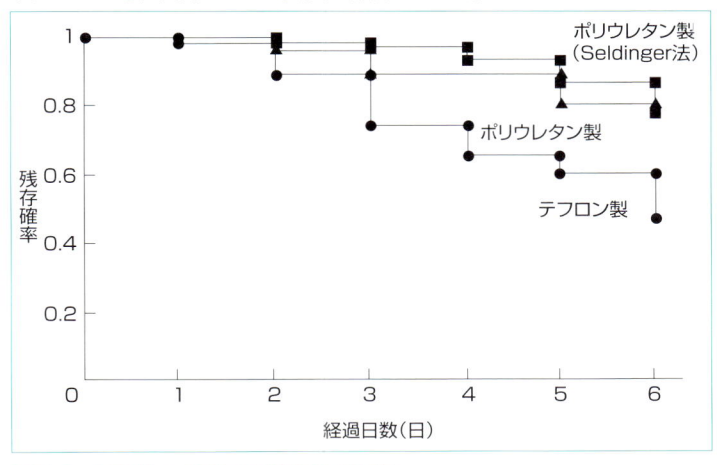

■図2 挿入後1週間での閉塞率の比較
(Beards SC, et al. A comparison of arterial lines and insertion techniques in critically ill patients. Anaesthsia 1994；49：968-73. より，一部改変)
テフロン製では約50％閉塞するのに対しポリウレタン製（アロー社製ガイドワイヤー使用）では約20％の閉塞であった。

■図3 穿刺針に接続したガイドワイヤー
穿刺針にガイドワイヤーを接続し，ガイドワイヤーを指定のラインまで進めたもの。先端よりガイドワイヤーが数mm出ている。

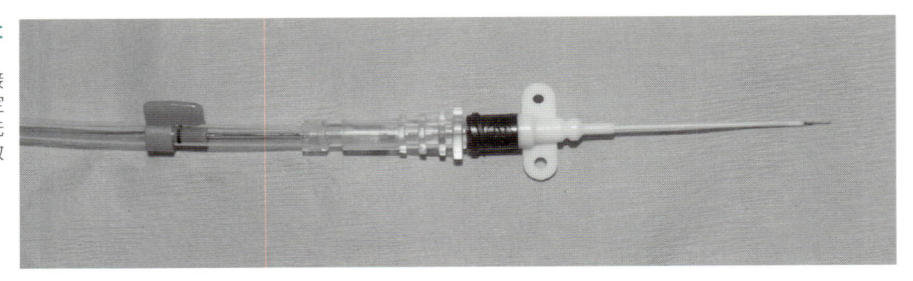

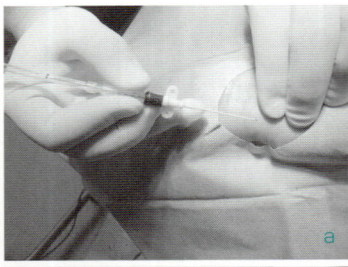

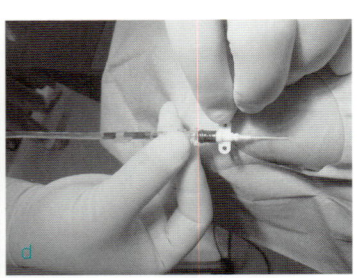

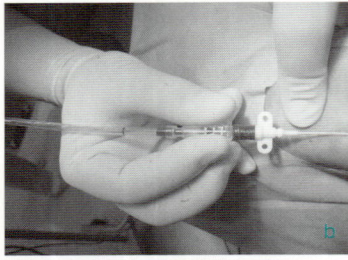

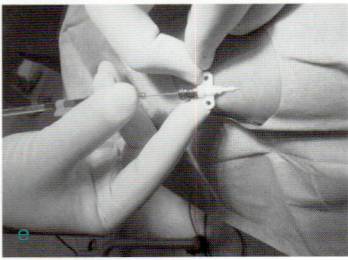

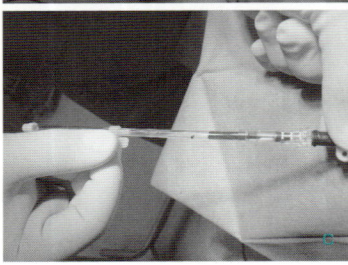

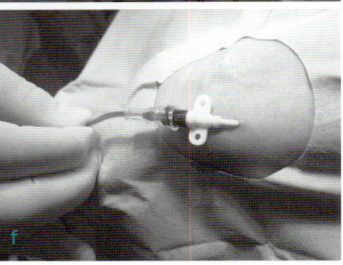

■図4 穿刺手順
a：穿刺前
b：穿刺後：血液逆流の確認（ガイドワイヤー保護チューブ内に血液が逆流している）
c：穿刺針を固定し血液逆流を確認しながらガイドワイヤーを進める様子
d：穿刺針全体を1～2mm挿入した様子
e：ポリウレタン製の外筒のみを血管内に挿入している様子
f：動脈ライン留置完了時の様子

■添付文書に従った使用方法と当院の工夫

①穿刺針後部にガイドワイヤーを保護カバーごと接続する（図4a）。
②動脈を穿刺して，透明ハブへの血液逆流を確認できれば留置針を固定してガイドワイヤーを指定のラインまで挿入する（図4bc）。
③穿刺針全体をさらに1～2mm挿入後，ポリウレタン製の外筒のみ完全に挿入留置する（図4d～f）。

穿刺時の血液逆流が透明ハブからさらにガイドワイヤーの保護チューブ内に達することが多い（図4b）。これ自体は先端が動脈内にあることを示すため問題ないが，保護チューブのスリットから漏出する血液による汚染には注意が必要である。

添付文書にない使用方法としては，従来の方法で穿刺，血液逆流確認後に外筒を血管内へスライディングできない場合のガイドワイヤーとして用いることもできる（カテーテル留置のSeldinger法に準じた方法）。

当院では，アロー社製以外の留置針（サイズ22～24ゲージ）でも，このガイドワイヤー部が使用可能であることを確認している。

■留置成功率

このキットの留置成功率に関する報告は少ない。従来の方法と，アロー社製ガイドワイヤー付き動脈留置カテーテルを用いた方法を比較検討した報告[2]によると，留置成功率は66%，82%であった。

また，従来の方法，ガイドワイヤーを用いたSeldinger法による方法，アロー社製ガイドワイヤー付き動脈留置カテーテルを用いた方法の3群間の比較検討の報告[1]によると，留置成功率はそれぞれ76%，93%，83%であった。従来の方法は，後

者2群に比較して穿刺試行回数および留置までの延べ使用キット数ともに有意に多かった。後者2群間での比較では，留置までの時間がアロー社製ガイドワイヤー付き動脈留置カテーテル群で短い傾向を認めた。

また，Thrushらの報告[2]によると，従来の穿刺法失敗例で高率にアロー社製ガイドワイヤー付き動脈留置カテーテルでカテーテル留置が可能であった。

以上より，動脈カテーテル留置困難例や短時間で確実に留置するには，アロー社製ガイドワイヤー付き動脈留置カテーテルが有用と思われる。

■問題点と解決法

従来のSeldinger法による留置法では，留置針穿刺後，金属針（内筒）を抜去して残った外筒からガイドワイヤーを血管内へ挿入し，これをガイドに外筒を進めて留置する。

これに対して，アロー社製ガイドワイヤー付き動脈留置カテーテルでは，内筒を抜去せずにその内腔へガイドワイヤーを挿入するため，ガイドワイヤーは挿入できたが，血管後壁が抵抗となって留置針外筒が進まないことがある（図5a）。また，留置針先端部が血管前壁を完全に貫通していない場合，細いガイドワイヤーは血管内腔に進むが，留置針は進まない場合もある（図5b）。ガイドワイヤーは挿入できたが留置針が挿入できない場合には，上記のことに留意する必要がある。

ポリウレタン製の留置部は，従来のテフロン製に比べて柔らかいため，硬化した皮膚では金属針（内筒）との段差が皮膚刺入部を貫通しない場合がある。対処法として18ゲージ注射針などで皮膚をあらかじめカットしておくことが有効である。

留置成功率の観点からは，アロー社製ガイドワイヤー付き動脈留置カテーテル使用

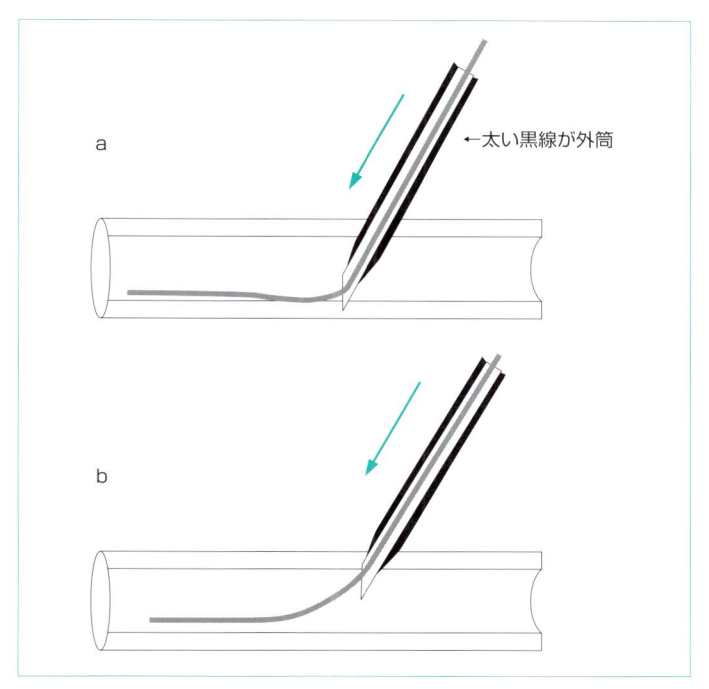

■図5　アロー社製ガイドワイヤー付き動脈留置カテーテルの問題点
(Beards SC, et al. A comparison of arterial lines and insertion techniques in critically ill patients. Anaesthsia 1994；49：968-73. より，一部改変)
a：穿刺針内筒が血管後壁内に達している。ガイドワイヤーは内筒内腔を通って血管内に挿入されているが，外筒は血管後壁が障壁となり挿入できない。
b：穿刺針内筒が完全に血管前壁を貫通していない。ガイドワイヤーは内筒内腔を通って血管内に挿入されているが，外筒は血管前壁が障壁となり挿入できない。

■コラム：小児の中心静脈カテーテル留置

小児心臓手術時の中心静脈ラインとして内頸静脈穿刺を行うことが多い。小児では大人に比べ血管内径が小さいため，小児用中心静脈カテーテルキット（CVキット）に付属するガイドワイヤーは，血管内へ挿入する際に手元のわずかなずれのために内腔から外れてしまうことがある。

こんなときにはアロー社製ガイドワイヤー付き動脈穿刺キットに付属のガイドワイヤーが有用である。機会があれば一つの方法として試していただきたい。

【方法】
1. アロー社製ガイドワイヤー付き動脈穿刺キット内のガイドワイヤーを取り出し，ガイドワイヤーを進め保護チューブからガイドワイヤー出しておく。

2. CVカテーテルに付属の穿刺キットにて内頸静脈を穿刺し，外筒のみを残し血液逆流が確認できる位置で保持する。

3. 保護チューブをもちアロー社製ガイドワイヤーを挿入する。

4. 外筒が血管内に完全に留置されていた場合，スムーズにガイドワイヤーが挿入されるが，外筒先端が血管内に留置されていなかった場合，ガイドワイヤーが保護チューブ内に戻ってくる。この時，外筒が偏位していないため内筒を再挿入して穿刺し直すことができる。

5. 血管内へ進めたガイドワイヤーを用いて，外筒を完全に血管内に留置後，ガイドワイヤーを従来のものに変更しCVカテーテルを挿入する。

時もガイドワイヤー部をあらかじめ接続せずに，動脈穿刺後に使用する方法（従来のSeldinger法）も考慮すべきである．

・・・

上述の利点，問題点を踏まえて，われわれの施設では，従来の方法で留置困難な症例を中心に今回紹介したキットを使用している．また，ガイドワイヤー部は単独で小児の中心静脈カテーテル留置時にも非常に有用であることをつけ加えておく（**コラム**）．

文 献

1. Beards SC, Doedens L, Jackson A, et al. A comparison of arterial lines and insertion techniques in critically ill patients. Anaesthsia 1994 ; 49 : 968-73.
2. Mangar D, Thrush DN, Connell GR, et al. Direct or modified Seldinger guide wire-directed technique for arterial catheter insertion. Anesth Analg 1993 ; 76 : 714-7.

（羽場 政法・水本 一弘）

第 6 章

動脈カテーテルの
トラブルシューティング

28. 橈骨動脈へのカテーテル挿入に失敗した。
    上腕動脈にカテーテルを挿入してもよいか

    ■上腕動脈穿刺を回避しなければならないエビデンスはない　　　　　　　　　（小竹 良文）……174
    ■合併症への対策を万全にしたうえで行うなら可　　　　　　（黒田 昌孝・西川 光一）……177
    ■動脈硬化の危険因子に配慮し，末梢循環モニターを万全に，同側の上腕動脈に穿刺
    　　　　　　　　　　　　　　　　　　　　　　　　　　　　　　　　　（津崎 晃一）……180

29. 橈骨動脈にカテーテルを入れて観血的血圧測定をしていたが，
    圧波形は出るのだが採血できない

    ■器材の特徴を理解し，トラブルに対処　　　　　　　　　　（松本 晶平・小澤 拓郎）……183
    ■動脈穿刺/動脈圧測定の必要性を考慮して再挿入を　　　　　　　　　　　（槇田 徹次）……186

30. 血液の逆流があったのでカテーテルを進めようとすると，
    1 cm も行かないうちに進まなくなり，血液が逆流してこなくなってしまう

    ■カテーテルの硬度に応じた工夫で，あきらめずに進める　　　　　　　　　（石田 和慶）……188
    ■可能ならエコーで確認，カテーテルを回転させるなどして挿入を試み，
    　だめならカテーテルを抜去し，再穿刺する　　　　　　　　　（楠目 康・武智 健一）……192

28 橈骨動脈へのカテーテル挿入に失敗した。上腕動脈にカテーテルを挿入してもよいか

上腕動脈穿刺を回避しなければならないエビデンスはない

通常の場合，橈骨動脈穿刺が不成功であった場合，反対側の橈骨動脈あるいは足背動脈でのカニュレーションへ変更することが多いと思われる。本稿の設定では，あえて上腕動脈穿刺の可否を論じようということであるから，何らかの理由でほかの部位への変更ができない状況である，としたうえでの議論であることをあらかじめご了承いただきたい。したがって，とりうる選択肢は，上腕動脈での穿刺を行うか，あるいは同側の尺骨動脈穿刺を試みるかのいずれかである。

また，本稿では後述するように，潜在的な合併症のリスクに対して，上腕動脈穿刺を正当化するに足る情報があるかどうか，を検証する。

結論からいってしまうと，「科学的な根拠はないものの，過去の報告をみるかぎり，上腕動脈へのカニュレーションは安全な手技であり，あえて回避する必要がなさそうである」というのが筆者の意見である。

■末梢への血流

動脈穿刺では，穿刺時の血腫形成，動脈攣縮，カテーテル挿入中の血栓や空気などによる塞栓症，抜去時の圧迫などによって穿刺部位より遠位部への血流が障害される可能性が常に存在する。したがって，遠位部に重要臓器がなく，側副血行路の存在する部位での穿刺が望ましい。この観点から，橈骨動脈あるいは足背動脈が第一選択として用いられる。この場合，側副血行路は，それぞれ尺骨動脈と後脛骨動脈になる。

上腕動脈における穿刺の場合，橈骨動脈と尺骨動脈の分岐より中枢側での穿刺となるため，穿刺部位での閉塞，攣縮などによって尺骨動脈の血流も低下する可能性がある。この場合，前腕および手の血流は，上腕動脈以外の動脈から尺骨動脈を経由する側副血行路に依存することになる。幸い，肘部より中枢からの側副血行は豊富で，仮に上腕動脈の閉塞が生じた場合でも，橈骨動脈の脈拍が維持される場合が多い[1]と報告されている。

一方，尺骨動脈穿刺を試み，不成功であった場合の血流に関しては前腕の血流は維持できるが，手関節以遠の血流は橈骨動脈，尺骨動脈以外の側副血行路に依存することになる。

■正中神経への影響

上腕動脈は正中神経と接近しており（**図1**）[2]，上腕動脈穿刺によって大きな血腫が形成された場合，正中神経への圧迫症状が生じる可能性がある。橈骨動脈，尺骨動脈も，それぞれ橈骨神経，尺骨神経と近接しているが，穿刺不成功に伴う血腫形成と神経障害に関して言及した論文は見当たらなかった。

■臨床での結果

以上述べてきたように，上腕動脈穿刺は理論的に不利である。しかし，臨床での成績は必ずしも不良ではなく，Miller の教科書にも文献[3〜5]を挙げて，安全性が確認されている，と記載されている。また，麻酔科以外の臨床科においては大腿動脈より上腕動脈からの操作が一般的になりつつあるようである。極端な状況では，上腕動脈に送血管を挿入して体外循環を施行したとする報告[6]さえみられる。

■合併症

報告されている合併症は穿刺部位より遠位の虚血がほとんどであり，その病態として動脈内膜の解離，血栓形成，動脈の部分切断および血腫形成が挙げられている[7]。

上腕動脈穿刺による末梢の血流低下の特徴は，四肢の虚血，神経障害などの重篤な合併症となりにくい点のようである。血流低下によって圧較差が生じた症例においても動脈カテーテルの抜去によって症状の改善がみられたとする報告が多く，非可逆的

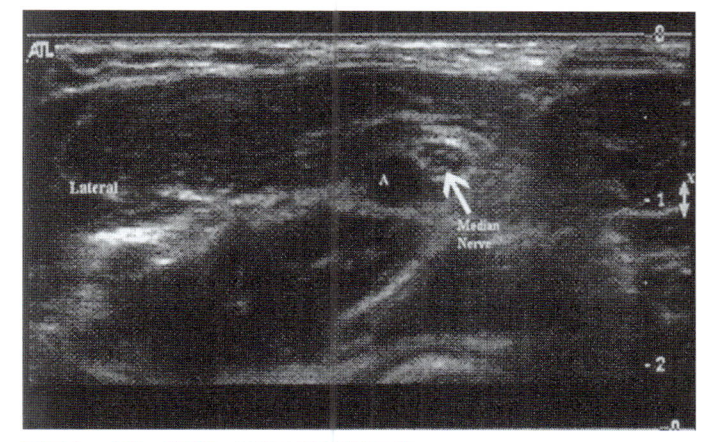

■図1　右腕の肘部における超音波断層像
(McCartney CJ, et al. Ultrasound examination of peripheral nerves in the forearm. Reg Anesth Pan Med 2007；32：434-9.より)
画面左が尺側，右が橈側。A：上腕動脈，→：正中神経

■表1　上腕動脈カテーテル抜去の理由と症例数，挿入期間
(Moran KT, et al. Long-term brachial artery catheterization : ischemic complications. J Vasc Surg 1988；8：76-8.より，一部改変)

上腕動脈カテーテル抜去の理由	症例数	挿入期間（日，中央値）
予定での抜去	173（77％）	
計画どおりに治療終了	93	160
原疾患の進行による治療中止	58	48
原疾患の再発	22	78
合併症発生による抜去	52（23％）	
挿入後の虚血	16	1
穿刺部位からの出血	11	28
放散痛	8	56
筋力低下，拍動の低下	7	40
上腕動脈の血栓形成	4	60
微少塞栓症	3	50
間欠的筋力低下	2	90
仮性動脈瘤	1	

な障害が生じる前に対応することによって障害を防止できる可能性が高い[8]。

過去には悪性腫瘍に対する動注療法のルートとして上腕動脈から挿入したカテーテルを用いたことがあるらしく，これらの症例における合併症の発生頻度[4]が報告されている（**表1**）。この報告では，挿入直後に遠位部の動脈拍動の減弱もしくは消失が225例のうち88例（39.1％）で発生し

ている。このうち 2/3 以上（61 例）では，局所麻酔薬の動脈内注入によって 24 時間以内に動脈拍動が回復している。動脈拍動が完全には回復しなかった 27 症例のうち 16 症例では抜去されているが，残りの 11 症例では，拍動の減弱以外の症状を認めなかったためカテーテルを継続使用し，その後の合併症の発生を認めなかったと報告している（表 1）。

■上腕動脈穿刺のメリット

上腕動脈穿刺のメリットの一つは，橈骨動脈での測定と比較して，中枢の動脈圧との圧較差が少ない点である。特に人工心肺直後にはこの圧較差が大きくなり，しばしば血行動態に関する解釈に苦慮する事態が生じうるが，上腕動脈カニュレーションではこの問題点を回避できるとする報告[5, 9, 10]が多い。

　上腕動脈穿刺のもう一つのメリットは，動脈径が大きいため口径の大きなカテーテルが挿入できる点である。特に温度センサー付きのカテーテル挿入を必要とする PiCCO モニター™ を使用する際には有利である[11]。筆者も大血管手術において PiCCO モニター用の 3 Fr カテーテルも使用した経験があるが，特に合併症を生じた経験はない。

■筆者の臨床経験

Miller の教科書にも記載されているように，上腕動脈に挿入されたカニューレは肘関節をまたぐ形になりやすいのでカニューレ全長がある程度長いものが有利である。筆者の前勤務施設では，心臓大血管外科がルーチンに，Argon 社製 20 ゲージ，7.6 cm の動脈カテーテルを上腕動脈に挿入していたが，過去 8 年間，約 2000 例に対して使用し，合併症は認めていない。

理論的には上腕動脈カニュレーションに際して動脈の解離，血栓形成，血腫形成などの合併症を生じた場合には，末梢の血流が危惧されるが，実際に末梢の虚血性障害が生じる頻度は必ずしも多くない。特に最近は，動脈圧モニター以外の目的で，より大口径のカニューレ挿入が行われているが，それらの経験からも，特に上腕動脈穿刺が危険であるとはいえないようである。これらの情報を総合するかぎり，上腕動脈穿刺が橈骨動脈穿刺と比較して特に高リスクである，とはいえない。したがって，「上腕動脈に動脈カテーテルを挿入してもよいか」との質問に対しては，上腕動脈穿刺を回避しなければならないエビデンスはない，と回答したい。

文献

1. Jeresaty RM, Liss JP. Effects of brachial artery catheterization on arterial pulse and blood pressure in 203 patients. Am Heart J 1968 ; 76 : 481-5.
2. McCartney CJ, Xu D, Constantinescu C, et al. Ultrasound examination of peripheral nerves in the forearm. Reg Anesth Pain Med 2007 ; 32 : 434-9.
3. Barnes RW, Foster EJ, Janssen GA, et al. Safety of brachial arterial catheters as monitors in the intensive care unit-prospective evaluation with the doppler ultrasonic velocity detector. Anesthesiology 1976 ; 44 : 260-4.
4. Moran KT, Halpin DP, Zide RS, et al. Long-term brachial artery catheterization : ischemic complications. J Vasc Surg 1988 ; 8 : 76-8.
5. Bazaral MG, Welch M, Golding LA, et al. Comparison of brachial and radial arterial pressure monitoring in patients undergoing coronary artery bypass surgery. Anesthesiology 1990 ; 73 : 38-45.
6. Demirkilic U, Kuralay E, Cingoz F, et al. Brachial artery cannulation facilitates lower ministernotomy cardiac surgery. J Card Surg 2004 ; 19 : 260-3.
7. Horlocker TT, Bishop AT. Compartment syndrome of the forearm and hand after brachial artery cannulation. Anesth Analg 1995 ; 81 : 1092-4.

8. Barnes RW, Petersen JL, Krugmire RB Jr, et al. Complications of brachial artery catheterization : prospective evaluation with the Doppler ultrasonic velocity detector. Chest 1974 ; 66 : 363-7.
9. Gravlee GP, Wong AB, Adkins TG, et al. A comparison of radial, brachial, and aortic pressures after cardiopulmonary bypass. J Cardiothorac Anesth 1989 ; 3 : 20-6.
10. 鹿角雅治．人工心肺離脱時の動脈圧モニターとしての前腕圧迫時上腕動脈圧の有用性．麻酔 1996 ; 45 : 77-81.
11. Wouters PF, Quaghebeur B, Sergeant P, et al. Cardiac output monitoring using a brachial arterial catheter during off-pump coronary artery bypass grafting. J Cardiothorac Vasc Anesth 2005 ; 19 : 160-4.

（小竹 良文）

合併症への対策を万全にしたうえで行うなら可

動脈カテーテル挿入部位の第一選択は，橈骨動脈である．橈骨動脈への挿入に失敗して挿入困難な場合，他の部位を考えなければならない．実際に挿入可能な部位として，橈骨動脈のほか，上腕動脈，腋窩動脈，尺骨動脈，下肢では，大腿動脈，足背動脈，後脛骨動脈が選択可能である．また，浅側頭動脈という選択肢もある[1]．本稿では，動脈カテーテルの橈骨動脈への挿入に失敗した場合，上腕動脈を選択してよいかどうか，というテーマについて考える．筆者らが最近経験した，橈骨動脈が穿刺不能で上腕動脈しか選択肢がなかった症例を紹介し，上腕動脈へのカテーテル挿入における問題点と対処法を考察する．

症例

62歳の女性，身長148 cm，体重41.2 kg．僧帽弁狭窄症，三尖弁逆流症の診断で，僧帽弁置換術，三尖弁輪縫縮術，メイズ手術を予定された．

29年前より，慢性腎不全で血液透析を週3回施行している．心エコーでは，LVEF（左室駆出率）73％と左室収縮能は保たれていたが，重度の僧帽弁狭窄症であった．同時に重度の三尖弁逆流症を合併しており，収縮期の右室-右房圧較差は約60 mmHgと，肺高血圧症の合併もみられた．冠動脈造影では，冠動脈に有意狭窄はないが，高度に石灰化している部位が多発していた．大動脈の遠位弓部には可動性のアテローム硬化性病変が存在した．

現在のシャント部位は右肘窩であり，左前腕には過去に使用したと思われるcut-downによるシャント形成の痕跡があった．左橈骨動脈は触知不能であった．閉塞性動脈硬化症による両側大腿動脈の狭窄があり，両側足背動脈，後脛骨動脈の脈拍は微弱にしか触知しなかった．

■本症例における動脈カテーテル留置

本症例は心臓手術であるため，動脈カテーテル留置は必須の手技である．留置部位は，通常，弁置換手術であるため左橈骨動脈が第一選択であるが，今回はシャントの痕跡があり，閉塞しているため留置不能である．右上肢では，肘窩にシャントがあるため，上腕動脈とその遠位側は選択できず，左右の大腿動脈が狭窄しているため，それ以下の動脈も選択できなかった．

ほかの選択肢としては，左尺骨動脈，浅側頭動脈，腋窩動脈がある．だが，ともに

■ 表1　動脈穿刺による合併症

感染
出血
血栓と遠位側の虚血障害
皮膚の壊死
塞栓症
血腫と神経障害
遅発性の血管合併症（仮性動脈瘤）

*1 尺骨動脈と橈骨動脈は手掌で深・浅掌動脈弓を形成し，その関係はバリエーションに富む．さらに，長期に狭窄・閉塞している動脈には，側副血行路が形成されている可能性があり，実際に虚血になる可能性は少ないかもしれない．

手技的に不慣れであるのに加え，尺骨動脈はほとんどの血流を手に供給するため[1]，同側の橈骨動脈が狭窄または閉塞している場合，尺骨動脈への動脈カテーテル留置は手を虚血にする可能性がある*1．浅側頭動脈は走行が多様であり，蛇行していることが多く挿入が難しい．また，フラッシュによる脳への空気塞栓の危険性がより高い[2]．腋窩動脈は，腕神経叢を直接障害する可能性や，脳への空気塞栓，感染の問題がほかの部位よりも大きい．

以上のことから，本症例では左上腕動脈を留置部位として選択した．実際には，麻酔導入前，局所麻酔下に，左上腕動脈に20ゲージのカテーテルを留置し，術後2日目まで動脈圧モニタリングを行った．幸いなことに，穿刺は一度で成功し，動脈カテーテル留置に伴う合併症はなかった．

■ 上腕動脈への動脈カテーテル留置に伴う問題点

動脈カテーテル留置によって引き起こされる合併症を表1に示す．橈骨動脈・大腿動脈・腋窩動脈について調べた論文[3]では，永久的な虚血性障害，敗血症，仮性動脈瘤の発生率は1％未満と低く，いずれの挿入部位でも同様であったとしている．

上腕動脈に関しては，心臓カテーテル検査や血管造影，動脈血採取に伴う合併症についての報告は散見されるが，手術中の動脈カテーテル留置に関する報告はない（表2）．心臓カテーテル検査において，右上腕動脈へのシース挿入に伴う正中神経障害について，臨床症状と電気生理学的手法を用いて調べた報告では，発生率は1.4％で，機序は，①血腫形成による直接的な神経圧迫，②直接的な神経障害，③上腕動脈閉塞による虚血性の障害，であった．発症当初の神経症状や神経伝導に関しては時間とともに軽減したが，18～34か月間機能的な障害が残存した症例が4例あった．そのうち1例は，反射性交感神経性ジストロフィー（CRPS type I）が悪化したという[4]．

動脈血採取のために上腕動脈を穿刺した6185名を対象に合併症の発生率ついて調べた報告[5]では，合併症の発生率は2.06％であり，その内訳は，直後の疼痛/知覚異常が1.1％，24時間以内に遅発性に疼痛/知覚異常が発症した症例が0.9％，2～4か月疼痛が持続した症例が2例であった．血腫形成は0.06％にみられた．冠動脈造影を施行した患者のうち，47名で上腕動脈から施行した報告[6]では，合併症は起こらなかった．

1326名を対象に上腕動脈より血管造影を行った報告[7]では，合併症の発生率は1.28％で，内訳は，血栓症，仮性動脈瘤，TIA（一過性脳虚血発作），血腫，刺入失敗であり，いずれも0.5％未満の低い発生率だったが，血栓症および失敗例は女性に多い傾向があった．

また，橈骨動脈に挿入した動脈カテーテルのフラッシュにより，脳への空気塞栓が起こり重篤な神経障害を発症した例もある[8,9]．その要因には，患者の体型，体位，循環動態などが影響すると思われるが，実際，1 mL/sec以上の早さでシリンジによる手動フラッシュを行うと上腕動脈や腋窩動脈への逆流が起こり，フラッシュ弁の開口による自動操作ではその影響は低下するという[10]．上腕動脈からフラッシュを行った場合の報告はないが，橈骨動脈よりも脳への逆流のリスクが高いことが予想される．

■表2　上腕動脈へのカテーテル留置に伴う問題点

手技	症例数	正中神経障害・疼痛	血腫	出血	血栓・塞栓	仮性動脈瘤	備考	文献
心臓カテーテル	350	5 (1.4 %)	1 (0.28 %)	—	2 (0.57 %)	—	カテーテルのサイズは不明	4
採血	6185	123 (2 %)	4 (0.06 %)	0	0	0	20 ゲージ針 神経症状は一過性 2 名は 2～4 か月痛みが持続	5
冠動脈造影	47	—	0	0	0	0	6 Fr カテーテル 合併症なし	6
末梢動脈造影	1326	—	1 (0.075 %)	—	6 (0.45 %)	4 (0.3 %)	4～5 Fr カテーテル 女性で血栓，失敗のリスク高い	7

（—）は調査なし

■上腕動脈へのカテーテル挿入は施行してよいか？

表2で示した上腕動脈に関する報告をもとに考えてみると，血栓・塞栓，仮性動脈瘤の合併症は，血管造影などで用いる太いシースを挿入した場合にまれに起こりうる合併症であり，通常の動脈カテーテル留置に使用する太さのカニューレでは危険性は非常に低いと思われる。

一方，動脈血採取時に起こる合併症として，正中神経麻痺，血腫形成がある。いずれも重篤な障害を残す危険性は少ないが，動脈カテーテル留置に伴っても十分に起こりうる合併症であり，以下の点に注意する必要がある。

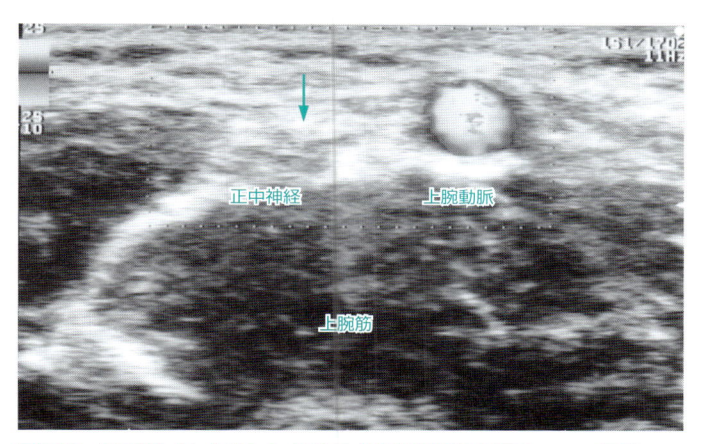

■図1　肘窩部（左上肢）における上腕動脈短軸断面のエコー画像

穿刺困難な症例にはエコーガイド下の挿入が有効かもしれない。

◎正中神経を障害せずに動脈を穿刺する

上腕動脈の内側に正中神経が走行しており，穿刺に伴って直接的な障害を与える可能性がある。したがって，"正中神経を傷つけない工夫"をする必要がある。つまり，動脈の拍動から正確な走行を捉えて，血管を真上から穿刺することが重要で，斜め・横からのアプローチや深く穿刺しすぎるのは避けたほうがよい。あらかじめ超音波によるプレスキャンを施行し，上腕動脈の位置，走行，正中神経との位置関係を確認しておけば，より確実に安全に穿刺できる（図1）。

◎"止血は念入りに"行う

動脈にあたったが挿入できなかった場合や，抜去後の止血が不十分で血腫を作った場合，血腫による圧迫で正中神経麻痺が一過性に起こる可能性がある。したがって，"止血は念入りに"行う必要がある。Okesonらの報告[5]では，通常3分以上，抗凝固療法中では10分の圧迫止血を行ったとしている。

◎フラッシュ時の空気混入に注意

脳への空気塞栓の危険性を考慮し，フラッ

シュ時の空気混入に注意し，手動フラッシュ時は1mL/sec以下のゆっくりした速度で，または自動操作で行う．

・・・

以上のことを踏まえて施行するのであれば，橈骨動脈穿刺が不可能なとき，合併症のリスクを最小限に抑えた上腕動脈へのカテーテル留置が施行できると考える．

文献

1. Reich DL, Mittnacht A, London M, et al. Monitoring of the heart and vascular system. In : Kaplan JA. Kaplan's Cardiac Anesthesia. 5th ed. Philadelphia : WB Saunders, 2006 : 385-92.
2. Prian GW, Wright GB, Rummack CM, et al. Apparent cerebral embolization after temporal artery catheterization. J Pediatr 1978 ; 93 : 115-8.
3. Scheer B, Perel A, Pfeiffer UJ. Clinical review : complications and risk factors of peripheral arterial catheters used for haemodynamic monitoring in anaesthesia and intensive care medicine. Crit Care 2002 ; 6 : 199-204.
4. Kennedy AM, Grocott M, Schwartz MS, et al. Median nerve injury : an underrecognised complication of brachial artery cardiac catheterization? J Neurol Neurosurg Psychiatry 1997 ; 63 : 542-6.
5. Okeson GC, Wulbrecht PH. The safety of brachial artery puncture for arterial blood sampling. Chest 1998 ; 114 : 748-51.
6. Hildick-Smith DJ, Walsh JT, Lowe MD, et al. Coronary angiography in the presence of peripheral vascular disease : femoral or brachial/radial approach? Catheter Cardiovasc Interv 2000 ; 49 : 32-7.
7. Armstrong PJ, Han DC, Baxter JA, et al. Complication rates of percutaneous brachial artery access in peripheral vascular angiography. Ann Vasc Surg 2003 ; 17 : 107-10.
8. Dube L, Soltner C, Daenen S, et al. Gas embolism : An exceptional complication of radial arterial catheterization. Acta Anaesthesiol Scand 2004 ; 48 : 1208-10.
9. Yang CW, Yang BP. Massive cerebral arterial air embolism following arterial catheterization. Neuroradiology 2005 ; 47 : 892-4.
10. Murphy GS, Szokol JW, Marymont JH, et al. Retrograde blood flow in the brachial and axillary arteries during routine radial arterial catheter flushing. Anesthesiology 2006 ; 105 : 492-7.

（黒田 昌孝・西川 光一）

動脈硬化の危険因子に配慮し，末梢循環モニターを万全に，同側の上腕動脈に穿刺

■橈骨動脈カニュレーションの失敗

橈骨動脈カニュレーションが失敗に終わる場合，この発生率は術者の熟練度によって大きく異なると考えられる．だが，患者の解剖学的特性（走行異常や径が細いなど）に依存する度合いも大きく，例えば，心臓カテーテル検査では約10％程度が対側橈骨動脈の穿刺を必要とするとされる．

ところで，単に失敗しただけで動脈拍動がまだ十分に触知可能な場合，同部位近傍での穿刺を再度試みるもよく，また，中枢側に刺入点を変更するのも選択肢の一つである[*1]．

しかし，度重なる穿刺の試みなどによって動脈拍動が触知不能となれば，これは局所の動脈攣縮や血腫形成，動脈閉塞を示すものと考えられ，再穿刺はほぼ不能となる．この場合，前述したように対側の橈骨動脈や足背動脈など，他の末梢動脈を選択するのが通常であるが，胸部大動脈瘤などの術式によっては，例えば右側上肢における動脈圧モニタリングが必須となることがあり，本稿では，末梢動脈の選択が同側上肢に限

[*1] もちろん，中枢側に進むほど動脈の表在性が失われるため，超音波エコーガイドなどの補助手段を用いることが推奨される．

定される場合について考えることにする。

■拍動が触知不能ならば動脈攣縮の解除を考える

橈骨動脈穿刺が不成功に終わる場合，他の動脈を選択する以前に試みるべき手段として，攣縮の解除がある。すなわち，動脈拍動が再び触知可能となれば，振り出しに戻って再穿刺を行うことが十分可能となるはずである。

　動脈穿刺の失敗がその攣縮による場合，一般に無処置のままでは，その解除や拍動の再触知が可能となるまでに平均15分程度を必要とする。したがって，再び触知可能となるまでの時間を何もせずに待つ方法は無駄な時間を費やすだけであり，麻酔導入時に適するとはいい難い。

　一方，生じた動脈攣縮を積極的に解除する薬理学的手段にはいくつかの方法が知られており，その多くは血管拡張薬の全身投与または局所投与である。例えば，ニトログリセリン400μg舌下投与と局所投与（200μg/mL溶液の1mLを動脈近傍に皮下投与）を比較した研究[1]では，拍動再触知までの時間が前者において8±1分，後者において3±1分と局所投与の優位性を認め，再穿刺の成功率も前者は90％，後者は100％であった。

　同様に，イソソルビドなどの亜硝酸薬やベラパミルなどのカルシウム拮抗薬，パパベリン，ニコランジルなどが攣縮解除に有用であることも知られているが[*2]，興味深いことに，動脈内に注入したリドカインは，おそらくpHの影響によりその径を狭める結果が得られている[2]。このリドカインの奇異的な血管収縮作用については，動脈穿刺前の準備として皮下浸潤麻酔を行う際に注意しておくとよいだろう[*3]。

■他の末梢動脈選択

橈骨動脈穿刺が不成功に終わり，拍動触知も不能な場合，他に選択可能な末梢動脈としては，橈骨動脈の末梢深枝であるタバコ窩動脈や橈骨動脈と深・浅掌動脈弓を形成する尺骨動脈，さらには橈骨動脈の中枢側である上腕動脈が考えられる。どの動脈を選択しても，重要な問題となるのは，穿刺合併症としての動脈閉塞・血栓形成による血行障害であり，事前の十分な注意が必要である。

　ところで，手の血流は尺骨動脈が約90％を支配するとされるが，深・浅掌動脈弓を含めた橈骨動脈との関係は解剖学的破格に富むことが知られている。このため，橈骨動脈カニュレーションに伴う安全性の評価としてAllenテストが行われている。だが，感度・特異度ともに満足できる水準ではなく，その実効性には議論[3]がある。

　また，橈骨動脈穿刺の失敗後に同側の尺骨動脈穿刺を行った12例の心臓カテーテル検査における報告[4]では，尺骨動脈からの造影所見にもとづき，橈骨動脈穿刺が失敗した原因として急性動脈閉塞と動脈攣縮がそれぞれ50％を占め[*4]，いずれにおいても同側の尺骨動脈穿刺を行ったための合併症は認められず，検査中における手の色調変化や知覚異常・虚血痛の訴えも認めなかった。

　一方，末梢動脈カニュレーションに伴う合併症や危険因子をまとめた報告[5]では，虚血性合併症の生じる要因として，太いカテーテル径や低心拍出量，性別（女性は男

*¹ 実際，心臓カテーテル検査では，ヘパリンやベラパミル，ニトログリセリンを含むカクテル溶液が，動脈の攣縮予防や開存性維持を目的としてシースのサイドポートから投与される。

*² すなわち，ニトログリセリン添加が有用な可能性がある。

*³ 動脈支配は，橈骨動脈優位が7例，側副血行優位が5例。

■コラム：自己経験はエビデンスに勝る？

筆者の数少ない経験においても，わずかではあるが，タバコ窩動脈や尺骨動脈，上腕動脈における穿刺を橈骨動脈穿刺失敗の後に試みたことがある。

　いずれも合併症なく経過したが，母指にパルスオキシメータを装着したうえでの脈波モニタリングを行い，術後安定した時点で可能なかぎりすみやかに対側の橈骨動脈カニュレーションに切り替えるなどの配慮を加えたためかもしれない。

　古い話ではあるが，フラッシングデバイスがまだ一般的でない時代（！）に橈骨動脈穿刺後のPIP関節より末梢の母指壊死を1例経験しているだけに，術中は祈るような気持ちであったことを明確に記憶している。

性より多く，おそらく血管径の細さが関与)，血腫の存在，カニュレーション継続時間（48または72時間以上）を挙げており，いずれにせよ，合併症を生じる頻度は1%未満と低く，比較的安全な手段であると結論づけている。

　以上のように十分な根拠を示すことはできないが，橈骨動脈穿刺に失敗した後に，同側の上腕動脈穿刺に切り替える試みは，動脈硬化を含む危険因子に十分配慮し，より末梢の循環をパルスオキシメータやドプラー血流計でモニターしながら行うならば，選択肢の一つと考えてよいのではないだろうか。

文献

1. Pancholy SB, Coppola J, Patel T, et al. Subcutaneous administration of nitroglycerin to facilitate radial artery cannulation. Catheter Cardiovasc Interv 2006 ; 68 : 389-91.
2. Abe S, Meguro T, Endoh N, et al. Response of the radial artery to three vasodilatory agents. Catheter Cardiovasc Interv 2000 ; 49 : 253-6.
3. 水本 靖. Allen のテストやっていますか？ LiSA 2003 ; 10 : 438-9.
4. Lanspa TL, Williams MA, Heirigs RL. Effectiveness of ulnar artery catheterization after failed attempt to cannulate a radial artery. Am J Cardiol 2005 ; 95 : 1529-30.
5. Scheer B, Perel A, Pfeiffer UJ. Clinical review : complications and risk factors of peripheral arterial catheters used for haemodynamic monitoring in anaesthesia and intensive care medicine. Crit Care 2002 ; 6 : 199-204.

〈津崎 晃一〉

29

橈骨動脈にカテーテルを入れて観血的血圧測定をしていたが，圧波形は出るのだが採血できない

器材の特徴を理解し，トラブルに対処

日々行っている観血的動脈圧測定であるが，種々のトラブルに遭遇することも少なくない。圧波形は出ているが，血液の引きが悪いことは，臨床でしばしば遭遇するトラブルである。動脈ラインをとるときは，麻酔導入が終了し，術者が今か今かと手洗いのタイミングを見計らっているときが多い。若い麻酔科医とみればあからさまにプレッシャーをかけてくるケースもある。それに打ち勝ってせっかくとれたと思った動脈ラインの調子が悪いと，精神的にもダメージが大きい。以下，トラブル対処法を二つのケースに分類して考える。

通常は，動脈ラインを挿入直後に血液を吸引し，エアー抜きを行う。この後にトランスデューサを接続して圧波形を出すことになる。したがって，本稿のトラブルの大前提として，挿入直後は血液が吸引できたものとする。

■ケース1：観血的動脈圧波形がなまっている場合

◉どのようして起こるのか

通常のマンシェットによる非観血的動脈圧と比べ，観血的動脈圧の収縮期圧が低いか，脈圧が減少しており，かつ吸引で血液が引けない場合，動脈カテーテルのトラブルが考えられる。

カテーテルが折れて血液が吸引できないパターンを図1に示す。筆者が行った実験によると，留置針がAのように90度以上折れた場合，吸引は不可能になる。また，Bのようにa, b, 2か所で折れている場合，bの角度が90度まで行かなくても吸引が不可能になる。特に，ライン接続部とカテーテルの接点であるaの部分が折れていることが決定的で，そのほかの2か所が折れていても吸引は可能な場合が多かった。実際の臨床ではこのケースが多いと考えられる。

橈骨動脈ラインを刺入するとき，手関節を背屈させ，さらに枕などを用いてテープ

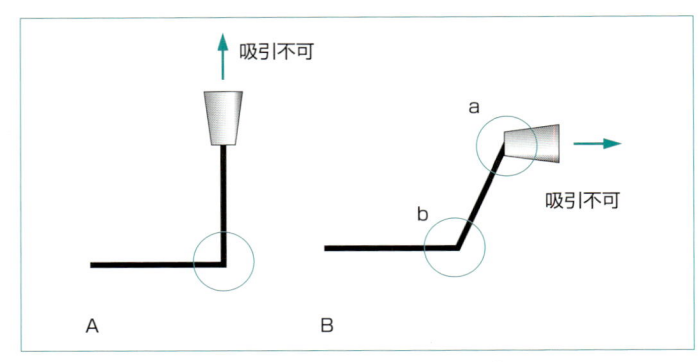

■図1　カテーテルが折れて血液が吸引できないパターン
A：カテーテルが90度以上折れた場合，吸引は不可能になる。
B：aとbの2か所で折れている場合，bの角度が90度以下でも吸引が不可能になる。

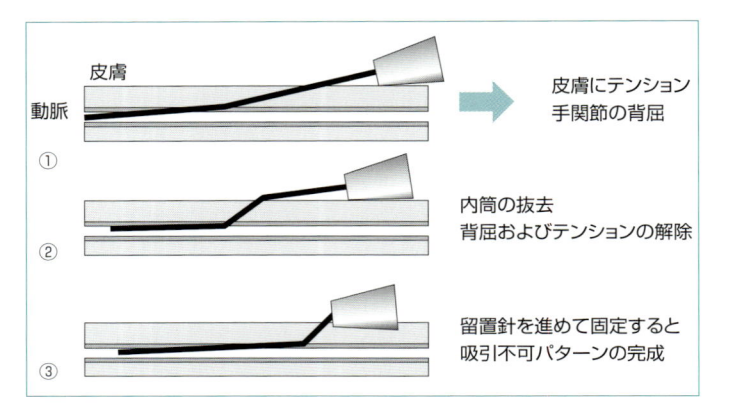

■図2　カテーテルが折れて血液が吸引できないパターンができる機序

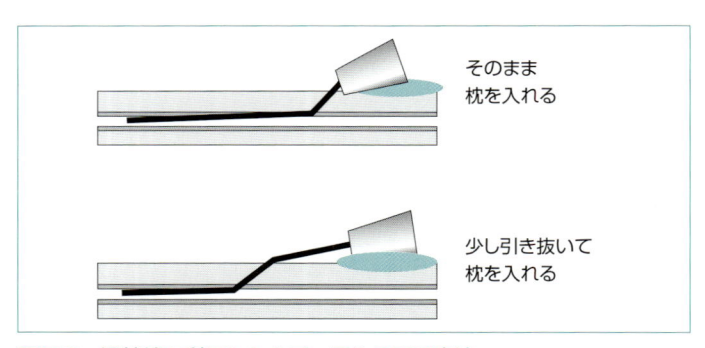

■図3　酒精綿を利用したカテーテルの再固定法

*1 図2，図3は，皮膚からの距離，橈骨動脈径などは実際のデータに合わせている[1]。

で固定して刺入する方法がしばしば試みられる。このとき背屈が強かったり，テープ固定による末梢側へのテンションが強すぎると，図2の①→③のような機序で，図1Bの吸引不可パターンが完成する[*1]。微妙な曲がり具合によって動脈圧は出ているが，吸引による陰圧で留置針の折れ方が微妙に変化し，吸引ができなくなると考えられる。

◎対処法：カテーテルの折れ曲がり，特に，図1Bのaの部分を直すことが必要

カテーテルを少し引き抜いて再固定する
最も簡単な方法であるが，図2の②のような状態で，依然としてカテーテルは2か所で折れている。aの部分はいったん折れが戻っても，固定や手関節の動きなどで再び折れてしまうことが多い。また，抜きすぎると，先端が動脈から抜けてしまうという欠点もあるので注意が必要である。確実性は低いが，短時間の手術であれば最も手軽な方法である。

枕をして再固定する
図3のように，酒精綿などを使用して接続部に枕をすると，aの部分の折れが幾分改善し，吸引が可能になる。少し引き抜いて酒精綿などで枕をすればさらに改善する可能性が高い。しかし，この方法でも，酒精綿が乾燥し，皮膚に食い込んだりして，時間とともに効果が薄くなる。即効性はあるが，長時間の手術には厳しい。

手首を背屈させ，シーネで固定する
手関節を背屈させて，シーネなどで固定すると，カテーテルを刺入したときの肢位に近いため，折れ曲がりの改善効果が高く，圧波形，吸引ともに改善する。長時間の手術であれば，この方法が最もおすすめである。適当なシーネ，あるいはそれに代わるデバイスが必要で，手間がかかるのが欠点である。

以上の方法で改善が認められない
その場合は，カテーテルを抜去し，再刺入する。その場合は，もちろん再び折れ曲がらないように手首の過度な背屈を避け，皮膚に対し鋭角に刺入する。

■ケース２：動脈圧波形になまりがなく，非観血動脈圧とほぼ一致しているが吸引できない場合

このケースは残念ながら筆者には経験がなく，筆者の周囲でも経験したものは少なかった。しかし，何人かは経験しており，いずれも原因不明のまま吸引は行わず血圧測定のみに用い，手術終了後抜去している。その後問題は報告されていない。

◎考えられる原因

橈骨動脈内の留置針先端部の異常

動脈内のカテーテル先端部が，何らかの理由によりチェックバルブになっており，吸引不可となる場合で，かなりまれなケースであると考えられる。通常は起こり難いと思われるが，動脈硬化や，動脈壁の穿刺痕などにより，動脈内壁の不整が原因となり，チェックバルブを生じる可能性がある。また，橈骨動脈穿刺の合併症として仮性動脈瘤の発生が0.09%[2]と報告されており，カテーテル先端部が偽腔内に入っていることなども考えられる。

動脈圧測定キットの不良

某大手メーカー担当者に聞いたところ，吸引を行うシリンジ接続部分の不良により，吸引ができなくなった事例が年に１～２件報告されているとのこと。動脈ライン穿刺時は吸引できても，何度か採血をしているうちに不具合が起きる可能性があるのかもしれない。

◎対処法：動脈圧測定キットの確認を行う

加圧バッグからのヘパリン加生理食塩液の流入をチェックし，さらにシリンジ接続部の不良がないかを確認する。それで異常がなければカテーテル先端部のトラブルが考えられる。

麻酔管理に観血的動脈圧測定が必須でないなら，抜去してしっかり圧迫する。どう

最近経験した事例

ある忙しい朝の導入でのことである。いつものように気管挿管が終わり，橈骨動脈を留置針で穿刺し内筒を抜いたところ，気がつくと周りに人がいない。筆者の左手は，逆流を防ぐためにカテーテルの刺入部を強く押さえており，右手を伸ばしても点滴台にかけてある動脈ラインキットに届かなかった。そのまま待つこと20秒ほどだろうか，看護師が戻ってきたため動脈ラインキットを接続し，エアー抜きのためにシリンジを接続して動脈血を吸引したところ，いつもより抵抗がある。

エアーを抜いて，シリンジから動脈にゆっくり血液を戻したところ，ほんの１～２ccで急に押せなくなった。おかしいと思い再度吸引したところ，穿刺したカテーテル部分に大きな血栓を発見した。シリンジまで吸引しようとしたが，カテーテルの内部に引っかかり，吸引不能になった。ひょっとして血栓を動脈内に送ってしまったか，と背筋に悪寒が走った。

気を取り直しカテーテルを引き抜いたところ，先端から３mmほどの血栓が垂れ下がっていた。その後動脈ラインはあきらめ，手術が終了した。患者には何事もなかったが，危うく大事になりかねない動脈穿刺であった。

しても観血的動脈圧測定が必要ならば，ほかの部位からの再穿刺を行う。手技がうまくいかないとき，何か通常とは違うと感じたときは，その手技にこだわらずあっさりとほかの方法を探すのが，大けがをしないコツである。

◆ ◆ ◆

以上，観血的動脈圧測定のトラブルについて筆者の考えを述べたが，原因，対処法はこのほかにも存在するはずである。読者が臨床のトラブルにうまく対処し，明るく元気に仕事ができるように祈っている。

文 献

1. 長谷川啓一郎，前田美保，伊藤健二ほか．超音波診断装置による橈骨動脈内径の測定．日臨麻会誌 2004；24：S118．
2. Scheer BV, Perel A, Pfeiffer UJ. Complication and risk factors of peripheral arterial catheters used for haemodynamic monitoring in anaesthesia and intensive care medicine. Critical Care 2002；6：198-204.

（松本 晶平・小澤 拓郎）

動脈穿刺/動脈圧測定の必要性を考慮して再挿入を

*[1] ややカテーテルを抜き気味に固定するのが一般的。

*[2] 例えば，両上肢の巻き込みやもう一方の上肢の手術などの場合。

■基本的対処法

挿入されたカテーテルが血管壁に一部迷入しているため，圧波形は何とか拾えているが，陰圧をかけて採血をしようとするとカテーテルの先端が完全に血管壁に迷入してしまい，採血ができない状態が予想される。基本的には，不完全な位置にあるカテーテルを正常な位置に復帰させることが解決法である。

実際にはカテーテルの固定絆創膏をはいで，圧波形と採血が可能な位置*[1]に固定をやり直す。どうしても採血が不可能で，非観血的血圧測定値との差異が大きく，モニターとしての意義をなさなかったり，引き抜きすぎて動脈内に挿入されている部分が短くなり抜ける危険がある場合は，別の場所に再挿入する。

しかし，実際に行うことは，以下の状況により異なるだろう。

■どんな患者に観血的血圧測定をしているか？

大きく分けて，麻酔・手術時の循環モニタリングとして使用している場合と，集中治療部や救急部において患者管理に使用している場合がある。

◎麻酔・手術時の循環モニタリングとして使用している場合

麻酔・手術時で患者の上肢を自由に麻酔科医が接触できる場合は，特に大きな問題にはならず，カテーテル位置の補正などで改善のない場合は，もう一方の橈骨動脈に再挿入することが可能である。

体位を取って手術が始まった後，その部位への接触が不可能になる場合*[2]，手術が始まる前であればカテーテルの位置の補正，挿入部位の変更などが可能であるので，体位を取った後かつ手術開始前に非観血的血圧を測定し，観血的血圧との間に大きな差異がないか，採血が可能であるかを確認する慎重さが必要である。

◎集中治療部や救急部において患者管理に使用している場合

集中治療部や救急部での患者管理に使用する観血的血圧測定では，比較的いつでも挿入部位に接触できるので，その都度位置補正などで対処することが可能である。しかし，全身性の動脈硬化症や患者自身の疾患による特異性で別の部位の再挿入が不可能な場合がある。また，麻酔・手術時よりも検査用の採血の必要度は増加するので採血ができないことはかなり問題となる。

■別の部位に取り直せるか？

手術中で体位が固定されていて，麻酔科医が挿入部位に接触できない場合は，新たにほかの場所に取り直す必要がある。そのときには，動脈採血が必要であるかが重要なポイントになる。静脈採血でよいのであれば再挿入の必要はない。非観血的血圧測定と併用で術中のモニタリングを続行し，麻酔管理を行う。頻回の動脈血ガスの測定が必要なら，再挿入可能な場所から入れ直すか，術野から大腿動脈に挿入してもらうかを考慮する。

集中治療部や救急部の場合は，通常はほかの部位に再挿入を考慮するが，患者の疾患特異性で再挿入が容易にできない場合が存在する。挿入に外科的手技が必要な場合もあり，動脈採血の必要度の高さなども考慮する必要がある。

■動脈採血が必要か？

手術・麻酔中に動脈採血が必要な，肺手術や心臓手術などでは再挿入する必要があるが，動脈圧測定の意味だけであればそのまま麻酔を終えることができる。大量出血などで血球血液検査が必要であれば静脈採血で代用も可能である。

集中治療・救急の医療現場では動脈採血が必要なことが多いので，できるのなら再挿入を試みる。1日に3回以上の動脈血ガス分析が必要であれば適応である。

また，採血が可能であるが，採血時に抵抗が非常に強いときは溶血が起こっている可能性があり，検査項目[*3]によってはその影響を受ける。最近の圧トランスデューサセットは閉鎖システムになっており，血液の損失なしで十分な死腔容積を吸引することができる。しかし，非閉鎖システムや三方活栓で採血する場合は，死腔容量の3倍以上の血液を吸引してからの採血が正確な検査結果を得るには必要である。

■再挿入部の選択

通常は，もう一方の橈骨動脈，足背動脈，大腿動脈，腋窩動脈の順で挿入部を考慮する。それぞれの部位で波形の特性があることを考慮する。人工心肺離脱時や直後に大動脈圧に比べ橈骨動脈圧が非常に低く解離することがあることがよく知られており，そのときには術野より大腿動脈にカテーテルを挿入して大動脈圧により近い圧をモニタリングする。

■観血的・非観血的血圧測定の圧の差異

通常は非観血的血圧測定よりも観血的血圧測定の値のほうが高値を示す。

観血的血圧測定法の場合は，カテーテル挿入部位が末梢になるほど収縮期圧が高くなるが，平均動脈圧はほぼ一定である。個々の患者の動脈硬化の程度や挿入部の血管病変により波形や血圧値は影響を受けるので患者情報を十分得ておく必要がある。

圧トランスデューサセットをそのまま使用するのではない場合は，長い延長チューブ，柔らかい延長チューブ，三方活栓，気泡などが周波数特性を変化させ圧波形のひずみを生じさせる。そのことをよく承知しておかなければならない。

[*3] カリウム，AST，LDHなど。

文　献

1. Levin PD, Gozal Y. Arterial cannulation and invasive blood pressure measurement. In : Fink MP, Abraham E, Vincent JL, et al. Textbook of Critical Care. 5th ed. Philadelphia : W.B. Saunders, 2005 : 1791-9.
2. Seneff MG. Arterial line placement and care. In : Irwin RS, Rippe JM. Intensive Care Medicine. 5th ed. Philadelphia: Lippincott Williams & Wilkins, 2003 : 36-45.
3. Marino PL. Arterial blood pressure. In : Marino PL. The ICU Book. 3rd ed. Philadelphia : Lippincott Williams & Wilkins, 2007 : 151-61.
   日本語訳『ICUブック（第3版）』（MEDSi）がある。
4. Mark JB, Slaughter TF. 動脈圧モニタリング．In : Miller RD（武田純三監訳）．ミラー麻酔科学．東京：メディカル・サイエンス・インターナショナル，2007：985-1000.
5. 杵淵嘉夫，福山東雄．観血的血圧測定．In : 稲田英一．麻酔科診療プラクティス 13. モニタリングのすべて．東京：文光堂，2004：80-5.

日本語で一番詳しく書いてあるのは，文献4の『ミラー麻酔科学』（MEDSi）である。ぜひ，原著でも読んでみてください。

（槇田 徹次）

30

血液の逆流があったのでカテーテルを進めようとすると，1cmも行かないうちに進まなくなり，血液が逆流してこなくなってしまう

> カテーテルの硬度に応じた工夫で，
> あきらめずに進める

橈骨動脈は，カニュレーションが容易で，手の血流は尺側からの副血行路が良好であり，合併症もほとんど生じないことから最も多く利用される。穿刺部位は脈を最もよく触知できる部位となるが，屈筋支帯上を走行する部位が橈骨動脈の固定性がよく，穿刺に適している。

動脈穿刺は中心静脈穿刺と異なり，目的とする動脈径や走行を可視できないため，触診により血管の位置や走行を知ることになる。しかし，動脈硬化など，血管内腔の変化の予測は触診だけでは困難である。

■触診で動脈の性状を予測するのがコツ

橈骨動脈にカニュレーションするポイントは，まず，できるだけ蛇行のない血管部位を選択することである。特に，高齢者や動脈硬化病変を合併した症例では，血管の蛇行により，カテーテルの内針は動脈を穿刺できてもカテーテル自体が進んで行かないことがしばしばある。また，容易に内針は血管を貫いてしまう。動脈硬化などにより血管の内腔は粥腫で覆われ，さらに蛇行していると，粥腫の壁にあたってしまうため，スムーズにカテーテルは進まない。

橈骨動脈は非常によく触知できても，動脈硬化などのリスクファクターを合併する症例では，粥状硬化のため内腔はかなり狭いと考えられる。動脈硬化がある程度進行した症例のほうが，高血圧の合併などから，むしろ橈骨動脈の触知はよい場合がある。このような症例のカニュレーションで気を抜くと，カテーテル自体は少し進むがそれ以上進まなくなる。

この場合，多くは粥状に変化した血管の内皮と中膜の間にカテーテル先端がはまり込んでいる（**図1a**）。無理に進めてカテーテルを挿入しても，まず血圧をモニターすることはできない。この場合は，あきらめ

ずに内針を抜いた後，カテーテル自体を
ゆっくり血液がよく戻ってくるところまで
抜く（**図1b**）．ただし，その後，管内腔
にうまく誘導し挿入するために工夫が必要
である．

■ あきらめずに血管内腔に
再度進める工夫をしてみよう

まず，2 mLの注射器をカテーテルに接続
し，カテーテルを引き戻し血液が十分戻る
位置までゆっくり引き戻す．ここがカテー
テル先端が粥腫の下から血管の内腔に戻っ
たところである．十分注射器に血液が戻る
ことを確認して，少しカテーテルを回転し
ながら血管腔に誘導する．この時，左手で
刺入部より母指側の皮膚を少し引っ張ると
よい．しかしこの方法は，カテーテル自体
にある程度の硬度がないと，動脈硬化のあ
る血管壁を通って留置されているカテーテ
ルに力が加わった際に折れてしまい，最終
的にカニュレーションできない（**図1c**）．
この方法を行うにはテフロン製のカテーテ
ルのほうが硬く好ましい．Angiocath™（**日
本ベクトン・ディッキンソン社**）はこの方法で
比較的うまくいく．

Insyte™（**日本ベクトン・ディッキンソン社**）
などのポリウレタン製の硬度が弱いカテー
テルであれば，筆者は次の方法をとってい
る．カテーテルが進まなくなった時点で内
針を抜く．ゆっくりカテーテルを引き抜き，
血液が勢いよく戻ってきたら内針をもう一
度カテーテルの先端に出ない程度まで進め
る．そして中の内針を支えとして，カテー
テルを進める（**図1d**）．前述した方法と
同様に，刺入部より母指側の皮膚を少し
引っ張ってみる．この方法では外筒のカ
テーテルにかなり回転を加えながら入れる
ことが可能であり，再度カテーテルが進ま
なくても繰り返してトライすることができ
る．硬度が弱いカテーテルには適した方法
である．

血液がカテーテルから噴出してくるため

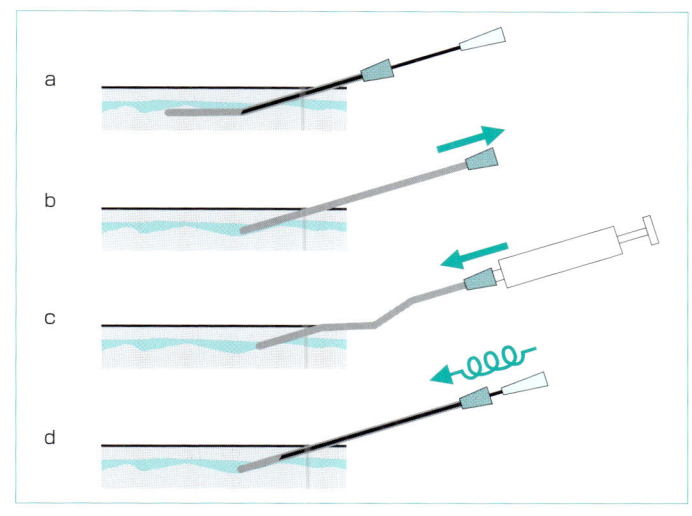

■図1　粥腫の下に入り込んだカテーテルの操作法
a：カテーテルが粥腫の下に入り込むとカニュレーションできない．
b：カテーテル自体を血液がよく戻ってくるところまで引き抜く．
c：2 mLの注射器を用いて血液のもどりを確認しながらカテーテルを再挿入するが，この方法はテフロン製のある程度の硬度があるカテーテルならうまくいくが，ポリウレタン製のカテーテルは硬度がないため折れやすい．
d：ポリウレタン製のカテーテルであれば，内針を再挿入してそれを支えとして回転を加えながらカテーテルを進めてみる．

感染症の症例で行う場合は注意する必要が
あり，いったん外した内針を再挿入すると
き不潔にしないように留意する必要もあ
る．さらに，内針を再挿入する際に抵抗があっ
た場合は決して無理をしてはいけない．カ
テーテルの損傷を生じ，最悪は断片を体の
内部に残してしまうことになる．

ポリウレタンでできたカテーテルは硬度
が弱く，進まなくなったカテーテルを留置
するには工夫が必要であるが，柔軟性があ
るため，留置後は屈曲による内腔の閉塞が
生じにくい[1]と報告されている．

動脈硬化のない比較的若い患者でも，カ
テーテル自体が進みにくい場合は，内皮と
中膜の解離が生じてしまっていることがあ
り，この場合も前述した方法で対処可能で
あるが，粥状硬化を合併した症例よりもカ
テーテルを引き戻して血管内腔への再挿入
は容易である．しかし，高齢者よりも若年
者のほうが皮膚がある程度弾力をもってい
るため，ポリウレタン性のカテーテルはや
はり折れやすくなる．

■血管攣縮には注意が必要

カテーテルが進まなくなるほかの原因に，血管の攣縮がある。橈骨動脈は平滑筋量が豊富なことより攣縮は生じやすいと考えられている[2]。動脈硬化を生じている血管はさらに攣縮が生じやすいと考えられるが，筆者の経験では動脈硬化が進行し血管の拍動の触知自体がもともと不良の場合，攣縮が生じやすいと考える。文献的にも冠動脈造影を施行する必要のある患者において，橈骨動脈径が細い症例に攣縮が多いことが示されている[3]。この場合は，カテーテル留置を失敗すると拍動自体がしばらく触知できなくなり厄介である（図2a）。

文献的には疼痛刺激が橈骨動脈攣縮の成因であることが示されている[4]ため，覚醒患者において局所麻酔薬のリドカインを比較的多めにしっかり皮下に浸潤することは攣縮の予防となると考えられる。しかし，リドカインを橈骨動脈内に投与した場合は，攣縮をきたすことが報告されている[5]。血管外膜側から局所麻酔としてリドカインが作用した場合の攣縮へ与える影響に関しては不明であるが，動脈硬化を合併した症例（心臓手術など）ではリドカイン投与により脈拍の触知が極端に悪くなることはしばしば経験する。リドカインと攣縮については今後検討していく必要がある。

攣縮を予防する方法として，ニトログリセリンの皮下投与の有効性が示されており[6]，応用してみる価値があるかもしれない。

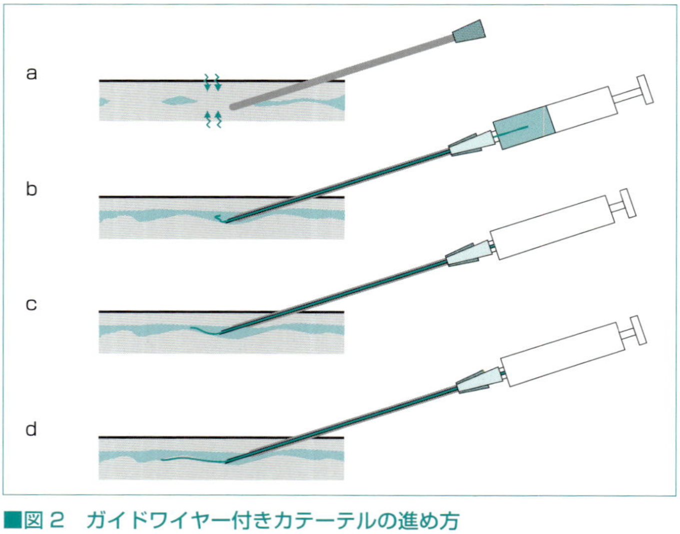

■ガイドワイヤー付きカテーテルの有効性

最近ではガイドワイヤー付きのカテーテルが市場に出ている。主にアロー社製の動脈留置カテーテル（アロークイックフラッシュ®）と，日本ベクトン・ディッキンソン社のInsyte-A™である。これらのカテーテルの特性に関しては，第5章で詳しく触れられているので，ここでは省く[7~9]。このカテーテルの場合は，ガイドワイヤーがスムーズに進行した場合はほとんど問題なくカニュレーションでき，動脈硬化を合併した症例には適している。しかし，従来のガイドワイヤーがないカテーテルと同様に血液逆流後内針を進めすぎてしまうと，ガイドワイヤーがうまく入らないことがある（図2b）。血液の逆流とともに，ただちにガイドワイヤー挿入を試みるのが大切である。逆に，ガイドワイヤーが血管腔に入っても気を抜かず，針の先からカテーテルの距離（lie distance）を考慮してカテーテル自体が血管内腔まで入るように2~3mm進めないと，カテーテルはまだ血管外か壁の中でありカニュレーションは難しい（図2c）。

Insyte-Aはバックカット方式で内針が作られているため，血管穿刺がより容易である。また，ガイドワイヤー方式であるため蛇行している血管にもカニュレーションしやすい。さらに，素材は柔軟性のあるバ

■図2　ガイドワイヤー付きカテーテルの進め方
a：カニュレーションに失敗し，動脈が攣縮を生じると触知が難しくなるため，時間を置いて再度試みるしかないが，再度攣縮を起こす可能性は高い。
b：ガイドワイヤー付きのカテーテルは，内針からの血液の逆流がみられた時点でガイドワイヤーを進める。内針を進めすぎるとガイドワイヤーが挿入できない。
c：しかし，ガイドワイヤー挿入後は針の先からカテーテルの距離（lie distance）を考慮して内針ごと少し進めないと，カテーテル自体はまだ血管壁内にあり，カニュレーションできない。
d：ガイドワイヤーが粥腫の下にもぐり込むこともある。

イアロン-E（特殊ポリウレタン）であり，蛇行した血管にもよく馴染むと考えられる。

Insyte-Aでは，血液の逆流がよくてもガイドワイヤーが進まないことがある。これもやはりガイドワイヤー自体が内膜下に迷入しかかっているためであると考えられる（図2d）。ガイドワイヤー自体を1度引っ込めて，針の方向を変えて，ガイドワイヤーがスムーズに入るように心がける。

■ エコーを用いた橈骨動脈穿刺

近年エコーを用いた橈骨動脈穿刺の報告[10]がなされている。エコーを用いると，橈骨動脈の中枢側のより深い場所でもカニュレーションが行えるようである。エコーを用いて血管の内腔を評価し，触知は良好でも内腔が狭い，動脈硬化が激しいなどの評価が比較的容易に行えると考えられ，より穿刺に適した場所の同定が可能となるかもしれない。また，ガイドワイヤーやカテーテル自体の血管外への突出や，内膜下への迷入なども検出できると考えられ，カテーテルが進んで行きにくいときの補助的診断に役立つと考えられる。

文 献

1. Beards SC, Doedens L, Jackson A, et al. A comparison of arterial lines and insertion techniques in critically ill patients. Anaesthesia 1994 ; 49 : 968-73.
2. He GW, Yang CQ. Radial artery has higher receptor-mediated contractility but similar endothelial function compared with mammary artery. Ann Thorac Surg 1997 ; 63 : 1346-52.
3. Fukuda N, Iwahara S, Harada A, et al. Vasospasms of the radial artery after the transradial approach for coronary angiography and angioplasty. Jpn Heart J 2004 ; 45 : 723-31.
4. Ruiz-Salmeron RJ, Mora R, Velez-Gimon M, et al. [Radial artery spasm in transradial cardiac catheterization. Assessment of factors related to its occurrence, and of its consequences during follow-up]. Rev Esp Cardiol 2005 ; 58 : 504-11.
5. Abe S, Meguro T, Endoh N, et al. Response of the radial artery to three vasodilatory agents. Catheter Cardiovasc Interv 2000 ; 49 : 253-6.
6. Pancholy SB, Coppola J, Patel T. Subcutaneous administration of nitroglycerin to facilitate radial artery cannulation. Catheter Cardiovasc Interv 2006 ; 68 : 389-91.
7. 羽場政法，水本一弘．アロー社製ガイドワイヤー付き動脈留置カテーテルの成功率と問題点．LiSA 2007 ; 14 : 756-9.
8. 庄司詩保子，野村 実．Insyte-A：有用性（穿刺成功率）と問題点．LiSA 2007 ; 14 : 740-1.
9. 垣花 学．動脈留置専用器材Insyte-Aカテーテル長の改良について：カテーテル留置成功の秘訣がわかった．LiSA 2007 ; 14 : 742-5.
10. Sandhu NS, Patel B. Use of ultrasonography as a rescue technique for failed radial artery cannulation. J Clin Anesth 2006 ; 18 : 138-41.

文献7, 8, 9はそれぞれ，第5章27（169ページ），24（154ページ），25（157ページ）を参照。

（石田 和慶）

> 可能ならエコーで確認，カテーテルを回転させるなどして
> 挿入を試み，だめならカテーテルを抜去し，再穿刺する

動脈カテーテルの挿入は，詳細な血圧の観察や頻回の血液サンプル採取のために手術室やICUにおいて頻繁に行われており，安全にそして確実に動脈内にカテーテルを留置することは，麻酔科医にとって必須の技術である。しかしながら，時にその挿入に難渋し，手術の開始を大きく遅らせてしまったような経験は誰にでもあるだろう。与えられたテーマ，動脈カテーテルの挿入中に「血液の逆流があり，カテーテルを進めようとすると1cmも行かないうちに進まなくなり，血液が逆流してこなくなってしまう。どうしたらよいか」についてはこれまですでにLiSA[1,2]において優れた報告がなされており，それで十分と思われるが，自分なりにどう対処しているのか，どうすべきか検討してみる。

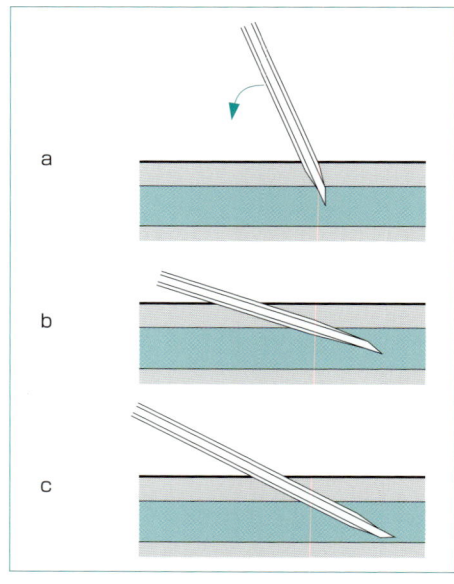

■図1　動脈カテーテルの挿入
内針が血管内に挿入されたら（a）手元を下げ，さらに数mm進め，カテーテル先端を血管内に挿入（b）。その後，カテーテルのみを進める。内針を180度回転することによりベベルが後壁にあたりにくくなる（c）。

■ カテーテル挿入のコツ

動脈の穿刺には貫通法と非貫通法があるが[3]，非貫通法で血液の逆流が確認できた場合，外筒の先端が血管内にあるか否かでカテーテル留置の難易度が変わるのは周知のことである（図1a）。内針のみが血管内にある場合には外筒は進まないことが多く，また，無理をすると先端を傷め，内針とともに進めることも難しくなる。血液の逆流を認めた時点で穿刺角度を小さくして内針とともにカテーテルを2〜3mm程度進めることでカテーテル先端が内腔に達するよう試みる[3]（図1b）。このとき抵抗があるなら，穿刺針を回転させながら進める，あるいは内針のベベルが動脈後壁に向き合うように穿刺針を180度回転させることも有用かもしれない（図1c）。

■ カテーテル挿入困難の
　　　原因と対処法

非貫通法にせよ，貫通法にせよ，カテーテルに血液の逆流が認められたならカテーテルを進めていくが，この時に「カテーテルが十分に進まず，また，血液の逆流が消失してしまう」原因として，次のようなことが考えられる。

①カテーテル先端の一部が血管腔外に出ている，引っかかる（図2a）。
②カテーテルと血管とのなす角度が急峻すぎて，カテーテルを進めていくと血管壁にあたる（図2b）。
③動脈内壁に異常があり（石灰化など），カテーテルがあたる（図2c）。
④動脈の蛇行が著しくカテーテルが血管壁にあたる（図2d）。
⑤皮膚，皮下組織や血管壁の抵抗が強いのに対してカテーテルのコシが弱く屈曲し

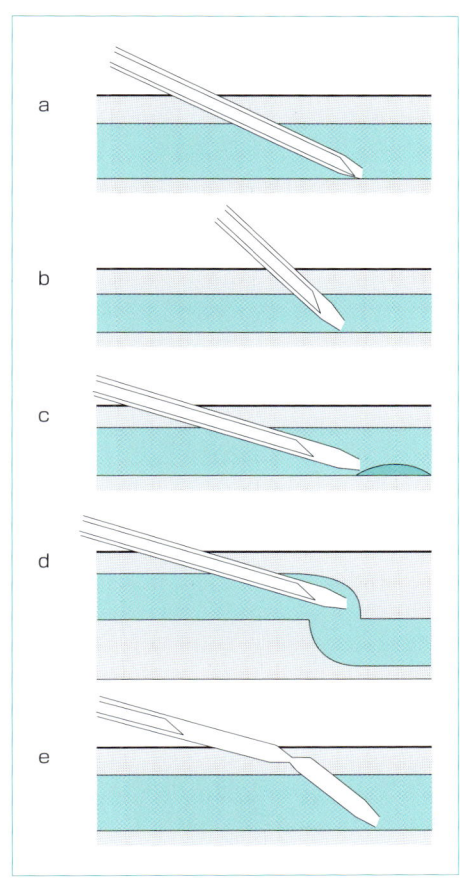

■図2 動脈カテーテル挿入困難の原因
a：動脈壁にカテーテル先端が引っかかる。
b：カテーテル挿入角度が大きすぎて血管内壁にあたる。
c：血管内壁の異常（石灰化など）によりカテーテルが進まない。
d：血管の蛇行が著しく，カテーテルが進まない。
e：皮膚・血管などの抵抗が強く，カテーテルのコシが弱いため屈曲する。

■コラム：私の工夫

後から装着できて，血液の逆流を確認しながら，清潔下にガイドワイヤーを挿入する方法を考案してみた（図A）。シャーウッド社製の中心静脈カテーテルキットに含まれているガイドワイヤー挿入のためのY字コネクターに，アロー橈骨/大腿動脈穿刺システムのワイヤーを装着したものである。

まず，Y字コネクターを動脈カテーテルとシリンジの間に留置し血液の逆流を確認できたら，側孔からガイドワイヤーを挿入する。これなら清潔とすべき部分には手が触れずにワイヤーを進めることができる。ただし，どうしても少量の血液の逆流はみられ，汚染の可能性がある。

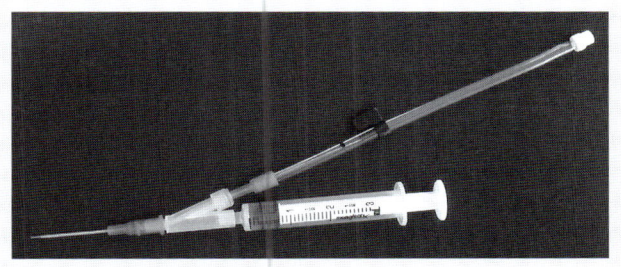

■図A ワイヤー挿入のための工夫

てしまう（図2e）。

①については，カテーテルをわずかに引き戻してみることで挿入可能となるが，カテーテルの先端と血管壁との位置関係をつかむことは難しく，対処としては抜けてしまうことを覚悟で少し引き戻してみたり，カテーテルを回転してみたりすることぐらいしか思いつかない。エコーを用いてカテーテル先端と血管内壁の位置が確認できればカテーテルを引き戻すべきかどうかの判断ができるかもしれない。

ところで，単に動脈を穿刺するだけなら穿刺針の皮膚に対する角度は垂直に近いほうが容易である。しかしながら，カテーテルを留置するには皮膚と穿刺針との角度が浅くないと外筒が血管内壁にあたってしまい，血管内に入っていかない（上記原因②）。このために穿刺の角度は30〜45度が推奨され，血液の逆流を認めたらさらに穿刺針を寝かせて挿入することがすすめられている[3]。しかし，内針が抜かれた状態ではいくらカテーテルを寝かせてみても，血管内での角度は変わらないだろう。もちろん，いったん引き戻された内針を外筒内に進めることは，内針による外筒の損傷が危惧されるため勧められない。

カテーテルを回転してみたり，カテーテルにシリンジを付けて，血液や生理食塩液を注入し，抵抗がないことを確かめたうえで注入を続けながらカテーテルを挿入すること（liquid stylet）[4]を試みることもあるが，後者の場合，時に血管外に血液や生理食塩液が漏れてしまい，再穿刺を難しくして後悔することもしばしばである。また，カテーテル先端があたる血管内壁は後壁とは限らず，側壁にあたっている場合もあり，

修正する方向を決定することも容易ではあるまい。

このようなカテーテル先端が血管内壁にあたるため挿入が困難になるケースで，現在，役立ちそうなのが，ガイドワイヤーを用いた Seldinger 法である。⑤のような皮下組織や血管壁の抵抗が強い場合にも有用であろう。しかし，通常のガイドワイヤーの挿入はワイヤーが長いことなどから清潔操作が困難で，また操作に手間取ると出血させてしまう。これらを解決する方法として容易に清潔下で Seldinger 法が行える動脈用穿刺針 Insyte-A™（**日本ベクトン・ディッキンソン社**）やアロー橈骨/大腿動脈穿刺システム®（**アロー社**）などの使用が考えられる。ただし，必ずしも成績は通常の方法より優れるとはいえないこと[5]，保険適応があるとはいえ高価であること，ワイヤーによって動脈壁に損傷を起こしうることから，動脈穿刺全例に用いることには抵抗がある。再穿刺の際に用いるとか，あらかじめ難しいことがわかっている症例での使用に限るほうがよいように思う。

それでは，通常の穿刺針を使用していて今回のテーマにあるような状況に陥った場合にはどうすればよいのだろうか。症例数は少ないが，介助を得ながら長いガイドワイヤーを使用して挿入したことはある。清潔の維持と細かな操作を要求されるため非常に煩雑であった。カテーテル挿入が困難と判明した後に外筒に装着できて，血液の逆流を確かめながら，簡単に清潔にワイヤーを送り込める方法があればとても有用であろう思われる。残念ながら，今のところそのようなデバイスにはお目にかかっていない（**コラム**）。

動脈カテーテル挿入困難の原因を明らかにする手段として，エコーは完全ではないにしろ有用である。穿刺施行中でも動脈の走行の確認や血管内部の異常を確認することができるし，また，動脈とカテーテルやガイドワイヤーの位置関係の確認ができる場合がある。穿刺施行中に使用するのは煩雑になるので，穿刺前に動脈を観察するほうがよい。動脈カテーテル挿入が困難で再穿刺が必要とされた症例では，ぜひとも再穿刺の前にしっかりとエコーによる情報集めをしておきたい。最近では，神経ブロック，中心静脈カテーテルの挿入に使用できるポータブルなものが出回っており，十分に動脈カテーテル留置に威力を発揮する。

● ● ●

結論として，「可能ならエコーで血管とカテーテルの位置関係を確認し，至適な位置にカテーテルを誘導する。カテーテルを回転させるなど工夫をしながら挿入を試みてだめならカテーテルを抜去し，再穿刺をする」ということになろうか。そして再穿刺のときには，あらかじめエコーで動脈の走行や壁の異常を確認し，最も穿刺に適した部位を選択，目的の動脈の走行，中心部を確認し刺入部とする。この時，可能ならばガイドワイヤーを装着した穿刺針を用いるほうがよいと思われる。

文献

1. 内田 整．動脈留置カテーテルを用いた橈骨動脈穿刺におけるコツと注意点：成人の場合．LiSA 2007；14：732-5．
2. 清水一好，森田 潔．動脈留置カテーテルを用いた橈骨動脈穿刺におけるコツと注意点：小児の場合．LiSA 2007；14：736-9．
3. Mark JB, Slaughter TF. 心臓血管モニタリング．In：Miller RD（武田純三監修）．ミラー麻酔科学．東京：メディカル・サイエンス・インターナショナル，2007：983-1054．
4. Stirt JA. "Liquid stylet" for percutaneous radial artery cannulation. Can Anaesth Soc J 1982；29：492-3．
5. Ohara Y, Nakayama S, Furukawa H, et al. Use of a wire-guided cannula for radial arterial cannulation. J Anesth 2007；21：83-5．

文献1, 2は，第5章22（144ページ），23（149ページ）を参照。

（楠目　康・武智 健一）

安全な中心静脈カテーテル挿入・管理のための手引き 2009

(社) 日本麻酔科学会・安全委員会
麻酔手技における事故防止対策調査ワーキンググループ
(http://www.anesth.or.jp/guide/pdf/kateteru_20090323150433.pdf より)

I. はじめに

中心静脈カテーテルは、中心静脈圧測定や薬物投与、体液・栄養管理など、さまざまな目的に使用される。挿入経路としては、一般に、内頸静脈や鎖骨下静脈、大腿静脈が主に選択されるが、本手引きでは、主として麻酔科医が最も経験する機会の多い内頸静脈穿刺について、麻酔手技における事故防止対策の観点から、その手技、合併症を中心に概説する。中心静脈カテーテル挿入手技については、施設ごとに設備やマンパワー、教育体制が異なり、それぞれに対応したマニュアルやガイドラインがすでに定められている場合も多い。したがって、本手引きは、各施設においてマニュアルやガイドラインを新たに作成する場合に限らず、改訂を加える際の参考にもご考慮いただければ幸いである。

II. インフォームドコンセント

中心静脈カテーテルの挿入に際しては、その目的や利点、合併症について患者や家族に十分説明し、所定の承諾書に同意・署名を得た上で実施する必要がある。署名された承諾書は診療録に保存するが、超音波エコーガイド下にカテーテルを留置する場合、その画像情報も保存しておくとよい。

III. 教育体制

日本医学会では、医療安全の3つのキーワードとして、「標準化」、「シミュレーション」、「教育」を掲げている。中心静脈カテーテル挿入の「標準化」としては、機械的合併症を回避するための超音波エコーガイド下穿刺の有用性が広く認められているが、必ずしも十分には普及していない現状である。また、「シミュレーション」と「教育」に関しては、欧米に比較してその遅れが指摘されているが、最近では、マニュアルとシミュレータによる「教育」の重要性が次第に認識されつつある。日本麻酔科学会では、今後の課題として、中心静脈穿刺手技や管理に関する教育プログラムを早急に策定し、局所解剖学や生じうる合併症とその対策について詳述したマニュアルを作成すると共に、初期臨床研修医に対する必須研修項目として、シミュレータ訓練を義務づける方向で検討を加えている。

IV. 中心静脈穿刺

1. 一般的注意事項

a. モニタリング

中心静脈カテーテル挿入に伴う合併症は、他の麻酔関連合併症と比較して重篤である場合が多く[1]、急性期合併症の早期診断・治療には、挿入時のバイタルサイン看視が重要な役割を担う。一般には、経皮的動脈血酸素飽和度や心電図*、血圧など「安全な麻酔のためのモニター指針」[2]に準じたモニタリングが行われる。なお、人工呼吸患者では、特に滅菌ドレープ下の呼吸回路の外れや気管チューブの屈曲に注意すべきであり、この場合、カプノメトリや人工呼吸器のグラフィック・モニター(気道内圧・流量・容積曲線)が有用である。また、意識下の患者では処置中の会話によるコミュニケーションを密にし、十分な協力を得る必要がある。

挿入時のガイドワイヤーやカテーテルにより持続性心室細動が発生することがあるため、除細動器つきモニターがあれば優先的に使用する。カテーテル挿入に伴う不整脈(発生率、約1.6%)は、ガイドワイヤーやカテーテルによる直接的な心房や心室への機械的刺激が原因であり、これらを引き戻すことにより消失することが多い[3]。従って、長すぎるガイドワイヤーの挿入は避けるべきである(例えば、成人では右内頸静脈から穿刺する場合、22 cm以上の深さにガイドワイヤーを進めるべきではない[4])。

b. 準備

緊急時に備え、酸素マスクや救急蘇生に必要な薬品・器具(除細動器など)を準備しておく。また、超音波エコー装置[5]の使用を推奨する。これは、ランドマーク法による盲目的穿刺より血管同定が容易であり、動脈誤穿刺などの合併症発生率が低下する[5]。医療機関によっては、超音波エコー装置、レントゲン透視装置を備えた専用施設で行うところもある。また、そのような装置を欠く場合でも、感染予防のため、穿刺は処置室や手術室などで行い、空気塞栓予防や中心静脈の拡張を目的とした頭低位が可能な処置台であることが望ましい。

c. 患者評価

患者の体型、全身状態、特に脱水や循環血液量減少の有無、呼吸音、胸部レントゲン写真、全血球算・血液生化学・凝固能検査、既往歴(常用薬)について事前に評価しておく。穿刺部の感染巣や出血傾向、以前の穿刺に伴う血栓の既往には特に注意する。

2. 感染予防

感染の危険は、主に穿刺部における細菌の存在に依存する[6]。カテーテル挿入時の感染対策に関しては第XII項参照。

3. 穿刺部位

穿刺部位として好まれる内頸静脈や鎖骨下静脈、大腿静脈のそれぞれでカテーテル関連感染や機械的合併症の発生率が異なるため(**表1**)、留置の目的や患者の病態などに応じて適切な部位を選択すべきである。

■表1　穿刺部位と合併症

穿刺部位	感染[7]	血胸・気胸[8]	動脈穿刺時の止血
内頚静脈	中	+	容易
鎖骨下静脈	低	++	困難
大腿静脈	高	-	容易

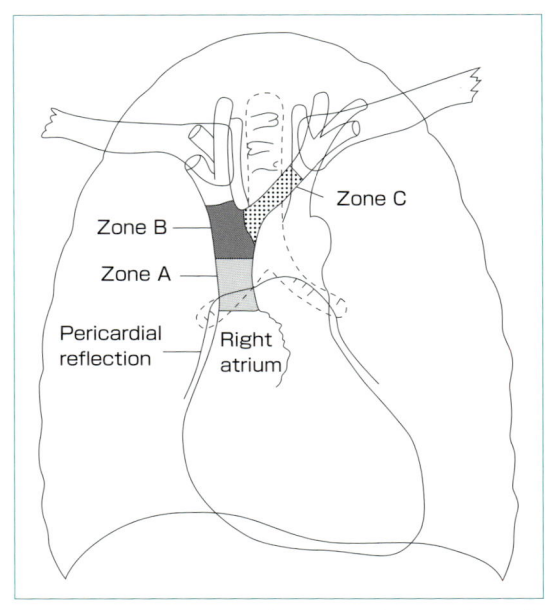

■図1　上大静脈，右房，心膜翻転部，気管分岐部の位置関係（文献10より，改変）
Zone A：上大静脈下部～右心房上部
Zone B：左右無名静脈の結合部位と上大静脈上部
Zone C：上大静脈より末梢の左無名静脈

左内頚静脈から挿入したカテーテルは，血管壁と並行でなくてはならない．右内頚静脈から挿入したカテーテル先端がZone Aにあるときは，Zone Bまで引き抜く．この場合，カテーテル先端の至適位置はZone Bである．

■表2　ASA Closed Claims Projectによる中心静脈カテーテル関連合併症

合併症	件数	死亡数	死亡率（％）
ワイヤー・カテーテル塞栓	20	1	5
心タンポナーデ	16	13	81
頚動脈穿刺	16	5	31
血胸	15	14	93
気胸	14	3	21
他の血管損傷	8	3	38
肺動脈損傷	7	7	100
水胸・胸水	5	2	40
空気塞栓	4	3	75
頚部血管外漏出	3	1	33
他の非血管損傷	2	0	0
合計	110	52	47

V．カテーテル挿入法

一般的な中心静脈カテーテル挿入法として，ランドマーク法に基づく内頚静脈穿刺（右側優先）について以下に概略を述べる．

体位は空気塞栓予防のため頭低位とするか，水平仰臥位の場合は必要に応じてバルサルバ手技を加える．顔はやや対側を向かせ，穿刺は原則としてセルジンガー法を用いる．超音波エコー装置があれば，内頚静脈と総頚動脈の解剖学的位置関係を確認しておく．ランドマーク法では胸鎖乳突筋の胸骨枝と鎖骨枝の合流部，あるいは輪状甲状膜の高さで頚動脈拍動の外側，胸鎖乳突筋の内側を刺入点とする．

必要に応じて穿刺部位の皮下浸潤麻酔施行後，試験穿刺を行う場合は23G針を刺入点から同側の乳頭に向け[9]，皮膚に対して30度の角度で進める．静脈血（第VII項参照）の逆流を確認後，試験穿刺針の角度や深さをよく記憶した上で，直ちに本穿刺を行う．本穿刺では，静脈血の逆流を確認後，ガイドワイヤーを挿入する．この場合，挿入抵抗のないことを確認し，ガイドワイヤーを進める．深く挿入し過ぎると，不整脈が発生する場合があるため，ガイドワイヤーを進める際には心電図や経食道心エコー所見に注意する．不整脈が出現した場合，直ちにガイドワイヤーを少し引き抜き，正常洞調律への回復を待つ．ガイドワイヤーの留置後，本穿刺針を抜去し，必要な場合には皮膚小切開に続いてダイレータを愛護的に挿入する．ダイレータに続くカテーテル挿入では，ガイドワイヤーを確実に保持し，通常13～15cm（右側内頚静脈穿刺の場合）の深さに留置する．ガイドワイヤー抜去後，静脈血の逆流を確認し，ヘパリン加生理食塩液による一時的なヘパリンロックを行う（輸液回路との接続は，胸部エックス線写真による確認後に行うほうが良い）．カテーテル先端位置の確認は，心電図モニタリングキットによるP波の波形変化から推測可能であるが，確定診断は胸部エックス線写真による．

VI．胸部エックス線写真による確認

カテーテル留置後の胸部エックス線写真では，気胸や血胸，乳糜胸，気縦隔・縦隔血腫がないこと，およびカテーテル先端の位置確認を行う．カテーテル先端が上大静脈内で血管壁とほぼ平行に走行し，鎖骨下縁よりも尾側で第3肋骨や胸椎4/5間，奇静脈，気管分岐部もしくは右主気管支の基部より頭側にあるのが理想である（図1）[10]．気管分岐部は，通常，上大静脈の心膜翻転部より頭側に存在するため，カテーテル先端は常にこの頭側にあることが望ましい（血管壁びらんに続く血管穿孔が生じる場合，心膜翻転部より頭側では縦隔血腫，尾側では心タンポナーデが生じうる）．

VII．機械的合併症

ASA Closed Claims Projectによれば，中心静脈挿入に関連した機械的合併症の発生頻度は5～19％と報告され[1]，1970～2000年に生じた損害賠償請求6,449件の内，中心静脈に関連したものは110件であった（表2）．この内，死亡率の高い合併症は肺動脈損傷，血胸，心タンポナーデ，空気塞栓の順であり，1988年以前と1989年以降とでそれぞれの発生頻度に大

```
                    ┌─────────────────┐
                    │  超音波エコー装置  │ ── あり ──┐
                    │  またはX線透視装置│          │
                    └─────────────────┘          │
                             │ なし              │
                             ▼                   │
            ┌────────────────────────┐          │
  未確定 ── │ 血液色，逆流状態         │ ── 確定 ──┤
     │     │（低酸素血症，異常Hb症，  │          │
     │     │  中毒，ショック?）       │          │
     │     └────────────────────────┘          │
     │              │                           │
     │              ▼                           │
     │     ┌────────────────┐                   │
     │     │  血液ガス分析   │ ── 確定 ──────────┤
     │     └────────────────┘                   │
     │              │ 未確定                    │
     │              ▼                           │
     │     ┌────────────────┐                   │
     │     │  血管内圧測定   │ ── 確定 ──────────┤
     │     └────────────────┘                   │
     │              │ 未確定                    │
     │              ▼                           │
     │     ┌────────────────┐                   │
     └───► │  胸部X線撮影   │ ── 確定 ──┐       │
           └────────────────┘          ▼       ▼
                                   ┌──────────────┐
                                   │  穿刺操作続行  │
                                   └──────────────┘
```

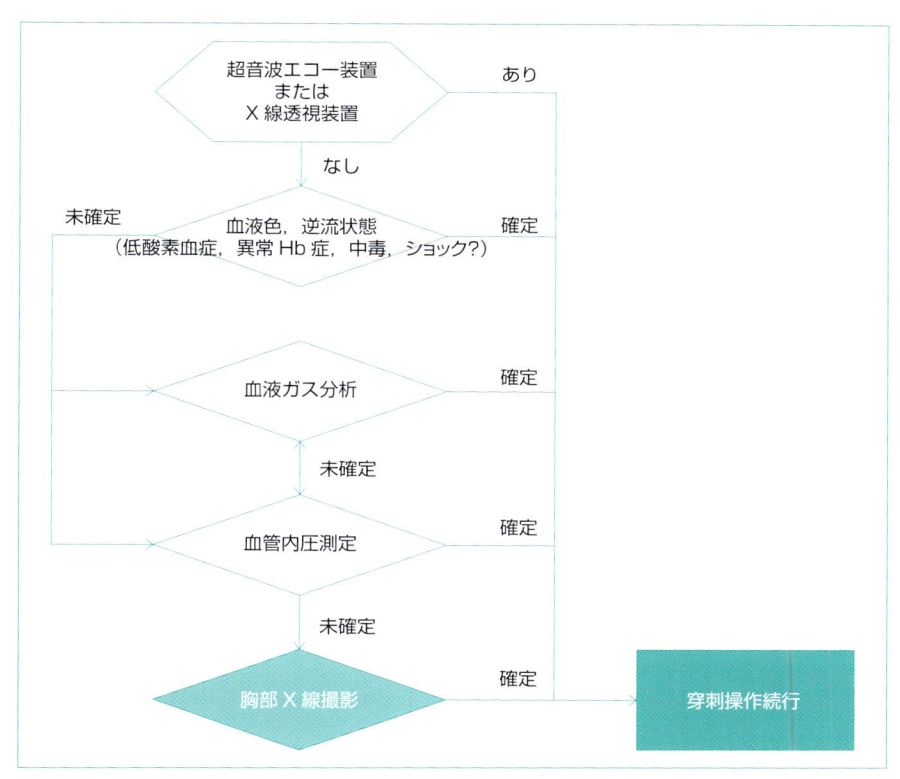

■図2 動静脈血の判別フローチャート

■表3 動静脈血の判別法

判別法	長所	短所
穿刺針からの血液の逆流状態	血圧が正常であれば容易	ショック患者や右心不全患者では困難
血液色	容易	血液色だけでは判別困難な場合がある（低酸素血症，異常Hb症，中毒，重度貧血）
血液ガス分析	有効	多少の時間がかかる
血管内圧測定	安全，有効，最も確実	圧モニターの準備が必要

きな違いはない。

したがって，重篤な機械的合併症を避けるには，カテーテル先端を適切な位置に保つこと，および動脈への誤挿入を早期に診断することが重要である。後者に関しては，動静脈血の判別を，通常，①穿刺針からの血液の逆流状態，②血液色，に基づいて行うが，血圧の低いショック状態の患者や酸素化能が低下している患者，異常ヘモグロビン症，中毒患者，あるいは100％酸素で換気中の患者では判別困難な場合があり，**図2**に示すフローチャートおよび**表3**が有用である。

VIII. 主な機械的合併症とその対策

1. 動脈穿刺・血腫
動脈穿刺では，直ちに穿刺針を抜去して圧迫止血を5分以上行う。ダイレータ挿入後の止血困難に対しては，外科的処置も考慮する。特にヘパリン投与が事後に予定されている場合，外科的処置は必須と考えるべきである。

2. 気胸
局所解剖を理解し，危険域に穿刺針を進めない。挿入時の咳，胸痛，呼吸困難の有無，聴診所見，胸部エックス線写真から診断する。肺の虚脱率が15％以上を示す場合は胸腔ドレーン挿入の適応となるが，遅発性気胸にも注意する。

3. 血胸，縦隔血胸，水胸，心タンポナーデ
複数回の穿刺を要した症例では特に注意する。胸腔や縦隔，心嚢ドレナージが必要となる。

4. 空気塞栓
大気開放となった穿刺針やカテーテル開放端からの空気迷入が原因となる。穿刺体位を頭低位とすることや，水平仰臥位で行う場合は必要に応じてバルサルバ手技を加える。

5. 不整脈
ガイドワイヤーやカテーテルによる機械的刺激で，上室性不整

■表4 穿刺部位別合併症の発生頻度（文献11より，改変）

合併症	頻度（％）		
	内頚静脈	鎖骨下静脈	大腿静脈
動脈穿刺	6.3〜9.4	3.1〜4.9	9.0〜15.0
血腫	<0.1〜2.2	1.2〜2.1	3.8〜4.4
血胸	—	0.4〜0.6	—
気胸	<0.1〜0.2	1.5〜3.1	—
全体	6.3〜11.8	6.2〜10.7	12.8〜19.4

■表5 機械的合併症に関連する患者側因子（文献12より，改変）

中等度リスク増大	軽度リスク増大
以前中心静脈挿入した部位の穿刺	異常な体重/身長比*
局所放射線療法の既往	重度肥満*
胸骨縦切開の既往*	凝固時間延長
最近の心筋梗塞	気道内圧の高い人工呼吸*
血小板減少症*	中等度から重度の動脈硬化
穿刺部位の静脈血栓	敗血症
線溶療法*	心室性不整脈
落ち着きのない患者	肺気腫/COPD* 循環血液量低下

*内頚静脈穿刺ではわずかなリスク増大

■表6 中心静脈カテーテル挿入・管理に伴う基本的な感染対策

1. カテーテル挿入時の留意点
   ①中心静脈挿入時には高度バリアプレコーション（帽子，マスク，滅菌手袋，長袖滅菌ガウン，大きな滅菌覆布などの滅菌操作）を用いる。
   ②肺動脈カテーテル挿入時には高度バリアプレコーションに加えて滅菌スリーブを使用する。
   ③中心静脈カテーテル挿入に対して予防的抗生剤投与が局所の感染を減少させるエビデンスはない。
2. カテーテル挿入時の滅菌，消毒
   ①カテーテル挿入部の消毒は0.5%クロルヘキシジンまたは10%ポビドンヨードを使用する。
   ②カテーテル挿入前には消毒液を挿入部に残留させてから乾燥させる。ポビドンヨードでは少なくとも2分間以上皮膚に残留するようにする。
   ③剃毛は行わない。
   ④カテーテルは確実に固定する。
   ⑤皮下トンネルは必要な時に作成する。
3. カテーテル挿入部の被覆
   ①カテーテル挿入部を覆うための滅菌覆布または滅菌した透明なドレッシングはコストと使いやすさを考慮して選択する。
   ②発汗が多い場合や挿入部に出血または血液成分が滲出している場合は滅菌覆布による被覆のほうが透明なドレッシングよりカテーテル挿入操作が容易である。
4. カテーテルの維持，管理
   ①ドレッシングが不潔になったり，肉眼的に汚れた場合はカテーテル挿入部位のドレッシングを交換する。
   ②カテーテル交換の頻度は曜日を決めて定期的に行うのがよいが，個々の患者の状況に応じて臨床的に判断する。
   ③局所的な抗菌薬軟膏またはクリームの挿入部位での使用は真菌感染などの助長や抗菌薬耐性の可能性があるため推奨しない。
   ④カテーテルや接続器材が不透過のドレッシングで被覆されていればシャワーは可能である。
5. カテーテルの交換
   ①感染の頻度を減らす目的だけにカテーテルを定期的に交換する必要はない。
   ②不要になったカテーテルは速やかに抜去する。
   ③臨床症状からカテーテル感染が疑われた場合は速やかにカテーテルを交換する。

脈や心室細動を含む不整脈が生じうる。まれではあるがガイドワイヤーを引き抜いても，持続性の心室細動に移行する場合があり，その際は直ちに除細動を行う。

6．まれな合併症

腕神経叢損傷，左内頚静脈や左鎖骨下静脈の穿刺による胸管損傷・乳糜胸，血腫形成による気道閉塞，カテーテルの結節形成，ガイドワイヤー残置，事故抜去，さらには大腿静脈穿刺に伴う大腿神経損傷，腹腔穿刺・後腹膜血腫などがある。

IX．挿入経路別合併症の発生頻度

穿刺部位別の合併症の頻度を**表4**に示す[11]。

X．機械的合併症の危険因子

1．患者側因子

患者に起因する機械的合併症の危険因子を**表5**に示す[12]。これらには，基礎疾患や合併症，常用薬などが原因で出血傾向を示す患者，動脈硬化のために血栓塞栓症の危険を有する患者，手術や骨折の影響で血管の解剖学的走行が変化している患者などが含まれる。

2．術者側因子

機会的合併症と穿刺回数
50例以上の中心静脈挿入経験がある術者が挿入または監督する場合とそうでない場合は明らかに機械的合併症の発生頻度が

異なる[1, 12]。また，3回以上失敗した場合は，穿刺を続けるほうが術者を交代するより機械的合併症の発生頻度が6倍高い。

XI．超音波エコーガイド下穿刺と機械的合併症

超音波エコーガイド下穿刺はランドマーク法と比較して，挿入時間の短縮，1回目の穿刺での成功率上昇，内頸静脈穿刺では総頸動脈穿刺や血腫形成の合併症発生率軽減が報告されている[4]。また，超音波エコーガイド下穿刺の普及には，教育と訓練が必要である[13]。

近年，超音波エコーガイド下による挿入法が注目を集め，内頸静脈に関するいくつかの知見が得られている[14, 15]。すなわち，①総頸動脈の拍動を触れるため過剰な圧をかけると内頸静脈の径は減少する。②頸部の外転が大きくなるほど内頸静脈の径が減少し，総頸動脈との重なりが大きくなる。③トレンデレンブルグ位や正しい頭位で内頸静脈の径は大きくなる。④穿刺針が太いほど静脈を圧迫しやすいために動脈穿刺の危険性が増える，などである。したがって，これらの点に十分留意する必要がある。

XII．カテーテル挿入時の感染対策

CDC (Centers for Disease Control) による高度無菌バリアプレコーション（マスク，キャップ，滅菌グローブ，滅菌ガウン，十分な広さの滅菌穴あき四角布）に準拠することでカテーテル関連感染は減少する[16]。

例えば，滅菌グローブ・ガウンの着用は，流水と消毒薬による手指消毒の後に行い，穿刺部は十分な範囲をグルコン酸クロルヘキシジンまたはポビドンヨードで消毒する。なお，穿刺前あるいは穿刺中における抗菌薬の予防的投与はカテーテル関連感染の発生に影響せず，その日常的な使用は避けるべきである。基本的な感染対策を表6に示す[17]。

参考文献

1. Domino KB, Bowdle TE, Posner KL, et al. Injuries and liability related to central vascular catheters: a closed claims analysis. Anesthesiology 2004; 100: 1411-8.
2. 日本麻酔科学会．安全な麻酔のためのモニター指針（2009.1改訂版）(http://www.anesth.or.jp/dbps_data/_material_/localhost/safety/pdf/guideline_monitor.pdf)
3. Yilmazlar A, Bilgin H, Korfali G, et al. Complications of 1303 central venous cannulations. J R Soc Med 1997; 90: 319-21.
4. Royster RL, Johnston WE, Gravlee GP, et al. Arrhythmias during venous cannulation prior to pulmonary artery catheter insertion. Anesth Analg 1985; 64: 1214-6.
5. Hind D, Calvert N, McWilliams R, et al. Ultrasonic locating devices for central venous cannulation: meta-analysis. BMJ 2003; 327: 361-8.
6. Pawar M, Mehta Y, Kapoor P, et al. Central venous catheter-related blood stream infections: incidence, risk factors, outcome, and associated pathogens. J Cardiothorac Vasc Anesth 2004; 18: 304-8.
7. Lorente L, Henry C, Martín MM, et al. Central venous catheter-related infection in a prospective and observational study of 2,595 catheters. Crit Care 2005; 9: R631-5.
8. Schummer W, Schummer C, Rose N, et al. Mechanical complications and malpositions of central venous cannulations by experienced operators. A prospective study of 1794 observations in critically ill patients. Intensive Care Med 2007; 33: 1055-9.
9. Mark J, Slaughter T. Cardiovascular Monitoring. In: Miller RD, ed. Miller's anesthesia. Vol. 2. 6th ed. New York: Elsevier Churchill Livingstone; 2005: 1286-93.
10. Stonelake PA, Bodenham AR. The carina as a radiological landmark for central venous catheter tip position. Br J Anaesth 2006; 96: 335-40.
11. McGee DC, Gould MK. Preventing complications of central venous catheterization. N Engl J Med 2003; 348: 1123-33.
12. Polderman KH, Girbes ARJ. Central venous catheter use Part 1; Mechanical complication. Intens Care Med 2002; 28: 1-17.
13. Feller-Kopman D. Ultrasound-guided internal jugular access: a proposed standardized approach and implication for training and practice. Chest 2007; 132: 302-9.
14. Parry G. Trendelenburg position, head elevation, and a mid-line position optimize right internal jugular vein diameter. Can J Anaesth 2004; 51: 379-81.
15. Lieberman JA, Williams KA, Rosenberg AL. Optimal head rotation for internal jugular vein cannulation when relying on external landmarks. Anesth Analg 2004; 99: 982-8.
16. O'Grady NP, Alexander M, Dellinger EP, et al. Guidelines for the prevention of intravascular catheter-related infections. Centers for Disease Control and Prevention. MMWR Recomm Rep 2002; 51: 1-29.
17. Boyce JM, Pittet D. Healthcare Infection Control Practices Advisory Committee; HICPAC/SHEA/APIC/IDSA Hand Hygiene Task Force. Guideline for Hand Hygiene in Health-Care Settings. Recommendations of the Healthcare Infection Control Practices Advisory Committee and the HIPAC/SHEA/APIC/IDSA Hand Hygiene Task Force. Am J Infect Control 2002; 30: S1-46.

あとがき

『中心静脈・動脈穿刺』というタイトルで，200ページにおよぶボリューム，どんな内容かと思われながら本書を手にした方もおられたのではないでしょうか。「まえがき」で鈴木利保先生が述べられているように，本書は主に過去に『LiSA』に掲載された記事を再編集して刊行されたものですが，「中心静脈穿刺 編」では序論が追加されています。そのサブタイトルが「わが国初のCVラインセンター事始物語」と，少し型破りな内容の書き出しとなっており，興味深く読まれた方も多かったと思います。

「中心静脈穿刺」特に内頸静脈穿刺は，現在ではエコーガイド下に行う方法が標準的になりつつあり，これには従来の超音波診断装置に比べ，安価で使用しやすい携帯型エコー装置が普及してきたことが大いに寄与しています。実際，医療機器・器材の進歩は大きく，『LiSA』で特集が組まれた2006年当時，小児ではまだエコーガイド下で行う方法はあまり普及していませんでしたが，今回の掲載に際しては内容を「エコーガイド下」として大きく改訂されました。また，中心静脈穿刺キットも「エコーガイド下」を意識して改良されたものが新たに紹介されています。

私事で恐縮ですが，三十数年前の研修医時代，試行錯誤でランドマーク法にて内頸静脈穿刺をやり始め，外科医が手洗いして待機しているなか，プレッシャーを感じながらカテーテルを挿入した頃とは隔世の感を覚えます。しかし，ランドマーク法も捨てたものではなく，ランドマーク法や触診にて血管の走行をイメージしながらエコー画像にて確認するというスタンスがいろいろな意味で重要と思います。

小児におけるAD法もしかりで，今回新たに書き直すに際し，ぜひとも紹介してほしいと執筆者にお願いしました。「エコーガイド下」の教育と訓練にもきっと役立つものと思います。

本書には数々の匠の技が紹介されていますが，トラブルシューティングとして臨床でさまざまな困難に直面したときの対処法がきめ細かく述べられているところが，本書の有用性を高めています。こういった事柄は従来，どちらかといえば先輩から言い伝えられる側面が強かったのですが，「あぁこんな方法もあるのだ」と納得された方もおられたと思います。

また，本書の特徴の一つは機器・器材の特徴がきめ細かく紹介されていることです。穿刺針やガイドワイヤーの素材，形状など，普段はあまり気にしないところを，詳しく，わかりやすく，また製品開発の背景なども述べられていて興味深く読ませていただきました。

本書は，「中心静脈・動脈穿刺」というテーマでまとめましたが，「中心静脈・動脈穿刺」はモニタリングのための第一歩であり，臨床の現場では挿入したカテーテルから得られる情報について熟知し，どのように活用するかが求められます。モニタリングとして「圧測定」以外にもさまざまな情報が得られ，中心静脈カテーテル関係では「中心静脈酸素飽和度」，動脈カテーテル関係では「心拍出量，1回拍出量変動」などが現在測定可能です。「穿刺」と同時にモニタリングの勉強をされることを強くお薦めします。そしてできれば，将来，中心静脈・動脈のモニタリングに関する書籍が同社から発刊されることを切望いたします。

2011年 春

中馬 理一郎

索引

tは表, fは図を示す。

欧文索引

audio doppler scan　92
balloon aortic occlusion catheter　121
CDC（Centers for Disease Control）　16
CDC ガイドライン　127
CRBSI（カテーテル関連血流感染）　42〜44, 46, 128
CV ライン
　――施行医　4
　――センター　4, 6
　――認定医　4
CV レガフォース EX　24
CV レガフォース SX　103
Glenn 手術　91, 92
HIT（ヘパリン起因性血小板減少症）　152
ICD（感染管理医師）　34
ICN（感染管理看護師）　34
ICT（感染管理チーム）　40
iLook　12
Insyte-A　154, 157, 162
lie distance　141
PCPS（経皮的心肺補助）　79
PICC（末梢挿入型中心静脈カテーテル）　6, 84
port-access cardiac surgery　121
Seldinger 法　20
stethoscope method　69
Trendelenburg 位　62, 72
Valsalva 法　69

和文索引

あ行

圧トランスデューサ　97, 98
医療安全全国共同行動　6
インフォームドコンセント　12
インラインフィルター　16
右室穿孔　22
腋窩静脈　75, 85
エコーガイド下穿刺　19, 53
　携帯型エコー装置　12
　鎖骨下静脈　75
　大腿静脈　79
　橈骨動脈　191
　内頸静脈　63
　リアルタイム穿刺　89

黄色ブドウ球菌　40, 44, 49

か行

外頸静脈　67
　静脈弁　69
外頸静脈穿刺　17, 67
ガイドワイヤー　20, 54, 107, 114
　J 型――　68, 90, 108
　アングル型――　90
　多条撚り――　165f
　――付き動脈留置カテーテル　137, 154, 157, 169
　留置　21f
カテーテル
　一時的ペーシング――　10
　感染　39
　――関連血流感染（CRBSI）　42, 43, 44, 46, 128
　抗菌性　44
　ブラッドアクセス――　11
観血的動脈圧波形　183
カンジダ　40
感染
　リスクファクター　125
　予防　16
感染管理医師（ICD）　34
感染管理看護師（ICN）　34
感染管理チーム（ICT）　40
貫通法　145

気胸　30
擬似穿刺　166, 167
金属穿刺針　20, 23, 50

空気塞栓　32
　予防　26
クリニカルシミュレーションラボ　13

経食道心エコー法（TEE）　121
経皮的心肺補助（PCPS）　79
頸部の解剖　60, 61f
頸部の静脈系　61f
血液ガス分析　98
血管閉塞のリスクファクター　125
血管攣縮　189
血腫　30
血栓のリスクファクター　125
血栓閉塞　110

抗菌薬　36, 48
コロニーゼーション　44

さ行

鎖骨下静脈　72
　エコーガイド下穿刺　75
　解剖　72
鎖骨下静脈穿刺　17
　合併症　3f
三方活栓　40

試験穿刺　20
システムエラー　6
尺側正中皮静脈　18, 83
出血　30
消毒剤　36
静脈留置カテーテル（針）　50, 144
　構造　137
　穿刺孔　140
上腕静脈　82
上腕動脈カテーテル抜去　175
上腕動脈穿刺　176
　合併症　175
心室細動　22
心タンポナーデ　22, 31, 101
心内心電図　23

正中神経　175

穿刺力　139

　　鼠径靭帯　77

た行

大静脈接合部　22
大腿静脈　76
　　エコーガイド下穿刺　79
大腿静脈穿刺　17, 77
ダイレータ　22, 70
ダブルリブ加工　25
ダミーアーム試験　162, 166f

中心静脈カテーテル
　　狭窄　101
　　血液培養　46
　　交換　37
　　抗菌コーティング——　46
　　先端位置のX線透視　22, 32,
　　　91, 92
　　挿入長　91
　　挿入の準備　15
　　挿入部位の管理　36
　　トンネル式——　42
　　抜去　46
　　非トンネル式——　42
　　閉塞　101
　　迷入　102
中心静脈穿刺
　　消毒　16
　　穿刺部の選択　16
　　合併症　3f, 29
　　適応　10, 11t
　　リスクファクター　11
中心静脈ポート，完全埋め込み型
　42

肘正中皮静脈　83
肘部皮静脈穿刺　18, 83

テフロン針　20
点滴セット　38

橈骨動脈　133
　　エコーガイド下穿刺　191
　　カニュレーション　146, 180,
　　　188
　　カニュレーションによる合併症
　　　158t
橈骨動脈穿刺　133, 144
　　小児　149
動脈カテーテル　162
　　感染頻度　128
　　感染予防　129
　　交換　129
　　留置部位　120
　　合併症　123, 30
ドレッシング　16, 35, 128

な行

内頸静脈穿刺　16, 17f, 31
　　合併症　3f, 65
　　後方アプローチ　61
　　鎖骨上アプローチ　61
　　小児　171
　　正中アプローチ　61
　　前方アプローチ　31, 61
　　左——　62
　　右——　60

は行

肺動脈カテーテル　11
バックカット　137

非貫通法　145
肥満患者　74
ピールオフタイプ　23

不整脈，致死的　22
プレスキャン　25, 98
プローブホルダー　87

閉鎖循環下骨盤内抗癌灌流療法
　122
ヘパリン　104, 125
ヘパリン起因性血小板減少症(HIT)
　152

ポビドンヨードゲル　36

ま行

マキシマルバリアプレコーション
　35, 46, 127
末梢挿入型中心静脈カテーテル
　(PICC)　6, 84
末梢動脈カニュレーション　132
マノメータ　97
マルチルーメンチューブ　11

モニタリング　15

ら行

ランセット　137
ランドマーク法　19

ロッキング現象　54, 162, 165

|LiSA コレクション 中心静脈・動脈穿刺		定価(本体 4,600 円 + 税)

2011 年 5 月 16 日発行　第 1 版第 1 刷 ©

編　者　中馬 理一郎
　　　　　鈴木 利保

発 行 者　株式会社 メディカル・サイエンス・インターナショナル
　　　　　代表取締役　若松　博
　　　　　東京都文京区本郷 1-28-36
　　　　　郵便番号 113-0033　電話 (03) 5804-6050

印刷　横山印刷／表紙装丁　アップロードハウス

ISBN 978-4-89592-678-2 C3047

JCOPY 〈(社)出版者著作権管理機構　委託出版物〉
本書の無断複写は著作権法上での例外を除き禁じられています。
複写される場合は，そのつど事前に，(社)出版者著作権管理機構
(電話 03-3513-6969，FAX 03-3513-6979，info@jcopy.or.jp) の
許諾を得てください。